"十四五"普通高等教育本科部委级规划教材

普通高等学校生物制药产教融合系列教材

生物医药EHS 管理实务

Shengwu Yiyao EHS Guanli Shiwu

杨志刚　冀宏◎主编

中国纺织出版社有限公司

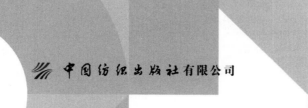

内 容 提 要

《生物医药 EHS 管理实务》全书分为上下两篇，上篇从环境健康安全（EHS）管理概念、风险管理、环境保护、化学品安全、职业健康、工艺安全、生物安全、事故与应急八个模块阐述了生物医药 EHS 管理的要素和规范，下篇分计划策划、实施运行、检查监督、持续改进四个环节，列举了以 EHS 管理规范为依据和准则，指导开展生物医药 EHS 管理的企业实践和实务案例。

本书是苏州医药生物技术现代产业学院产教融合课程配套教材，适用于普通高等院校生物医药类专业 EHS 管理课程的教学，可作为高等学校大学生 EHS 通识教育的选用教材，也可作为对 EHS 感兴趣的工程技术人员、管理者的参考用书。

图书在版编目（CIP）数据

生物医药 EHS 管理实务 / 杨志刚，冀宏主编 . --北京：中国纺织出版社有限公司，2023.11
"十四五" 普通高等教育本科部委级规划教材
ISBN 978-7-5229-0836-6

Ⅰ . ①生… Ⅱ . ①杨… ②冀… Ⅲ . ①生物医学工程—环境管理—高等学校—教材 Ⅳ . ①R318

中国国家版本馆 CIP 数据核字（2023）第 148536 号

责任编辑：金鑫 国帅 责任校对：寇晨晨 责任印制：王艳丽

中国纺织出版社有限公司出版发行
地址：北京市朝阳区百子湾东里 A407 号楼 邮政编码：100124
销售电话：010—67004422 传真：010—87155801
http://www.c-textilep.com
中国纺织出版社天猫旗舰店
官方微博 http://weibo.com/2119887771
三河市宏盛印务有限公司印刷 各地新华书店经销
2023 年 11 月第 1 版第 1 次印刷
开本：787×1092 1/16 印张：17.25
字数：405 千字 定价：49.80 元

普通高等学校生物制药产教融合系列教材
编委会成员

主　任　冀　宏　常熟理工学院
　　　　李　智　智享生物（苏州）有限公司
副主任　滕小锘　苏州沃美生物有限公司
　　　　张　扬　常熟理工学院
　　　　陈梦玲　常熟理工学院
成　员（按姓氏笔画排序）
　　　　王德朋　苏州百因诺生物科技有限公司
　　　　邢广良　常熟理工学院
　　　　许静远　常熟理工学院
　　　　孙先宇　常熟理工学院
　　　　孙海燕　常熟理工学院
　　　　李　杰　常熟理工学院
　　　　李　智　智享生物（苏州）有限公司
　　　　杨志刚　常熟理工学院
　　　　吴凌天　常熟理工学院
　　　　何卫刚　常熟理工学院
　　　　张　扬　常熟理工学院
　　　　陈梦玲　常熟理工学院
　　　　郁建峰　常熟理工学院
　　　　罗　兵　常熟理工学院
　　　　季万兰　江苏梁丰食品集团有限公司
　　　　周元元　常熟理工学院
　　　　郑茂强　常熟理工学院
　　　　赵晓剑　苏州百因诺生物科技有限公司
　　　　俞丽莎　常熟理工学院
　　　　顾志良　常熟理工学院
　　　　徐　璐　常熟理工学院
　　　　郭凌媛　常熟理工学院
　　　　诸葛鑫　智享生物（苏州）有限公司
　　　　黄　娟　常熟理工学院
　　　　黄维民　苏州市华测检测技术有限公司
　　　　滕小锘　苏州沃美生物有限公司
　　　　薛依婷　常熟理工学院
　　　　冀　宏　常熟理工学院

《生物医药 EHS 管理实务》 编委会

主　编　杨志刚　常熟理工学院

　　　　冀　宏　常熟理工学院

参　编　李　智　智享生物（苏州）有限公司

　　　　严　冬　赛业（苏州）生物科技有限公司

　　　　谈　良　赛业（苏州）生物科技有限公司

　　　　凌召龙　昭衍（苏州）新药研究中心有限公司

　　　　李瑞霞　苏州近岸蛋白质科技股份有限公司

　　　　李怀亮　智享生物（苏州）有限公司

　　　　吴姗姗　苏州药明检测检验有限责任公司

　　　　韩晓磊　常熟理工学院

　　　　许静远　常熟理工学院

　　　　郑丽雪　常熟理工学院

前　　言

环境、健康和安全（EHS）是生物医药行业的核心问题，其重要性不言而喻。《健康中国 2030 规划纲要》将环境与健康问题提高到前所未有的高度。习近平总书记在党的二十大报告中强调，要推进健康中国建设，把保障人民健康放在优先发展的战略位置；要深入推进环境污染防治和安全生产风险专项整治；要健全生物安全监管预警防控体系。环境、健康、安全（EHS）管理水平无疑成为生物医药行业企业核心竞争力及可持续发展的重要前提，EHS 在现代生物医药企业的正常运营中起着越来越重要的作用。

本书是常熟理工学院与区域内生物制药头部企业共建苏州医药生物技术现代产业学院所开发的产教融合行业课程配套教材。全书分为上下两篇，上篇从 EHS 管理概念、风险管理、环境保护、化学品安全、职业健康、工艺安全、生物安全、事故与应急等八个模块阐述了生物医药 EHS 管理的要素和规范，下篇汲取生物医药行业代表性企业 EHS 管理典型案例，分计划策划、实施运行、检察监督、持续改进等四个环节，列举 EHS 风险管理在企业生产中的实践与运用。本书承载将 EHS 理念植入卓越生物医药产业一线技术及管理工程师培养环节的使命，书中所讲述 EHS 基础知识和在行业生产中的实践蕴含丰富思政教育点，将思想政治教育和专业素质教育相互结合，在知识传授中强调价值观的同频共振，实现传授专业知识与内化社会主义核心价值的双驱并行，使每一位未来的工程师认识到 "以造福人类和可持续发展为理念的工程师才能在面临着价理冲突时做出正确的判断和选择"。

本书凝聚了诸多学校专任教师和相关企业专业人士多年的辛勤和努力，并得到了常熟理工学院教务处、生物与食品工程学院和苏州医药生物技术现代产业学院联盟的大力支持。在此，要特别感谢《生物医药 EHS 管理实务》产教融合课程开课以来各位兼课教师的贡献，他们是：常熟理工学院冀宏、朱益波、吴凌天、张扬、许静远、韩晓磊、郑丽雪、王立新、姚璐晔、潘红英；智享生物（苏州）有限公司李智、诸葛鑫、李怀亮；苏州近岸蛋白质科技股份有限公司王笃强、李瑞霞；赛业（苏州）生物科技有限公司谈良、严冬；昭衍（苏州）新药研究中心有限公司凌召龙；苏州药明检测检验有限责任公司吴珊珊等。

需要说明的是，本书汇集了上述人员的所思所想和经验，在本书中所闻述的任何内容或观点，都不代表他（她）曾经或正在服务的工作单位。本书所引用的部分信息来源于网络或其他参考资料、这些信息都仅供大家参考和学习、不能够取代任何正式发布的法律法规、技术标准或其他文件。

EHS 的内容非常广泛，法律法规、技术标准不断更新改进，行业企业实践又在不断发展和深化。因此，这本教材一定会有诸多的缺憾，甚至会有一些不足。希望大家在阅读这本书的过程中，独立地、客观地评价我们讲述的内容，如有不当之处，恳切期望你能将批评指正意见通过邮件（2678833894@163.com）发送给我们，以便我们改进。

我们期望这次尝试能成功为高校 EHS 的课程建设提供有益的探索，期望本书不仅能供高校生物医药类专业学生使用，也能为其他工科专业学生及对 EHS 感兴趣的工程技术人员、管理者提供有益的参考。

编者

2023 年 8 月 30 日

目　　录

上篇　生物医药企业 EHS 管理基础

下篇　生物医药企业 EHS 管理实务

图书总码

生物医药企业EHS管理基础

第一节　EHS 概念

1　EHS 的定义

EHS 是环境、健康与安全（Environment，Health and Safety）的简称，特指对"环境健康安全"的管理与风险管控。基于文化认识上的不同，某些行业或企业有其特定的排序，如中国石化称其为 HSE，也有些企业则称为 SHE。但是不管哪种顺序，万变不离其宗，其核心仍是"环境健康安全"管理的统称。

EHS 管理是一种综合性的管理，将环境管理、职业健康与安全管理和社会责任等多方面结合起来，从而实现企业的可持续发展。EHS 管理覆盖范围广泛，包括但不限于以下方面：

1.1　环境（Environment）

环境是指影响人类生存和发展的各种天然的和经过人工改造的自然因素的总体，包括大气、水、海洋、土地、矿藏、森林、草原、湿地、野生生物、自然遗迹、人文遗迹、自然保护区、风景名胜区、城市和乡村等。

此处对于环境的定义是相对狭义的，以人类为中心的，而广义的环境是以整个生态系统、整个地球为保护对象。两者的差异看似很大，但实际上有其内在的统一，保护好人类生存的环境，在很大程度上便可保护好整个生态环境，正是基于此，当前阶段国家在环境保护方面的立法基础仍是以保护人类生存的环境为核心。

EHS 工作中，对环境的保护一般特指消减有毒有害物质的排放，比如控制废气、废水和噪声的排放，降低固体废物的产生，保护工厂外的环境。相较健康和安全来说，环境保护是消减企业对外部的影响，而健康安全则是企业内部的风险管理。所以对"公众健康"的保护是环保法立法的目的之一。

1.2　健康（Health）

此处的健康特指"职业健康"，而不是"公众健康"，即预防、控制和消除企业内工作人员的职业病危害，这是 EHS 工作中保障健康的目的。

所谓的职业病，是指企业、事业单位和个体经济组织等用人单位的劳动者在职业活动中，因接触粉尘、放射性物质和其他有毒、有害因素而引起的疾病。

EHS 工作中，对健康的保护一般特指消除或是降低作业场所的职业病危害，比如防止有毒有害物质，如粉尘、化学品的暴露，消除或是减低噪声危害等。相较安全来说，职业病的危害相对隐蔽和长期。

1.3　安全（Safety）

特指安全生产，防止和减少生产安全事故，保障人民群众生命和财产安全。

EHS 工作中，对安全的管理一般特指消除安全隐患，管控安全风险，避免安全事故的发生。

2　EHS 的发展

2.1　环境管理的发展历程

在近代工业迅速发展的过程中，很多国家和企业为了增长国家经济、企业效益，往往忽视了对环境的保护，造成了一系列的生态环境事故，包括水土流失、空气污染、臭氧层破坏等。

美国科普作家蕾切尔·卡逊（Rachel CarSon）的著作《寂静的春天》1962 年在美国问世（图 1-1）。书中描述人类可能将面临一个没有鸟、蜜蜂和蝴蝶的寂静世界。正是这本不寻常的书，在世界范围内引起人们对野生动物的关注，唤起了人们的环境保护意识。著作中关于农药危害人类环境的预言，不仅受到与之利害攸关的生产与经济部门的猛烈抨击，而且强烈震撼了社会广大民众。20 世纪 60 年代以前的报纸或书刊，几乎找不到"环境保护"这个词。这就是说，环境保护在那时并不是一个存在于社会意识和科学讨论的概念。蕾切尔开创的现代环保运动以及她对真理的不懈追求和崇高的人格魅力激励着后人的理性的发展，被誉为人类环保的"普罗米修斯"和"现代环保主义之母"。

拉夫运河（Love Canal）位于美国纽约州西北部，风景优美，气候宜人，适合居住。美国电化学公司将其当作垃圾仓库来倾倒工业废弃物。运河被公司填埋覆盖好后转赠给了当地的教育机构。政府在这片土地上陆续开发了房地产，盖起了大量的住宅和一所学校。但当地居民不断发生各种怪病，孕妇流产、儿童夭折、婴儿畸形、癫痫、直肠出血等病症也频频发生。地面渗出黑色液体，引起了人们恐慌。美国总统卡特宣布封闭当地住宅，关闭学校，并将居民撤离。居民发起了诉讼，但因当时尚无相应的法律规定，诉讼失败。直到 20 世纪 80 年代，环境对策补偿责任法出台，以前的电化学公司和纽约政府被认定为加害方，共赔偿受害居民经济损失和健康损失费达 30 亿美元（图 1-2）。

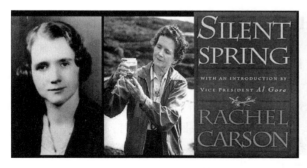
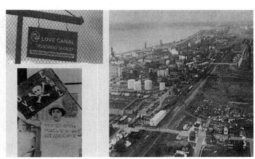

图 1-1　蕾切尔·卡逊《寂静的春天》　　图 1-2　拉夫运河（Love Canal）事件

历经环保意识的启蒙，以及重大灾难的切肤之痛，人们才逐渐开始意识到环境保护的必要性，全球各国和企业逐渐关注各类活动对环境带来的负面影响，并开始加强环境保护。

20 世纪 80 年代，环境管理进入制度化阶段，欧美一些大公司为了提高公司声誉，开始响应环境保护的号召，建立起环境管理制度和政策，以减少企业运行给环境带来的污染，并首次提出建立环境管理体系的概念；90 年代，企业的环境管理体系进入标准化阶段，最重要的事件是国际标准化组织（ISO）于 1993 年成立了 ISO/TC 207 环境管理技术委员会，正式开始制定环境管理的国际标准，并于 1996 年颁布了第一套环境管理的国际化标准——ISO 14000 族标准，各国企业依据该标准族开始纷纷加入环境管理体系的认证；从 21 世纪初开始，环境管理进入可持续发展阶段，减少排放温室气体成为环境管理的重要目标之一，全球各国和企业承诺温室气体的减排目标，并开始进行产品碳足迹、水足迹的管理和认证。

目前，各国企业实施环境管理的依据和认证广泛采用的是 ISO 14001 标准，该标准由 ISO 国际化标准组织于 1996 年颁布。

2.2 职业健康和安全管理的发展历程

据国际劳工组织（ILO）2014 年统计，每年有超过百万人死于与工作有关的事故和疾病，有 1 亿 6 千万人患上非致命性职业病，且据 ILO 多年的数据收集与统计，全球的职业健康和安全状况呈现持续上升的恶化趋势。ILO 呼吁，发展全球各国和地区的经济不能以牺牲职业者的健康和安全为代价，强调重视职业者的人权、生命质量。

20 世纪 70 年代以前，职业健康和安全管理主要集中在事故管理方面，企业通过积累各类工业伤害事故的经验，探索和发现事故发生的规律，进而诞生了很多事故理论，例如：事故频发倾向论、事故因果链锁论和能量意外释放理论等；80 年代，全球工业企业连续发生了几次重大安全事故，由此引发事故专家们提出了安全管理体系的概念，并引起全球各国和企业对安全管理的高度关注，开始积极探索如何通过职业健康和安全管理体系来消除或减少安全事故；90 年代，职业健康和安全管理进入标准化、许可证制度，1996年英国标准协会（BSI）、挪威船级社（DNV）等组织共同编制和颁布了 OHSAS 18000 族标准，成为继 ISO 14000 族标准后的又一个热点，各国企业也开始纷纷加入认证行列；从 21 世纪初开始，职业健康和安全管理进入可持续发展阶段，建立安全文化已成为企业文化建设的热点内容之一。

第二节　EHS 管理体系标准

EHS 管理体系标准是指旨在帮助企业建立和实施 EHS 管理体系的相关标准。现今常用的 EHS 管理体系标准主要是：

（1）ISO 14001 环境管理体系标准：ISO 14001 是一种国际标准，旨在帮助企业建立和实施环境管理体系，包括环境方面的政策、计划、实施、监测、评估和持续改进。我国也等同采用了该国际标准，编制和颁布了国家推荐标准 GB/T 24001—2016。

（2）OHSAS 18001 职业健康与安全管理体系标准：OHSAS 18001 是一种国际标准，旨在帮助企业建立和实施职业健康与安全管理体系，包括风险评估、控制、应急管理和持续改进等方面。我国曾编制和颁布国家推荐标准 GB/T 28001—2011，该标准与 OHSAS 18001 内容基本一致，现已废止，由 GB/T 45001—2020 代替。

（3）ISO 45001 职业健康与安全管理体系标准：ISO 45001 是一种新的国际标准，旨在取代 OHSAS 18001，更加强调了职业健康与安全管理体系的整合性和持续改进。我国目前编制和颁布了国家推荐标准 GB/T 45001—2020/ISO 45001：2018。

这些标准都是广泛接受的国际或区域性标准，并已得到各级政府和国际组织的认可和支持。企业可以根据自身情况选择合适的标准进行实施，提高 EHS 管理水平，优化企业运营和社会责任。

1 ISO 14001 标准

ISO 14001 标准不同于政府部门强制推行的环境法规要求，是自愿性的国际标准，适用于任何类型和规模的组织。该标准要求企业承诺遵守有关的法律法规，以及环境管理的持续改进，并通过实施节能降耗等环境保护措施，降低企业的运营成本，提高企业的环境绩效，消除或减少环境污染。企业通过建立环境管理体系来执行 ISO 14001 标准，并获得 ISO 14001 认证，旨在提高企业的环境管理水平，遵守环境方面的法律法规要求，减少事故发生率，防止污染环境，承担社会责任，并塑造企业良好形象，促进企业可持续发展。

ISO 14001 是企业 EHS 认证所广泛采用的国际标准，企业的环境管理体系依据 ISO 14001 标准的流程模式（图 1-3），首先由最高管理者确定代表环境管理宗旨和方向的环境方针，然后策划环境管理计划，并实施与运行各类活动，完成后进行检查和评估，通过管理评审来确定相关目标和指标的完成情况，并进行下一步的改进。

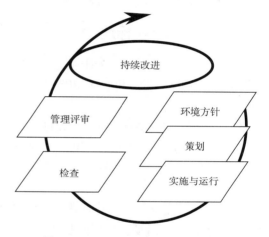

图 1-3 ISO 14001 标准的流程模式

1.1 ISO 14001 的主要特点

（1）强调法律法规的符合性：ISO 14001 标准要求实施这一标准的组织的最高管理者必须承诺符合有关环境法律法规和其他要求。

（2）强调污染预防：污染预防是 ISO 14001 标准的基本指导思想，即应首先从源头考虑如何预防和减少污染的产生，而不是末端治理。

（3）强调持续改进：ISO 14001 没有规定绝对的行为标准，在符合法律法规的基础上，企业要自己和自己比，进行持续改进，即今天做的要比昨天做的好。

（4）强调系统化、程序化的管理和必要的文件支持。

（5）自愿性：ISO 14001 标准不是强制性标准，企业可根据自身需要自主选择是否实施。

（6）可认证性：ISO 14001 标准可作为第三方审核认证的依据，因此企业通过建立和实施 ISO 14001 标准可获得第三方审核认证证书。

（7）广泛适用性：ISO 14001 标准不仅适用于企业，同时也可适用于事业单位、商行、政府机构、民间机构等任何类型的组织。

1.2 企业实施 ISO 14001 标准的意义

（1）节约能源，降低消耗，变废为宝，减少环保支出，降低成本的需要。通过建立和实施环境管理体系，能减少污染物的产生、排放，促进废物回收利用，节约能源，节约原材料，避免了罚款和排污费，从而降低成本。

（2）占领国内市场的需要。目前许多国家明确规定生产产品的企业应通过 ISO 14001 认证，未通过 ISO 14001 认证已成为企业争取国内更大的市场份额以及进行国际贸易的技术障碍，因此只有实施 ISO 14001 环境管理体系，以此提高企业综合管理水平和改善企业形象，降低环境风险，企业才能更好地占领国内外市场。

（3）企业走向良性和长期发展的需要。通过 ISO 14001 标准认证，可以有效地促进企业环境与经济的协调持续发展，使企业走向良性和长期发展的道路。

（4）履行社会责任的需要。当前环境污染给人类生存造成了极大威胁，引起世界各国的关注。保护人类赖以生存的环境是全世界全社会的责任，每个企业都有责任为使环境影响最小化而努力。

（5）可以减少由于污染事故或违反法律、法规所造成的环境风险。

（6）增加企业获得优惠信贷和保险政策的机会。

2　OHSAS 18001 标准

职业健康安全管理体系（OHSMS）是 20 世纪 80 年代后期在国际上兴起的现代安全生产管理模式，与 ISO 9001 和 ISO 14001 等标准规定的管理体系一并被称为后工业化时代的管理方法。

随着工业科技的不断进步，职工的安全健康问题越来越突出，全球安全生产事故持续增长。据国际劳工组织估计，世界范围内每年约发生 2.7 亿起职业事故，超百万人死于职业事故和与工作相关的疾病，1.6 亿人遭受职业病，职工的安全健康受到严重威胁。

20 世纪 90 年代后期，一些发达国家借鉴 ISO 9000 认证的成功经验，开展了实施职业健康安全管理体系的活动，以保障从业人员的健康安全。

企业实施 OHSAS 18001 标准的意义：

（1）识别危险源，降低风险，预防事故，降低风险成本的需要。从源头识别和控制事故隐患，改善劳动条件已成为职业健康安全工作者刻不容缓的任务。

（2）有助于消除贸易壁垒。OHSMS 18001 标准的普遍实施在一定程度上消除了贸易壁垒，这将是未来国际市场竞争的必备条件之一。OHSMS 18001 标准实施将对国际贸易产生深刻的影响，不采用的国家或组织将由于失去"平等竞争"的机会而受到损害，逐渐被排斥在国际市场之外。

（3）对企业产生直接和间接的经济效益。通过实施 OHSMS 18001 可以明显提高企业安全生产的管理水平和管理效益，另外，由于改善作业条件，增加劳动者身心健康，能够明显提高职工的劳动效率。

（4）在社会上树立企业良好的品质和形象。OHSAS 18001 是企业职业健康和安全认证所广泛采用的国际标准，企业的职业健康和安全管理体系依据 OHSAS 18001 标准的流程模式（图 1-4），首先由最高管理者确定代表企业职业健康和安全管理宗旨与方向的环境方针，然后策划职业健康和安全管理计划，并实施与运行各类活动，完成后进行检查和评估，通过管理评审来确定相关目标和指标的完成情况，并进行下一步的改进。

3 ISO 45001 标准

ISO 45001 标准是国际安全级卫生管理系统验证标准，是原职业健康及安全管理体系（OHSAS 18001）的新版本，是基于全球广泛使用的 OHSMS 标准 OHSAS 18001 的 ISO 统一标准，并使用与 ISO 其他管理体系（如 ISO 9001，ISO 14001）相同的框架，制定一个更广泛应用的标准，使组织在符合 ISO 标准下安全开展工作，并分享最佳实践，目的是通过管理减少及防止因意外而导致的生命、财赔、时间的损失，以及对环境的破坏。

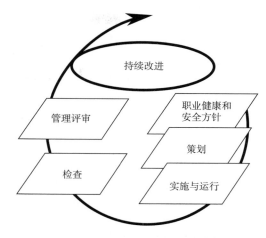

图 1-4 OHSAS 18001 标准的流程模式

3.1 ISO 14001 与 ISO 45001 标准体系的共同点

（1）两个体系均属于规范化、文件化、系统化的管理体系，由 17 个管理要素构成，并对各管理要素提出了明确的要求，这些要求绝大部分也是相似的。由于这两个体系从形式到内容均有非常多的共同点，对实现体系的一体化具有很好的基础。

（2）两个体系都遵循相同的管理模式，两个体系都共同遵循策划（P）—实施（D）—检查与纠正（C）—评审改进（A）的管理模式，通过 PDCA 的循环，实现管理体系和绩效的持续改进。

（3）两个体系均强调方针、目标、运行控制与环境因素（或危险源）的一致。即方针要符合环境影响（或风险）的性质与规模，而所评价出的重要环境因素（或重大风险）均应通过目标、管理方案及运行控制程序进行控制。

（4）两个体系的管理要素极为相似：两个体系均包括五个部分，共 17 个管理要素，从方针到管理评审要素的设置完全相同。虽然个别要素的名称略有差别，但管理功能基本相同。

3.2 ISO 45001 职业健康安全管理体系作用

（1）为企业提供科学有效的职业健康安全管理双体系规范和指南。

（2）安全技术系统可靠和人的可靠不足以完全杜绝事故，组织管理因素是复杂系统事故发生与否的深层原因，系统化，预防为主，全员、全过程、全方位安全管理。

（3）推动职业健康安全法规和制度的贯彻执行，有助于提高全民安全意识。

（4）使组织职业健康安全管理转变为主动自愿行为，提高职业健康安全管理水平，形成自我监督、自我发现和自我完善的机制。

（5）促进进一步与国际标准接轨，消除贸易壁垒和加入 WTO 后的绿壁垒。

（6）改善作业条件，提高劳动者身心健康和安全卫生技能，大幅减少成本投入和提高工作效率，产生直接和间接的经济效益。

（7）改进人力资源的质量。根据人力资本理论，人的工作效率与工作环境的安全卫生状况密不可分，其良好状况能提高生产率，增强企业凝聚力和发展动力。

（8）在社会树立良好的品质、信誉和形象。因为优秀的现代企业除具备经济实力和技术能力外，还应保持强烈的社会关注力和责任感、优秀的环境保护业绩和保证职工安全与健康。

（9）把 ISO 45001 和 ISO 9001、ISO 14001 建立在一起将成为现代企业的标志和时尚。

第三节　EHS 管理体系

EHS 管理体系是 ISO 14001 环境管理体系（EMS）和 OHSMS 18001 职业健康安全管理体系（OHSMS）两体系的整合。环境、职业健康安全管理体系，简称 EHS 管理体系。EHS 管理体系是为管理 EHS 风险服务的，EHS 体系是 EHS 管理的一种方法。

1　EHS 管理体系要素

1.1　组织架构与职责

组织的最高管理者应通过多种方式证实其在 EHS 管理体系方面的领导作用和承诺，并保证员工参与。企业的最高管理者必须对 EHS 管理体系的有效性负责，其 EHS 承诺和领导作用包括但不限于以下方面：确保建立 EHS 方针和目标，并确保其与企业的战略方向及所处的环境相一致；确保将 EHS 管理体系要求融入企业的业务过程；确保提供 EHS 管理体系运行所需资源；就 EHS 管理体系的重要性和符合性进行沟通，确保 EHS 管理体系实现其预期结果；引导/指导并支持员工对 EHS 管理体系的有效性作出贡献；推进管理层落实其 EHS 职责，不断提升 EHS 管理执行力，促进持续改进；在组织内建立、引导和促进支持 EHS 体系预期结果的文化；保护工作人员不因报告隐患和事故而遭受报复；确保建立和实施员工协商和参与机制；支持健康安全委员会的建立和运行。

EHS 组织是 EHS 管理体系在企业得以贯彻实施的保证，企业中明晰的 EHS 职责和权限划分，是 EHS 管理工作落到实处，贯彻和实现 EHS 方针目标的保障。企业应根据实际需要和法律法规的要求设置相应的 EHS 管理部门，EHS 管理机构要具备相对独立职能。企业的 EHS 组织的人数和技能要符合法规要求。

1.2　策划与辨识

企业应确定 EHS 管理体系的边界和适用性，界定管理范围内的所有活动、产品和服务，持续进行环境因素识别和危险源辨识，并对环境、安全风险进行评价，尤其应关注变更、异常状态和紧急情况下的环境因素、危险源及其风险。企业应获取并确定与环境因素、危险源相关的合规性义务，在建立、实施、保持和持续改进其 EHS 管理体系时必须考虑这些合规性义务，并将其要求与日常业务经营活动进行结合。合规性义务包括 EHS 相关法律、法规和其他要求，以及企业自愿遵守的相关方需求和期望。

1.3　EHS 方针与目标

企业应确定与 EHS 相关的外部和内部问题，这些问题应包括受企业影响或能够影响企业的环境状况、职业健康状况和安全状况等。最高管理者应在确定的 EHS 管理体系范围内，根据这些问题与状况建立、实施并保持 EHS 方针，并在企业内得到反馈，可为相关方获取。相关方主要指能够影响决策或活动、受决策或活动影响，或感觉自身受到决策或活动影响的个人或组织，包括顾客、社区、供方、监管部门、非政府组织、投资方和员工等。

企业应针对其相关职能和层次建立 EHS 目标，在建立目标的过程中，需考虑企业的重要环境因素、中高度风险及相关合规性义务。EHS 目标与方针应一致，企业应建立、实施和保持管理方案以达到其目标，此方案至少应包括相关职能部门与人员为达到目标所规定的职责与权限，以及达成目标的方法、时间表以及对目标达成情况的考核。

1.4　程序文件

企业应制定程序管理 EHS 体系文件，包括文件的创建、更新、批准、发布、储存和保护、变更控制、回收及处置等，通过程序的实施，确保各关键岗位和部门，无论在正常还是异常情况（包括紧急情况）均能及时方便地获取和使用文件的现行有效版本，EHS 文件应受到充分的保护，防止失密、不当使用或完整性受损。

企业应保持与 EHS 体系运行相关的所有记录。EHS 记录的作用是记载管理体系运行状况，作为 EHS 运行结果的证据。

1.5　意识与能力

企业首先应识别 EHS 管理体系涉及的相关人员的职责和胜任力要求。相关人员包括但不限于高层管理者、中层管理者、基层管理者、普通从业人员，以及负有特殊职责的岗位人员，例如 EHS 专业人员、应急响应团队成员、运行值班人员、保卫人员等。相关的职责与胜任力包括但不限于在 EHS 管理体系各方面（如策划、实施、检查、改进等）以及 EHS 专业领域（环境、健康、安全、应急等方面）的内容。根据识别出的职责和胜任力要求，对各级各类人员开展针对性培训，提高 EHS 意识和完成任务的能力，并对各层次和职能所需能力进行评估，确保其意识和技能达到规定要求。

企业应确保员工充分了解和掌握 EHS 方针、目标、程序和管理体系；与其工作相关的重要环境因素、危险源及与之相关的 EHS 风险和控制；以及其在 EHS 管理体系有效性运行中应承担的角色和职责，包括符合体系要求提高 EHS 绩效所获得的贡献和利益；不符合管理体系要求应承担的后果。

企业应建立一套培训管理程序，要点包括培训工作的职责分工、培训需求的确定以及培训工作计划的编制、实施、考核、评估和相关的记录管理。培训课时应符合法规要求，特定人员必须按照法规要求参加法定培训，获得证书，持证上岗。

1.6　运行控制

企业应针对具有 EHS 风险且需要采取控制措施的运行和活动，建立运行准则和程序，使 EHS 风险实现可控。程序文件的数量和内容需与企业的性质、规模、风险等相对应，对于缺乏程序文件易导致偏离 EHS 方针、目标的运行情况，应建立文件化的程序和程序中明确运行的准则。例如，对于相关方所带来的风险，应建立并保持文件化的控制程序，并通报相关方；为从根本上消除和降低 EHS 风险，可建立设计控制相关程序，在程序中规定工作场所、过程、装置、设备、运行程序、工作组织等设计要求，并与人的能力相适应。

1.7　管理控制与改进

企业应根据自身情况制订 EHS 检查、检测、监测、审核方案，保留适当的文件化信息，评估 EHS 管理体系的符合性。

企业 EHS 检查应采用定期或不定期方式，检查应有明确的目的、要求、内容和计划。企业应确定检测、监测、分析与评价的方法，以确保有效的结果，并对相关结果进行分析和评价，以不断改进 EHS 绩效。

企业应当对运行活动中发生的事故、事件和不符合事项进行调查分析，并将其作为 EHS 改进的着眼点和动力。企业应该定期开展内部审核和外部审核，验证 EHS 体系的适用性、充分性和有效性。审核应由内（外）部有经验、有资质的人员执行，鼓励普通员工参与各阶段的审核工作。

1.8 沟通

企业应建立有效的沟通程序，确保 EHS 信息在企业内各部门、各层次之间以及内外部之间畅通有序地交流，以达到相互了解、相互信任、共同参与的目的。企业还应通过一定的渠道，如发布企业环境报告书、社会责任报告（CSR）、可持续发展报告等形式，向外部公开发布，建立与外部信息交流的机制。

1.9 EHS 文化

EHS 管理体系的持续有效运营需要 EHS 文化的支撑。EHS 文化是企业文化的有机组成部分，是对企业文化的补充和完善。EHS 文化的建立和保持需要最高管理者的领导和支持。

EHS 文化的建立和保持可以通过以下阶段实现：

（1）识别目标文化，EHS 文化可以从以下方面考虑相关输入：企业的愿景、核心价值观、总体企业文化、战略、相关方的期待、员工反馈、事故调查等。通过对上述输入的分析，识别出企业应当具有的 EHS 文化。

（2）分析现有文化与目标文化的差距，建立行动计划，例如奖励未遂事件的报告、鼓励对不安全行为的干预等。

（3）定期评估行动计划的执行情况，以及识别新的问题和需求，根据需要进行调整，不断保持和完善。

1.10 合规

企业的合规义务在 EHS 管理体系的"策划和辨识"环节就要识别，该环节强调企业应主动识别相关监管机构及其监管内容和监管动态。监管机构和监管内容举例，包括但不限于：

（1）应急管理部门：安全生产管理，消防管理，应急管理，安全评价等。

（2）卫生行政部门：职业健康管理，职业卫生评价、食品安全等。

（3）生态环境部门：环境监察执法，环境影响评价，污染物排放许可证，应急管理等。

（4）公安部门（属于治安管理范畴）：监管化学品（易制毒、易制爆、剧毒、民用爆炸品等）的采购、保管、使用和运输等。

（5）工信部门：禁化武、监管化学品等。

2 PDCA 改进模式

PDCA 改进模式（也被称为"戴明环"）是经美国质量管理学家戴明运用到质量管理体系的管理过程，并在日本及其他国家得到广泛的推行和运用。PDCA 模式经过多年的推广和发展，现在已运用到很多企业的管理过程中，ISO 14001 和 OHSAS 18001 标准也运用了 PDCA 模式，对组织 EHS 管理体系提出改进的要求，因此，企业 EHS 管理体系的运行都遵循 PDCA 模式。

PDCA 改进模式将企业的管理过程分解为四个阶段（图 1-5），分别为 P（Plan）策划阶段、D（Do）实施阶段、C（Check）检查阶段、A（Action）改进阶段，这四个阶段缺一不可，依次进行，并不断循环，形成一个不断上升的闭环，从而帮助企业实现管理绩效的改进。

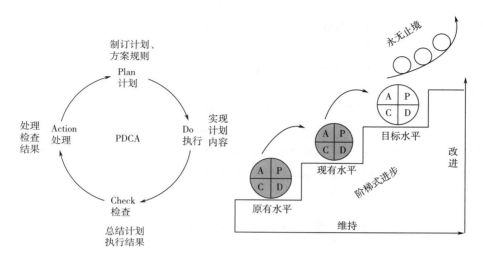

图 1-5　PDCA 模式

一般情况下，实施 EHS 管理的 PDCA 模式有 8 个步骤：

（1）策划：分析 EHS 隐患或事故情况，确认主要存在的问题，收集相关的数据进行统计和分析，并设定目标和测量方法。

（2）分析原因：找到引发 EHS 隐患或事故的可能原因和影响因素。

（3）确定根本原因：比较所有的可能原因和影响因素，找到根本的、主要的、直接的原因。

（4）制订行动计划：根据根本原因，找到可能的解决方法，并提出行动计划和资源需求。

（5）实施行动计划：按照计划执行相应的措施，收集行动过程中的数据。

（6）评估结果：分析过程或结果数据，评估措施的有效性，找到存在的差距。

（7）标准化和推广：采取措施，确保措施效果的有效性和长期性，并制定公司程序和作业指导书，使新规范和要求文件化，进行经验交流、相互学习和推广。

（8）提出尚未解决的问题：总结该 PDCA 循环中还未解决的问题，将该问题转到下一个 PDCA 循环，以便进一步控制和排除该 EHS 隐患。

 示例

S 公司基于 PDCA 模式开展 EHS 管理体系

S 公司基于 PDCA 模式开展 EHS 管理体系的各项运行活动（表 1-1），具体内容描述如下：

（1）P 策划：识别环境因素和危险源，找到重大 EHS 风险；识别所有关于 EHS 方面的法律法规和标准，收集合适的、必须遵守的相关要求；以重大风险和相关要求为依据，制定 EHS 方面的目标、指标，并计划管理方案。

（2）D 实施：为 EHS 管理提供必要的基础设施和财务支持；给员工制订 EHS 方面的培训和教育计划，并按计划实施培训；制定必要的 EHS 管理文件和流程，并对文件和相应的记录进行管理和控制；采取运行控制的措施和方案，以消除或减少各类 EHS 风险；促进企业内部和外部的有效沟通，使信息传递保持通畅；制定应急准备和响应程序，确保发生紧急情况时做出有效反应并减轻有害后果。

（3）C 检查：监测 EHS 目标、指标的达成情况；监测各项运行控制措施的有效性；评价法律法规要求的合规性情况；评估员工培训的有效性；监测应急预案的有效性；对整个 EHS 管理体系进行内部审核，发现问题并纠正问题。

（4）A 改进：定期召开管理评审会议，报告和评审整个 EHS 管理体系的实施情况，证实 EHS 管理体系的充分性、适用性和有效性；根据本阶段的 EHS 目标和指标，制定下一阶段的目标和指标；评审 EHS 管理的改善机会和建议，以及制订提高 EHS 绩效的可能性计划。

表 1-1 基于 PDCA 模式的 S 公司 EHS 管理体系

步　骤	内　　容		
P 策划	辨别环境因素和危险源		
	识别 EHS 法律法规要求、标准要求		
	制定 EHS 目标和指标及管理方案		
D 实施	提供基础设施、财务支持		
	文件、记录管理和控制		
	员工培训		
	应急预案（准备和响应）		
	（环境方面）	（职业健康方面）	（安全方面）
	化学品的使用	有毒有害作业场所的管理	特种设备的管理
	废弃物的管理	职业危害因素的监控	机械和电器安全管理
	能源和资源的管理	员工职业健康体检	危险作业（高处作业、动火作业、密闭空间作业）管理
	大气污染物排放的管理	个人防护用品的发放和管理	
	厂界噪声的控制	……	特种作业人员的管理
	……		厂内交通管理
			……
C 检查	EHS 法律法规合规性的评价		
	统计 EHS 目标和指标		
	评估培训、应急预案、运行控制的有效性		
	EHS 管理体系的内部审核		
A 改进	管理评审		

3　EHS 管理体系建立

3.1　领导决策

组织建立 EHS 管理体系需要领导者的决策，特别是最高管理者的决策。只有在最高管理者认识到建立 EHS 管理体系必要性的基础上，组织才有可能在其决策下开展这方面的工作。另外，EHS 管理体系的建立需要资源的投入，这就需要最高管理者对改善组织的 EHS 行为做出承诺，从而使 EHS 管理体系的实施与运行得到充足的资源。

3.2　成立工作组

当组织的最高管理者决定建立 EHS 管理体系后，首先要从组织上给予落实和保证，通常需要成立一个工作组。工作组的主要任务是负责建立 EHS 管理体系。工作组的成员来自组织内部各个部门，工作组的成员将成为组织今后职业安全卫生管理体系运行的骨干力量，工作组组长最好是将来的管理者代表，或者是管理者代表之一。根据组织的规模、管理水平及人员素质，工作组的规模可大可小，可专职或兼职，可以是一个独立的机构，也可以挂靠在某个部门。

3.3　人员培训

工作组在开展工作之前，应接受 EHS 管理体系标准及相关知识的培训。同时，组织体系运行需要的内审员，也要进行相应的培训。

3.4　初始 EHS 评审

初始 EHS 评审是建立 EHS 管理体系的基础。企业应为此建立一个评审组，评审组可由企业的员工组成，也可外请咨询人员，或是两者兼而有之。评审组应对企业过去和现在的职业安全卫生信息、环境因素和重大环境因素进行收集、调查与分析，识别和获取现有的适用于组织的职业安全卫生法律、法规和其他要求，进行危险源辨识和风险评价。这些结果将作为建立和评审组织的 EHS 方针，制订 EHS 目标和 EHS 管理方案，确定体系的优先项，编制体系文件和建立体系的基础。

3.5　体系策划与设计

体系策划阶段主要是依据初始状态评审的结论，制定 EHS 方针，制订组织的 EHS 目标、指标和相应的 EHS 管理方案，确定组织机构和职责，筹划各种运行程序等。

3.6　EHS 体系文件编制

编制体系文件是组织实施 EHS 管理体系标准，建立与保持 EHS 管理体系并保证其有效运行的重要基础工作，也是组织达到预定的职业安全卫生目标，评价与改进体系，实现持续改进和风险控制必不可少的依据和见证。体系文件还需要在体系运行过程中定期、不定期的评审和修改，以保证它的完善和持续有效。

3.7　体系试运行

体系试运行与正式运行无本质区别，都是按所建立的 EHS 管理体系手册、程序文件及作业规程等文件的要求，整体协调地运行。试运行的目的是要在实践中检验体系的充分性、适用性和有效性。组织应加强运作力度，并努力发挥体系本身具有的各项功能，及时发现问题，找出问题的根源，纠正不符合项并对体系给予修订，以尽快渡过磨合期。

3.8　内部审核

EHS 管理体系的内部审核是体系运行必不可少的环节。体系经过一段时间的试运行，企业应当具备了检验 EHS 管理体系是否符合 EHS 管理体系标准要求的条件，应开展内部审核。EHS 管理者代表应亲自组织内审。内审员应经过专门知识的培训。如果需要，企业可聘请外部专家参与或主持审核。内审员在文件预审时，应重点关注和判断体系文件的完整性、符合性及一致性；在现场审核时，应重点关注体系功能的适用性和有效性，检查是否按体系文件要求去运作。

3.9 管理评审

管理评审是 EHS 管理体系整体运行的重要组成部分。管理者代表应收集各方面的信息供最高管理者评审。最高管理者应对试运行阶段的体系整体状态做出全面的评判，对体系的适用性、充分性和有效性做出评价。依据管理评审的结论，可以对是否需要调整、修改体系做出决定，也可以做出是否实施第三方认证的决定。

EHS 管理体系建立流程见表 1-2。

表 1-2　EHS 管理体系建立流程

序号	阶段	主要工作
1	领导决策与准备	1. 最高管理者决策，建立 EHS 管理体系 2. 任命 EHS 管理者代表，建立组织机构 3. 提供资源保障：人、财、物
2	初始 EHS 评审	1. 组成评审组，包括从事环保、生产、服务等工作人员 2. 获取适用的 EHS 法律法规和其他要求，评审组织 EHS 行为与法律法规的符合性 3. 识别组织活动、产品、服务中的环境因素和危险因素，评价出重要环境因素和危险事故因素 4. 评价现有有关 EHS 的管理制度与 ISO 14001、OSHAS 14001 标准的差距 5. 形成初始 EHS 评审报告
3	体系策划与设计	1. 制定 EHS 方针 2. 制定 EHS 目标、指标、EHS 管理方案 3. 确定 EHS 管理体系的构架 4. 确定组织机构，明确职责 5. 策划哪些活动需要制定运行控制程序
4	EHS 管理体系文件编制	1. 组成体系文件编写小组 2. 编写 EHS 管理手册、程序文件、作业指导书 3. 修改完善，正式颁布，EHS 管理体系开始试运行
5	体系试运行	1. 进行全员培训 2. 按照文件规定去做，目标、指标、方案的层层落实 3. 对合同方、供货方的工作，通报 EHS 管理要求 4. 日常体系运行的检查、监督、纠正 5. 根据试运行情况对 EHS 管理体系文件进行再修改

续表

序号	阶段	主要工作
6	企业内部审核	1. 任命内审组长，组成内审组 2. 进行内审员培训 3. 制定审核计划，编写检查清单，实施内审 4. 对不符合项分析原因，采取纠正预防措施，跟踪验证 5. 编写审核报告，报送最高管理者
7	管理评审	1. EHS 管理者代表负责收集充分的信息 2. 由最高管理者评审体系的持续适用性、充分性、有效性 3. 评审方针的适宜性、目标、指标、EHS 管理方案完成的情况 4. 指出方针、目标及其他体系要素需改进的方面 5. 形成管理评审报告

4　研发 EHS 管理

4.1　概述

产品研发过程中需考虑的 EHS 的内容包括：技术先进、绿色环保和安全可靠，需以相关产业政策为导向，尽量采用低毒、无恶臭物料，不得采用国家明令禁止、淘汰的工艺、装备和物料；评估工艺稳定性及工业化生产的可操作性，操作参数如温度、水分、pH、搅拌（非均项）、反应时间等对 EHS 的影响；节能降耗，特别是溶剂的回收套用，降低物料使用量，减少三废产生；三废的规范化处置，除考虑源头减量化外，还需研究废水分类处理的方法、危险固废无害化及废气产生收集处置等。

4.2　小试阶段

企业应遵循实验室安全要求，制定试验方案时充分考虑原料、中间体、最终产品和副产品的有关理化特性，制定防范措施，对危害不确定的中间体或产品职业健康防护等级参照 OEB 4 级控制标准。

企业应研究采用工业级原料下的最佳工艺路线，对关键工艺参数进行详细的考察，合理制定关键原料和中间体的质量标准，避免或减少有毒有害物质原料使用，选择危险度低、产污量小的工艺路线，同时应开展破坏性试验，包括产物、反应的稳定性试验。

小试应以中试或大生产为导向，综合考虑设备的可行化和操作的可行性，完成设备、管道材质的耐腐蚀试验。考虑生产放大因素的影响，在选择控制参数时应考虑反应器的选型、搅拌器的选型、换热效果，以及后处理手段效果等。企业可以设立禁用物质和工艺清单，对研发项目的物质和工艺进行筛查。对高风险物料和反应工艺可以建立审批制度，需要特殊审批才可进行。

4.3　中试阶段

中试是小试过渡到工业生产的重要环节，应在小试收率稳定、产品质量可靠、操作条件确定、产品（中间体）和原料的分析检验方法已确定等条件具备后方可开展。企业应建立中试管理制度，结合工艺安全信息管理制度，设定可进行中试的必要条件，例如进行反应安全相关的数据测试，评估反应风险等级。高风险反应不进行中试或采用流体化学等有效降低风险的方式进行。企业可参照《安全风险评估导则》，建立评估机制和能力，对反应进行安全风险评估。

企业应严格控制中试装置的规模，中试装置规模一般不超过小试规模的 30~100 倍。若确有进一步探索工业化生产工艺条件稳定性的必要，应在以上中试装置规模规定的基础上采用逐级放大的方式，以模拟工业化生产进行工艺扩试活动，且一般不超过中试规模的10 倍。

应根据小试结果进行设备选择和工艺管路的改造，并在投料前检查确认完成。此过程应考虑设备管道容量、材质是否适宜，耐腐蚀性、加热、冷却和搅拌（类型）速度、防冲料措施、泄爆装置、废气处理等是否符合要求，物料输送、计量、加料、分离等是否得到有效控制。

在中试投料前企业应进行风险评估，落实风险控制措施，选择、培训合格操作人员，做好应急预案等必要的准备工作。中试过程中暴露出重大问题并可能造成严重后果时，必须立即中断中试，通过小试研究确认后方可重新开始。中试过程中应同时开展职业健康检测、分类废水小试等，为工业生产 EHS 控制提供相关数据。

新产品试制过程中涉及新化学物质的需按规申报，对新物质危险性、毒性、水环境影响等应委托有资质机构进行试验、分析，提供数据。

5 建设项目 EHS 管理

5.1 新改扩建项目 EHS 管理

建设项目的 EHS 设施应与主体工程同时设计、同时施工、同时投入使用（简称"三同时"），严格按照相关安全、职业卫生、环保、消防等规范和标准组织设计、施工、验收等工作。

（1）可行性设计阶段：企业应选择有资质的评价机构对建设项目的设立进行安全评价、环境影响评价、职业卫生预评价。在确定产品和生产工艺后，还应进行选址论证，对于涉及国家重点监管危险工艺或达到重大危险源的制药项目，需入驻危化园区。

（2）概念设计阶段：应重点关注工艺流程是否存在不可控的安全风险、无法解决的三废排放问题，此类难题会直接影响到项目的可实施性，需对工艺路线进行重大调整。

（3）基础设计阶段：需考虑完成初步危害分析，结合相关设计规范标准审查平面布置和主要的工艺方案是否满足要求。

（4）详细设计阶段：在完成第一版管道仪表流程（PID）图时，需采用 HAZOP 等方法完成风险分析，在设计阶段落实风险控制措施。

（5）采购建设阶段：需确保采购设备符合标准，需做好工程质量保证，按要求完成设备单试，落实"三同时"要求。

（6）试车投产阶段：需开展启动前安全检查（PSSR）工作，完成工艺操作规程的编写、培训，编写试车方案，落实竣工验收合规性事项。

5.2 并购项目 EHS 管理

对于并购项目应进行全面的合规性尽职调查。重点关注实际的生产活动与审批范围、许可范围是否一致，行政处罚和整改项是否已关闭。环境方面应关注实际的环境因素、排放强度和排放总量是否与环评和污染物排放许可证批复的量一致，环保设施是否实际可用，危险废弃物是否处置完毕。还应关注一些隐形的风险，例如土壤和地下水污染。职业健康方面要关注是否有职业病和疑似职业病案例，职业病危害治理设施与职业病风险是否匹配等。安全方面应关注高风险生产活动是否需要特殊的资质，风险控制工程措施是否与风险等级相匹配，重大事故的整改措施中的高效控制（消除、替代、工程控制）是否已执行。

5.3 关厂/停用设施的 EHS 管理

对于待关闭的工厂和设施，要成立项目团队，识别行动项，建立和跟踪行动计划。

环境方面要关注剩余物料和废弃物的处置，设备中残留的物料要排空，明确标识其危害性并按规定安全合法处置。拟拆除的建筑或设施中含有石棉等危险物品的，需要明确标识出来，并确定安全的拆除方案和合法的处置方案。如果监测发现有土壤和地下水污染，要和有关部门探讨土壤修复方案。设备的残余能量，要安全地放空。特种设备的处置要满足相关法规的要求。职业健康方面要做好离岗转岗人员的职业健康监护，落实职业病和工伤人员的待遇。

5.4 建筑安全和承包商管理

对于建设项目，应建立明确的安全策略，明确业主、监理、项目管理公司和施工单位的职责，配备相应的资源。对项目建设过程中的活动进行风险识别，并建立针对性的安全施工方案。项目建设过程中发生的变化，应通过项目变更流程进行管理，有环境、健康和安全影响的，需要 EHS 代表的审批方可执行。

对承包商应从承包商的筛选、培训和沟通、过程管理和绩效评估等方面进行管理。承包商筛选过程重点关注承包商的资质、管理制定、人员胜任力和既往的安全绩效。培训和沟通主要包含入场安全培训和任务相关的培训、沟通，例如安全交底、安全协议的沟通和澄清、安全施工方案培训等。过程管理主要包括高风险作业的许可证管理、日常检查和反馈等。绩效评估要对承包商的安全绩效进行全面评估，根据绩效评估结果得出留用还是淘汰的结论。

6 EHS 变更管理

6.1 基本责任

企业应建立、执行和维护一个书面流程，确保在研发或设计过程中，以及在采购之前，对全新的以及现有的工艺、设备和设施的变更进行评审和批准，以满足适用的法规要求和组织 EHS 标准。

6.2 变更管理流程

企业应建立、执行和维护一个变更管理流程，确保所有可能对人员、设备、装置、财产以及环境产生不良影响的业务、技术、运营和行政方面的变化得到预测、评估和控制，以持续地满足适用的法规要求和组织 EHS 标准。

变更管理流程还应该对常规变更流程范围之外的紧急变更做出规定。紧急变更应先由被授权的人员批准，然后尽快纳入常规变更流程进行正式评估和批准。变更还可分为临时变更和永久变更。对于临时变更，应规定恢复的时间，并要追踪临时变更是否按照约定进行了恢复，如果条件发生变化，需要进一步进行评估。

变更管理流程至少应包含目的、适用范围、定义、职责、工作程序、文件控制以及相关文件等方面的要求。

企业应建立变更影响评估表，对变更可能引发的影响由不同专业具备胜任力的人员进行评估，识别出行动项和关闭时间。变更影响评估表得到授权人员的审批后，变更才可以实施。变更的行动项应定期追踪，确保识别出的行动项得到执行。PSSR 应包含对变更行动项的确认。

（1）采购流程中的变更管理：对于涉及变更的设备或设施采购活动，组织应建立、执行和维护一个流程，确保在报价或资本拨款请求中应包含根据适用的法规要求和组织 EHS 标准制定的规格标准。这些要求应尽可能的详尽，以帮助建筑师、工程师、销售商或供应商理解组织的 EHS 要求。

（2）交付使用的变更管理：对于全新的或改变的工艺、设备或设施，组织应建立、执行和维护一个流程，确保其经过授权方可使用。对工艺、设备或设施所适用的法规要求以及 EHS 标准的符合性要进行评估。对控制措施的有效性应进行确认。当使用者接受了适当的关于安全地使用、操作、维修设备或安全地使用建筑物的培训后，才可以交付使用。经过一段合理的时间后应对相关工艺、设备或设施进行再评估，以确认所有的 EHS 风险得到充分的控制。

（3）项目过程中的变更：对于新改扩建项目，在实施过程中如果发生了偏离原设计的变更，需要进行变更评估，识别是否有 EHS 影响，以确定是否符合之前的审批范围，控制措施是否有效。对于有 EHS 影响的变更，需要 EHS 代表审核。

第四节　EHS 法律法规架构

现代企业的运营管理面临越来越多生死攸关的风险因素，法律法规风险无疑是最大的风险之一。随着国际国内环境健康安全（EHS）方面的法律法规要求日益严格，相关方要求不断提高的现状，EHS 在企业的正常运营中起着越来越重要的作用，企业日常运作和项目执行也越来越多地和 EHS 法规有更密切的关系。我国的法律体系呈现的是一个金字塔模型（图 1-6）。

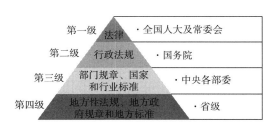

图 1-6　中国法律的金字塔结构

这一基本的金字塔法律法规结构对于 EHS 管理的指导意义在于，可以了解企业或个体所做的事情，是受到哪一个层级的法律法规约束，和哪一个标准有关。通过了解这些法律法规和标准中的其他内容，可以更加全面地了解各项事务是如何相互制约而得以运转的。

法律金字塔体系里与 EHS 管理相关的立法机构及其分属的立法领域关系见表 1-3。

表 1-3　与 EHS 管理相关的立法机构及其分属的立法领域

机构名称	立法领域
全国人大及其常委会	最高立法机构,有权制定、修改、废除、解释法律,审查行政法规的合法性
国务院	最高行政机关,有权制定行政法规
生态环境部	最高环保行政机构,职责包括制定环保规章和行政执法监督
国家卫生健康委员会	制定卫生健康、疾病控制预防规章
应急管理部	涉及安全生产、防灾减灾救灾、消防救援等诸多领域
国家市场监督管理总局	涉及食品安全监管、产品质量安全监管、特种设备安全监管等
人力资源和社会保障部	公平就业、工伤保险等
公安部	消防安全与高度化学品的相关法规的制定,例如:易燃、易爆化学品物品消防安全监督管理办法;剧毒化学品购买和公路运输许可证管理办法
住房和城乡建设部	建筑施工相关规章,建筑设计标准的制定
国家能源局	能源以及节能政策、规划

法律法规本身会不断变化更新,尤其是我国的 EHS 法律法规,是非常复杂的,并随着社会经济事业的发展,一直在频繁地变更。

我国宪法中第二十六条是国家保护和改善生活环境和生态环境,防治污染和其他公害;第四十二条是国家通过各种途径,创造劳动就业条件,加强劳动保护,改善劳动条件。

2020 年 10 月颁布的《生物安全法》是生物医药行业首要关注的法律,《生物安全法》系统梳理、全面规范各类生物安全风险,明确生物安全风险防控体制机制和基本制度,填补了生物安全领域基础性法律的空白。与 EHS 管理关系密切的《环境保护法》(2015 年 1 月 1 日实施),被称为史上最严的环境保护法律。在安全与职业健康领域中,则有《安全生产法》《职业病防治法》《消防法》《特种设备安全法》等。

行政法规总数非常庞大,其中和 EHS 密切相关的约有数十部。其中《危险化学品安全管理条例》与生物医药行业工作紧密相关。这一条例影响非常广,在立法层面上,它的制定和修订涉及了 10 多个中央部委的参与。在生物医药企业内部,这一条例也几乎涉及全部的运营环节和部门,从研发、采购、物流、仓储、生产,一直到最后作为危险废弃物的处置等。

技术标准方面,包括国家标准(GB)或者地方标准(DB),以及行业标准。国家标准是由国务院标准化主管部门制定,如 GB ＊＊＊、GB/T ＊＊＊、GB/Z ＊＊＊。行业标准由国务院有关行政主管部门制定,并报国务院标准化行政主管部门备案,如 AQ(安全生产)、HJ(环境保护)、WS(卫生)……地方标准由地方(省、自治区、直辖市)标准化主管机构或专业主管部门制定、批准、发布。在标准中与 EHS 相关的需要重点关注的是与环境保护、职业卫生、安全管理等相关的国家标准的内容，如污水综合排放标准、大气污染物综合排放标准等。

除了我们国家内部的法律法规系统之外，还有一些生物医药企业必须遵守的"游戏规则"，就是国际公约。中国处于国际贸易和全球供应链之中，加入或缔约了一些国际组织所制定的全球性约定。这些公约对我们国内企业来讲，同样具有约束效力，如《生物多样性公约》《生物安全议定书》《京都议定书》《巴黎协定》《联合国海洋法公约》《关于在国际贸易中对某些危险化学品和农药采用事先知情同意程序的鹿特丹公约》《关于危险废物越境转移及其处置的巴塞尔公约》《职业安全和卫生及工作环境公约》《职业卫生设施公约》等。

 示例

《中华人民共和国民法典》涉及 EHS 条款内容摘录

2020 年 5 月 28 日，十三届全国人大三次会议表决通过了《中华人民共和国民法典》，自 2021 年 1 月 1 日起施行。法典中与 EHS 相关的条款摘录如下：

（1）与环境管理相关：

第九条　民事主体从事民事活动，应当有利于节约资源、保护生态环境。

第二百九十四条　不动产权利人不得违反国家规定弃置固体废物，排放大气污染物、水污染物、土壤污染物、噪声、光辐射、电磁辐射等有害物质。

第三百四十六条　设立建设用地使用权，应当符合节约资源、保护生态环境的要求，遵守法律、行政法规关于土地用途的规定，不得损害已经设立的用益物权。

第六百一十九条　出卖人应当按照约定的包装方式交付标的物。对包装方式没有约定或者约定不明确，依据本法第五百一十条的规定仍不能确定的，应当按照通用的方式包装；没有通用方式的，应当采取足以保护标的物且有利于节约资源、保护生态环境的包装方式。

第一千二百三十条　因污染环境、破坏生态发生纠纷，行为人应当就法律规定的不承担责任或者减轻责任的情形及其行为与损害之间不存在因果关系承担举证责任。

第一千二百三十四条　违反国家规定造成生态环境损害，生态环境能够修复的，国家规定的机关或者法律规定的组织有权请求侵权人在合理期限内承担修复责任。侵权人在期限内未修复的，国家规定的机关或者法律规定的组织可以自行或者委托他人进行修复，所需费用由侵权人负担。

（2）与职业健康安全管理相关：

第七百三十一条　租赁物危及承租人的安全或者健康的，即使承租人订立合同时明知该租赁物质量不合格，承租人仍然可以随时解除合同。

第一千一百九十一条　用人单位的工作人员因执行工作任务造成他人损害的，由用人单位承担侵权责任。用人单位承担侵权责任后，可以向有故意或者重大过失的工作人员追偿。劳务派遣期间，被派遣的工作人员因执行工作任务造成他人损害的，由接受劳务派遣的用工单位承担侵权责任；劳务派遣单位有过错的，承担相应的责任。

第一千一百九十二条　个人之间形成劳务关系，提供劳务一方因劳务造成他人损害的，由接受劳务一方承担侵权责任。接受劳务一方承担侵权责任后，可以向有故意或者重大过失的提供劳务一方追偿。提供劳务一方因劳务受到损害的，根据双方各自的过错承担相应的责任。提供劳务期间，因第三人的行为造成提供劳务一方损害的，提供劳务一方有权请求第三人承担侵权责任，也有权请求接受劳务一方给予补偿。接受劳务一方补偿后，可以向第三人追偿。

（3）与安全管理相关：

第一千二百三十九条　占有或者使用易燃、易爆、剧毒、高放射性、强腐蚀性、高致病性等高度危险物造成他人损害的，占有人或者使用人应当承担侵权责任；但是，能够证明损害是因受害人故意或者不可抗力造成的，不承担责任。被侵权人对损害的发生有重大过失的，可以减轻占有人或者使用人的责任。

第一千二百四十三条　未经许可进入高度危险活动区域或者高度危险物存放区域受到损害，管理人能够证明已经采取足够安全措施并尽到充分警示义务的，可以减轻或者不承担责任。

第一千二百五十四条　禁止从建筑物中抛掷物品。从建筑物中抛掷物品或者从建筑物上坠落的物品造成他人损害的，由侵权人依法承担侵权责任；经调查难以确定具体侵权人的，除能够证明自己不是侵权人的外，由可能加害的建筑物使用人给予补偿。可能加害的建筑物使用人补偿后，有权向侵权人追偿。

第一千二百五十八条　在公共场所或者道路上挖掘、修缮安装地下设施等造成他人损害，施工人不能证明已经设置明显标志和采取安全措施的，应当承担侵权责任。

思考题

1. 什么是 EHS 管理体系？EHS 的含义是什么？
2. 为什么要建立推行 EHS 管理体系？
3. 简述 EHS 管理体系的体系要求。
4. 简述 EHS 管理体系的构建途径与流程。

本章思政

参考文献

[1] 修光利，李涛. 企业环境健康安全风险管理 [M]. 北京：化学工业出版位，2020.

[2] 盖尔·伍德赛德. 环境、安全与健康工程 [M]. 毛海峰，等译. 北京：化学工业出版社，2006.

本章课件

第二章
风险管理

第一节　事故致因理论

1　事故因果连锁论

美国著名安全工程师海因里希提出了事故因果理论，用来阐述导致事故的各种因素、事故、伤害之间的关系。海因里希连锁论认为，发生伤害事故不是一个孤立的事件，尽管发生伤害是在某个可能的瞬间，然而伤害的发生却是一系列互为因果的原因事件在彼此基础上相继发生所导致的结果。

在海因里希事故因果连锁论中指出，以事故为中心，事故的结果是伤害。事故的原因包括了三个层次，即直接原因、间接原因和基本原因。

海因里希把伤害事故的发生发展归纳为具有一定关系的连锁，即事故的结果是发生人员伤亡；人的不安全行为和物的不安全状态导致了事故的发生；人的缺点造成了人的不安全行为或者物的不安全状态；不良环境诱发了人的缺点，或者是先天的遗传因素造成了人的缺点。

海因里希最初提出的事故因果连锁过程包括了五个因素：

（1）遗传及社会环境：人性格上的缺点是由遗传因素以及社会环境造成的。鲁莽、固执等不良性格可能由遗传因素造成；同时，社会环境可能妨碍教育，助长性格上的缺点。

（2）人的缺点：人的缺点会使人产生不安全行为，或者造成物的不安全状态。人的缺点可以体现为：鲁莽、固执、过激、神经质、轻率等性格上先天的缺点以及缺乏安全知识等后天的缺点。

（3）人的不安全行为或物的不安全状态：人的不安全行为或物的不安全状态所指的即是那些曾经引起过事故或者可能引起事故的人的行为或者机械、物质的状态。它们都是造成事故的直接原因。例如：不发信号就启动吊装机器、工作时间嬉笑打闹、在车间内穿着裙装等属于人的不安全行为；裸露的带电体、照明不良的环境、未设置足够的安全防护装置等属于物的不安全状态。

（4）事故：事故是指使人员受到伤害或可能受到伤害的，出乎意料之外的，失去控制的事件。高处坠落、物体打击、卷入性伤害都是典型的事故。

（5）伤害：伤害是指由于事故导致的人身伤害。

多米诺骨牌可以形象地描述这种事故因果连锁论。在一系列多米诺骨牌中，一颗骨牌被推倒了，则会瞬间发生连锁反应，即在其后方的所有骨牌都会依次被推倒。假使移走其中的一颗骨牌，连锁遭到破坏后，事故过程遂即终止。因此，海因里希认为事故预防工作的重心就是防止人的不安全行为和物的不安全状态，中断事故连锁的进程从而避免事故的发生（图2-1）。

该理论对于公司制订年度计划，特别是对于日常检查的方案制订和频率起到重要的指导作用。对于公司的日常运营而言，公司从多方面来杜绝事故发生，每周的实验室检查使用固定的检查表和指定的责任人来检查，从多角度对实验室的安全进行审核，防止事故发生。无论从哪一点终止了一系列多米诺骨牌中的一节，就能避免事故或伤害发生。

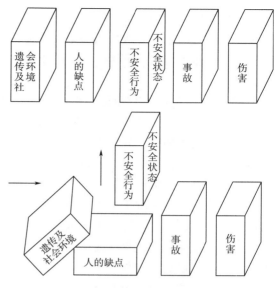

图 2-1　海因里希事故因果连锁

2　海因里希安全法则

美国著名安全工程师海因里希早在 20 世纪 40 年代就研究了事故发生频率与事故后果严重程度之间的关系。他调查了多起工业伤害事故案例中人员伤亡的情况，提出了海因里希法，又称海因里希安全法则、海因里希事故法则或海恩法则。

在研究过程中，海因里希统计了 55 万件机械事故，其中死亡、重伤事故 1666 件，轻伤 48334 件，其余则为无伤害事故。例如，某工人在地板上滑倒而跌坏膝盖骨造成重伤。调查发现这位受伤者经常弄湿大片地板且不将其擦干，并且这个坏习惯持续了 6 年之久。发生严重伤害、轻微伤害和无伤害的比例为 1∶29∶300。又如，某机械师企图用手把皮带挂到正在旋转的皮带轮上，因未使用拨皮带的杆，且站在摇晃的梯上，又穿了一件宽大长袖的工作服，结果被皮带轮绞入碾死。事故调查结果表明，他这种上皮带的方法使用已有数年之久。查阅四年病志（急救上药记录），发现他有 33 次手臂擦伤后治疗处理记录，他手下工人均佩服他手段高明，结果还是导致死亡。这一事例说明，重伤和死亡事故虽有偶然性，但是不安全因素或动作在事故发生之前已暴露过许多次，如果在事故发生之前，抓住时机，及时消除不安全因素，许多重大伤亡事故是完全可以避免的。

对其他的伤害事故进行类似的调查研究发现，在同一个人发生的同种事故中，总数330 起事故中，300 起没有造成人员伤害，29 起造成了轻微伤害，1 起造成了严重伤害。也就是说，事故后果按照严重程度来分，严重伤害、轻微伤害和无伤害的事故之比为 1∶29∶300。

海因里希法则反映出事故发生频率和事故后果严重程度之间的关系，发生事故之后带来严重后果的概率是很低的，造成轻微伤害的情况稍多些，而最多的后果是未造成伤害。

这个法则提醒着人们，在遭受严重的伤害之前，可能已经经历了数百次的无伤害事故和未遂事故。在轻微伤害和严重伤害事故的背后隐藏着与造成严重伤害相同的因素。因此在事故的预防过程中，应当分析发生轻微伤害和严重伤害事故的本质原因，从而降低无伤害事故的次数，并且需要尽早地采取恰当的对策防止事故发生，而不是亡羊补牢地在发生严重事故之后才追究其原因，采取措施。

比例 1：29：300 表明了，事故发生后其后果的严重程度是具有随机性质的，或者换言之，事故后果的严重程度取决于一定的机会因素。因而一旦事故发生，控制事故后果的严重程度是一件非常困难的事情。为了防止严重伤害的发生，应当竭尽全力地去防止事故的发生。

对于不同的生产过程和不同类型的事故，并不是所有伤害都满足此关系。但是从统计学角度上宏观地看问题，这个比例关系说明了在进行同一项活动中，经历过无数次意外事件，必然会导致重大伤亡事故的发生。因而为了防止重大事故的发生，则必须从源头上减少并且消除大量的无伤害事故。管理者和一线操作者必须要重视事故的苗头和未遂事故，若不加以重视，则终会酿成大祸。

海因里希安全法则从理论上支持了公司关于事故和险兆事故的汇报和调查要求，对于发生的任何一件不正常的状况要组织人员调查，找出事故发生的根本原因，进而制定纠正和预防措施来避免类似事故再次发生。对于事故的严重程度而言，严重的事故也是由众多微小事故的积累造成的。如果公司管理者对于微小事故视而不见，那么就会累计而导致很严重的事故发生。这点对于公司从上往下制定严格的事故汇报程序很有指导意义。

EHS 的绩效通常可以数据化体现，就是源于这些事故数据收集和分析的，大量的实践证明，对于事故的重视程度，可以一定程度地影响和避免后续事故的发生，这当然也是从管理层到下级管理人员，直至一线员工的影响来达到这种预期的。

第二节　危险源辨识

1　危险源辨识概述

危险源是指可能导致人身伤害和（或）健康损害（财产损失）的根源、状态或行为，或其组合。健康损害是指可确认的、由工作活动和（或）工作相关状况引起或加重的身体或精神的不良状态。

危险源辨识是指识别危险源并确定其特性的过程，主要是对危险源的识别，对其性质加以判断，对可能造成的危害、影响进行提前预防。在存在危险源的情况下，就可能存在风险。

风险（R，Risk）是指发生危险事件或有害暴露的可能性（F，Frequence），与随之引发的人身伤害或健康损害的严重性（C，Consequence）的组合。

$$R = F \times C \ (Risk = Frequence \times Consequence)$$

即风险是事故后果（严重性）与事故概率（可能性）的结合。从定义就可以看出，降低风险的措施为降低事故的概率和消减事故的后果。

安全指在人类生产过程中，将系统的运行状态对人类的生命、财产、环境可能产生的损害控制在人类能接受水平以下的状态，免除了不可接受的风险的状态。根据组织的法律义务和职业健康安全方针，把风险降至组织可接受程度的防线，便是可容许的风险，这样就相对安全了。

1.1 企业应对风险的流程

企业应对风险时需遵照的行动流程见图 2-2。

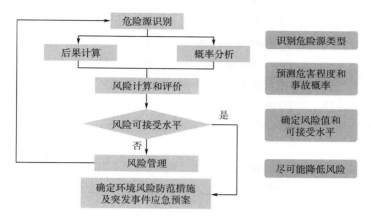

图 2-2 企业应对风险的流程

首先要危险源识别，目的是识别风险的类型。按照风险的定义，需分析事故的概率和后果，进行危害程度和事故概率的预测，即风险的计算和评价，之后要对比这个风险值是不是处于可接受水平。为什么要进行评价，评价需要一个基本值，因为对于不同的受体来说，风险的可接受水平是不一样的。通过这个可接受水平的对比，就可以确定是不是可接受，如果是可接受，那就进入下一个环节，确定应急预案，以及万一事故发生后的控制措施；如果不可接受，就要进行风险管理，采取措施，消减事故的概率或者降低事故的后果，之后重新进行风险识别与评估，直到风险降到可接受水平。

企业危险源辨识的核心内容就是通过辨识工作场所危险源、危险源风险评价、风险控制措施实施，将事故风险降低到可容许程度。对于危险源的辨识要澄清危险源、风险、事故的关系。所以危险源是客观存在的，当存在发生事故的可能性时，则危险源存在风险。

1.2 危险源辨识

危险源辨识的对象围绕三个所有，即所有人员、所有设施、所有活动。所有人员包括作业员工、访问者、承包商等；所有设施包括生产设备、检测设备、流水线、厂房等；所有活动包括内部、外部及紧急情况活动。

危险源辨识实施过程围绕两个种类、三种时态、三种状态、四种因素、六大类型、二十种后果展开。

（1）危险源分为两个种类：第一类危险源（根源）是生产过程中存在的，可能发生意外释放的能量（能源或能量载体）或危险物质，如带电导体、遇水自燃物质、运动的机械、行驶的汽车、压力容器、悬吊物的势能、有毒品、粉尘、噪声等。第二类危险源（状态）是导致能量或危险物质的约束和限制措施破坏或失效的各种因素。第一类危险源，它是生产力的主要要素，是生产与工作必不可少的，是客观存在的，不能完全消除的，比如一些危险能量，包括热能、电能、势能、生物性风险、化学能、机械能等。第二类危险源是引发事故的四个因素，包括人的不安全行为、物的危险状态、环境的不安全条件、管理缺陷。

一起伤亡事故的发生往往是两类危险源共同作用的结果。第一类危险源存在是第二类危险源出现的前提，第二类危险源的出现是第一类危险源导致事故的必要条件，它们分别决定事故的严重程度和可能性大小，两类危险源共同决定危险源的危险程度。

（2）危险源的时态，包括过去、现在、将来三种情形：过去时态指已发生过事故的危险、有害因素。现在时态指作业活动或设备等现在的危险、有害因素。将来时态指作业活动发生变化、设备改进、报废、新购活动后将会产生的危险、有害因素。

（3）危险源的三种状态指正常状态、异常状态和紧急状态：正常状态指作业活动或设备等按其工作任务连续长时间进行工作的状态；异常状态指作业活动或设备等周期性或临时性进行工作的状态，如设备的开启、停止、检修等状态；紧急状态指发生火灾、水灾、停电事故等状态。

（4）危险源的四种因素，包括人的因素、物的因素、环境因素和管理因素。

（5）危险源的六种类型指物理性危害因素、化学性危害因素、生物性危害因素、心理及生理危害因素、行为性危害因素及其他危害因素。

生物性危害因素包括致病微生物、传染性媒介、致害动物、致害植物、其他生物危险和有害因素。

（6）《企业职工伤亡事故分类》（GB 6441—86）将可能导致的事故类型分为 20 类，分别为物体打击、车辆伤害、机械伤害、起重伤害、触电、淹溺、火灾、灼烫、高处坠落、坍塌、冒顶片帮、透水、放炮、火药爆炸、瓦斯爆炸、容器爆炸、锅炉爆炸、其他爆炸、中毒和窒息等其他伤害。

2 危险源辨识方法

危险源辨识方法有经验分析法、生产条件分析法、作业条件危险性评价、系统安全评价方法等。辨识时需要关注三个问题：是否存在危险源？谁（什么）会受到伤害？伤害如何发生？

（1）直观经验分析法分对照经验法和类比法两种：对照经验法是指对照有关标准、法规、检查表或依靠人员的观察分析能力，借助经验和判断能力直观地对评价对象的危险、有害因素进行分析的方法。类比法是指利用相同或相似工程系统或作业条件的经验和劳动安全卫生的统计资料类推、分析评价对象的危险、有害因素。

（2）分析材料性质和生产条件分析法：在分析时关注危险源的毒性、物理性质、燃烧爆炸特性等。

（3）作业条件危险性评价就是估算事故率、推测事故后果、计算危险度、评价接受度的方法（图 2-3）。

（4）系统安全评价方法（事故树、事件树）：图 2-4 是一个作业场所失火的事件树，按事故发生条件反向逐级追踪分析危害因子。

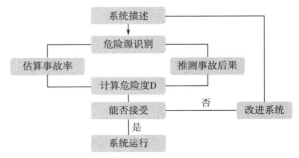

图 2-3 作业条件危险性评价流程

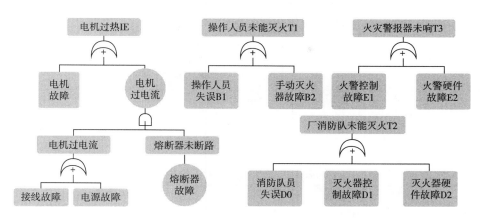

图 2-4　作业场所失火的事件树

3　危险源描述

在描述危险源时要注意表述的正确性。例如，表述人的不安全行为时，常用副词加动宾词组来表述，如不系安全带；表述物的不安全状态时，常用形容词加名词来表述，如破损的安全带。表 2-1 列举了一些危险源辨识的例子。在这个危险源辨识表中列出了作业场所、危险源表述、潜在危害、危险源类型等信息。

 示例

表 2-1　危险源辨识表

项目	作业场所		危险源表述	潜在危害	健康因素识别				危险源类型	
					人员伤害	人员疾患	设备及财产损失	其他		
举例	缠绕膜机	缠绕膜机处	维修时缠绕膜机启动	维修人受到伤害	√				物理的	绞伤
	污水处理	碱泵房	碱液操作	碱液腐蚀	√				化学的	腐蚀性物质
	糖房	高压电气柜	设备清洗，打扫卫生冲水时触电	致伤、致残、致死	√		√		物理的	电危害
	叉车	运输砂糖时	叉车在生产线活动伤人	致伤、致残	√				对行为造成危害	操作失误
	包装机	PET 生产时	换模具刮伤	手部/胳臂损伤	√				物理的	防护缺陷

续表

项目	作业场所		危险源表述	潜在危害	健康因素识别				危险源类型	
					人员伤害	人员疾患	设备及财产损失	其他		
举例	电工	紧急维修区	带电作业	触电	√				电气	电击
	电工	照明维修	登高作业	摔伤	√				物理	摔伤
	电工	喷码机	清洗及维修	有毒气体	√				化学	生理危害
	变压器	变压器室	金属网破损	鼠易进入	√				电气	设备事故
	锅炉	煤蓬	消防器材位置不当	火灾	√		√		物理的	标识缺陷
	仓库	燃油暂存库	装卸燃油作业	燃烧以及爆炸	√		√		化学的	油品燃烧
	仓库	叉车充电区	叉车电瓶加电解液过程	财产损失和人员伤亡	√				化学的	危险化学品腐蚀

第三节　风险评价

在识别危险源类型的基础上，对风险引发事故的概率进行分析，对可能引发的事故后果进行计算，进行一个危害程度和事故概率的预测，即为风险的计算和评价。

风险评价的任务是评价识别出危险源的风险程度，确定不可承受的风险，并给出优先顺序的排列，根据评价情况制定相应措施，常用危害性事件发生可能性和后果严重度来表示风险大小。

（1）风险评价要注意科学性：必须反映客观实际，遵循科学规律，以科学的态度开展这一工作。

（2）风险评价要讲究系统性：危险源存在于活动的各个方面、阶段，应系统地研究系统与危险源的关系。

（3）风险评价具有实用性：要根据实际情况，选择适宜的方法。

1　定性与定量风险评估

风险评价的方法包括定性评价和定量评价。

1.1　定性评价

定性评价主要是根据经验和直观判断，对评估对象的过程（工艺）设备、设施、环境、人员和管理进行定性分析的方法。

定性评价通常将可能性的大小和后果的严重程度及风险程度分别用语言或表明相对差距的数值或等级来表示。评价的指标通常是定性的指标，如高风险、中等风险或低风险。

定性评价的主要方法主要有是非法、风险矩阵法、作业条件风险性评价法（LEC 法）、危险可操作性研究（HAZOP）。

采用定性评价是非判断法时，如果出现以下情况就直接定为重大风险：

（1）违反国家或地方安全法律法规及标准要求的危险源。

（2）国家规定的需要重点控制的危险源。

（3）曾经发生过事故，尚无合理有效控制措施的。

（4）相关方关注或要求控制的危险源。

（5）直接观察到的潜在的重大风险（泄漏、火灾、爆炸、台风等）。

1.2 定量评价

定量评价是基于大量的实验结果和广泛的事故资料统计分析获得的指标或规律，对评价对象进行定量的计算，其结果是一些定量的指标，如事故发生的概率、事故的伤害（或破坏）范围、定量的危险性、事故致因因素的事故关联度或重要度等。

定量评价的方法主要有：

（1）概率风险评价法：事件树分析（ETA）、故障树分析（FTA）。

（2）伤害或破坏范围评价法：气体泄漏模型、爆炸伤害模型。

（3）危险指数评价法：DOW 火灾爆炸危险指数法；蒙德火灾爆炸毒性指数评价法。

2 风险矩阵法

定性分析的风险矩阵法用系统事故发生概率和事故严重程序来评价风险。将风险事件的后果严重程度定性分为若干级，将风险事件发生的可能性也定性分为若干级，以严重性为表列，以可能性为表行，在行列的交点上给出定性的加权指数，所有的加权指数构成一个矩阵，每个指数代表了一个风险等级。优点是简洁明了，易于掌握，适用范围广；缺点是确定风险可能性、后果严重度过于依赖经验，主观性较大。

表达式为 $R = F \times C$，R 为风险度；F 为发生事故的可能性；C 为事故的严重性。

危害因素（3×4）水平的风险矩阵：

危害后果的严重程度分成 A、B、C 三个水平，见表2-2。

表 2-2　严重程度（C）等级

等级	分值	备注
A 级危险	4 分	能引起死亡、重伤或永久性的功能丧失、疾病
B 级危险	2 分	能引起需要员工损失工时的受伤或疾病
C 级危险	1 分	仅引起需要急救处理的受伤或疾病

频率（F），也就是当前的工作中引起伤害的危险发生的可能性分成 4 个水平，见表2-3。

表 2-3　发生频率（F）等级

等级	分值
非常可能	8
可能	4
不太可能	2
几乎不可能	1

这样风险矩阵就列出来了，根据风险值的大小，可以划分成Ⅰ、Ⅱ、Ⅲ、Ⅳ四个风险等级，见表 2-4。

表 2-4　风险评估矩阵（3×4）

严重级别	C 级危险（1）	B 级危险（2）	A 级危险（4）
几乎不可能（1）	Ⅰ-1	Ⅰ-2	Ⅱ-4
不太可能（2）	Ⅰ-2	Ⅱ-4	Ⅲ-8
可能（4）	Ⅱ-4	Ⅲ-8	Ⅳ-16
非常可能（8）	Ⅲ-8	Ⅳ-16	Ⅳ-32

同样方法，我们分别可以列出（4×4）水平的风险矩阵。4 个频率级别、4 个后果级别。根据风险值划分风险等级，见表 2-5。

表 2-5　风险评估矩阵（4×4）

	F-4	Ⅱ-4	Ⅲ-8	Ⅳ-12	Ⅳ-16
可能性升高	F-3	Ⅰ-3	Ⅱ-6	Ⅲ-9	Ⅳ-12
↑	F-2	Ⅰ-2	Ⅱ-4	Ⅱ-6	Ⅲ-8
频率级别	F-1	Ⅰ-1	Ⅰ-2	Ⅰ-3	Ⅱ-4
	等级	C-1	C-2	C-3	C-4
风险评估	后果级别→后果严重性升高				

图 2-5 是一个（5×6）水平的风险评估矩阵图，危害发生可能性 5 个水平、危害程度 6 个水平，风险度划分 5 个等级，红色区域为不可容忍的风险，必须停工整改，直至风险降至可容许的范围（黄色区域或以下等级）。

危害程度					可能性（增加）					图形描述	
					A	B	C	D	E		
级别	人员P	财产A	环境E	声誉R	在行业内未听说过	在行业内发生过	在公司内发生过	在公司内每年多次发生	在基层经常发生	轻微风险	
0	无伤害	无损失	无影响	无影响							
1	轻微伤害	轻微损失	轻微影响	轻微影响						一般风险	
2	小伤害	小损失	小影响	有限影响						重要风险	
3	重大伤害	局部损伤	局部影响	很大影响							
4	一人死亡	重大损失	重大影响	全国影响						严重风险	
5	多人死亡	特大损伤	巨大影响	国际影响						不可容许的风险	

注	可通过常规制度和措施，加强管理实现控制	应制定相应的指导书、制度、应急措施，必要时包括程序
	应有程序、应急预案、计划书/指导书等	应建立风险消减措施，必要时应设置目标、表现准则等
	必须停工整改，直至风险降至可容许的范围	

彩图

图 2-5　风险评估矩阵（5×6）

紫色区域为严重风险，应建立风险消减措施，必要时应设置目标、表现准则等；黄色区域表示重要风险，应有程序、应急预案、计划书/指导书等；蓝色区域为一般风险，应制定相应的指导书、制度、应急措施，必要时包括程序；绿色区域为轻微风险，可通过常规制度和措施，加强管理实现控制。

3　LEC法

LEC法，即作业条件危险性评价方法。L表示发生事故的可能性大小；E表示暴露于危险环境的频繁程度；C表示事故产生的后果；D（风险值）＝L×E×C，风险值D越大，事件越严重。

3.1　事故可能性（L）

根据以往事故发生的实际情况，判定事故发生的可能性，赋予一个相应的分数值，见表2-6。

表2-6　事故发生的可能性分级

分数值	事故发生的可能性	判定方法参考
10	完全可以预料	无控制方法或没有检查，一定会发生事故（每年发生事故3次或3次以上）
6	相当可能	无本质安全的防护措施，基于人的安全意识要求等措施（每年发生事故1~2次）
3	可能，但不经常	采取了硬件的防护措施，但过程仍有可能失控（每两年发生事故1次）
1	可能性小，完全意外	采取了可靠的防护措施过程基本受控，现有条件下几乎不可能发生安全事故（每三年发生事故1次）
0.5	很不可能，可以设想	采取了本质安全的防护措施，过程受控，但理论上会发生安全事故（每五年发生事故1次）
0.2	极不可能	采取了本质安全的防护措施，采用防错法，过程受控，极不可能发生安全事故（每十年发生事故1次）
0.1	实际不可能	本质安全，过程受控，不可能发生安全事故（0事故）

3.2　暴露频率（E）

根据单位时间内暴露在危险环境的绝对时间确定暴露频繁程度，赋予相应分值，见表2-7。

表2-7　暴露于危险环境的频繁程度

分数值	频繁程度	判定方法参考
10	连续暴露	每1000h内，暴露的时间≥200h
6	每天工作时间内暴露	每1000h内，暴露的时间≥50h

续表

分数值	频繁程度	判定方法参考
3	每周一次，或偶然暴露	每 1000h 内，暴露的时间 ≥5h
2	每月暴露一次	每 1000h 内，暴露的时间 ≥1h
1	每年几次暴露	每 1000h 内，暴露的时间 ≥0.1h
0.5	非常罕见地暴露	每 1000h 内，暴露的时间 ≥0.01h

3.3 事故后果严重程度（C）

同样根据以往事故发生人员伤亡情况，判定事故发生后果，赋予相应分值，见表 2-8。

表 2-8 发生事故产生后果

分数值	后果	判定方法参考
100	大灾难，许多人死亡	10 人以上死亡，或者 50 人以上重伤
40	灾难，数人死亡	3 人以上死亡，或者 10 人以上重伤
15	非常严重，一人死亡	1 人以上死亡，或者 2 人以上重伤
7	严重，重伤	1 人完全丧失劳动能力，或者 2 人以上致残
3	重大，致残	1 人致残，2 人以上轻伤
1	引人注目，不利于基本的健康安全要求	造成轻微伤或其他安全隐患

3.4 风险值（D）

根据公式 D=L×E×C，L、E、C 分别赋值后，就可以得出风险值（D）。

根据风险矩阵表，LEC 法也将风险级别分为 5 级，针对不同登记的风险，建立相应的处置方案，见表 2-9。

表 2-9 风险值

D 值	危险程度
>200	非常危险，应立即停止生产直到环境得到改善为止
160~320	必须立即采取措施进行整改的高度危险
70~160	显著的危险性，需要及时整改
20~70	一般危险，要注意
<20	稍有危险，可以接受

值得注意的是，LEC 风险评价法对危险等级的划分，一定程度上凭经验判断，应用时需要考虑其局限性，根据实际情况予以修正。

4 危险源登记

登记危险源信息时，要求危险源描述要准确。描述危险源具体信息时应包含风险类型、可能事故类型、事故发生区域、事故发生可能时间段或概率、事故危害程度、事故征兆、可能次生衍生事故等信息。

 示例

表 2-10 为《危险源（LEC 法）评价表》的信息，包括危险源描述、类型、潜在危害、LEC 评价风险值、风险等级等诸多信息，是企业风险管理的重要材料。

表 2-10 危险源（LEC 法）评价表

评估日期：　　　　评估部门：　　　　评估人：　　　　审核人（主管）：

序号	作业场所	危险源表述	潜在危害	健康因素识别				危险源类型		所处状态			时态			评估风险				风险等级
				人员伤害	人员疾患	设备及财产损失	其他			正常	异常	紧急	过去	现在	将来	L	E	C	D	
1	碱泵房	碱液操作	碱液腐蚀	√				化学	腐蚀性物质	√					√	1	3	3	9	低风险
2	仓库	叉车搬运	活动伤人	√				行为伤害	操作失误		√			√	√	1	1	3	3	低风险
3	变压器室	金属网破损	鼠易进入	√				电器	设备事故		√				√	3	6	1	18	低风险
……	……	……																		

企业将对危险源的评估信息整理成数据库，可为企业诸多管理事项开展提供指导作用，如：

（1）编制岗位危险源辨识卡，实施岗位风险管控。

（2）编制生产人员风险预控票，规范生产人员作业程序。

（3）编制安全培训大纲，提升安全培训针对性与实际效果。

（4）为设备状态检修提供决策信息。

（5）编制应急预案，提升企业应急管理实效性与可操作性。

（6）安全检查表，明确各级监督管理人员管理重点。

（7）编制重大设备隐患控制方案，作为企业管控重点。

第四节　风险控制

1　企业风险控制的核心目标

根据风险评估值与企业具体运行情况，优先选择控制的风险可以分为高、中、低三种，高度风险类活动，是不能容忍的活动，需要立即给予注意并根据危险程度制定相应反应措施；中度风险的活动，风险值处于最低合适可行区域，这类活动基本可接受，根据投入与产出情况，可以作为后期改进项；低风险类活动，处于广泛可接受区域，有必要维持以确保风险保留在此等级上。

对于不可承受的风险，必须立即采取措施；对可承受的危险，不必采取措施，但需要监测来确保控制措施的有效性得以维持；属于要尽可能降低的危险，组织当在保证守法的前提下，根据职业安全卫生方针和组织的经济技术实力来确定是否采取措施减低风险，并在选择要采取措施的风险时，应用成本效益分析和成本有效性分析。

风险控制就是采取各种措施和方法，消灭或减少风险事件发生的各种可能性，或者减少风险事件发生时造成的损失。风险总是存在的，减小风险事件发生的可能性，把损失控制在一定范围内，避免在风险事件发生时带来难以承担的损失，这就是企业风险控制的核心目标。

为达成企业预防减少事故、降低事故损失的核心目标，需要在四个方面采取措施，分别是减少人的不安全行为、减少物的不安全状态、改变环境不安全条件、消除管理缺陷。

在具体落实时要关注四点：

1.1　危险源汇总

对各部门的辨识评价结果进行汇总，对相同危险源、风险级别相近、控制措施相同的，可合并同类项，但要指出危险源所涉及的各种作业活动。

1.2　重要危险源

对于评价出的重大风险形成本单位的《重大风险及控制计划清单》，并组织相关单位或专业管理部门其进行审核，形成公司级《重大风险及控制计划清单》，报管理者代表批准。

1.3　危险源辨识清单公示

对辨识的危险源，经过评审签批后，要将辨识清单及风险管控措施进行公示，并对区域内作业人员进行培训。

1.4　全员参与

为了确保全员参与，辨识充分，应采取三级辨识二级评价的方法，即班组、车、公司三级辨识，车间、公司二级评价。

2　企业风险管控措施

在整个危险源辨识与风险控制流程中，从划分作业活动、辨识危险源、确定风险到确定风险是否可承受、制订风险控制措施计划，再到评估风险控制计划的充分性，需要强制管理（Enforcement）、教育培训（Education）、工程技术（Engineering）的支撑，三个E相辅相成，缺一不可，是防止事故的三根支柱。

（1）对于人为失误，主要采用人的安全化和操作安全化的方法进行控制。

（2）对于安全目标管理，需要采用法律、经济、教育和工程技术手段进行控制。

（3）对于固有的危险源，控制事故的方法较多，归纳起来有以下六种：

①消除法：消除危险源；

②限制法：限制能量与物质；

③保护法：进行故障安全设计；

④隔离法：分离、屏蔽；

⑤保留法：增加安全系数，减少故障和失误；

⑥转移法：转移危险源至无害地带。

风险控制方法概括起来可以分成五种类型：

（1）消除取代：如果可能，则完全消除危害或消灭风险来源，用无毒、非可燃物代替高毒、高燃物。

（2）工程技术控制：采用本质安全设计，隔离、封闭、关闭、连锁、故障—安全设计减少故障等措施预防、减弱和隔离风险。

（3）警告：在易发生故障和危险性较大的地方，配置醒目的安全色、安全标志；必要时，设置声、光或声光组合报警装置。

（4）管理措施：健全机构，明确职责；建立健全规章制度和操作规程；全员培训，提高技能和意识；完善作业许可制度；建立监督检查和奖惩机制；制定应急预案并演练。

（5）个体防护措施：采取各类措施后，还不能完全保证作业人员安全时，必须根据危害因素和危险、危害作业类别配备具有相应防护功能的个人防护用品，作为补充对策。

工程技术措施方面还可以细分为预防、减弱、隔离、连锁等类型。预防是指当风险不能消除，则努力降低风险，如使用低压电器，使用安全阀、安全屏护、漏电保护装置、安全电压、熔断器、防爆膜、事故排风装置等。减弱是指在无法消除风险和难以预防的情况下，可采取减少危险、危害的措施，如局部通风排毒装置、降温措施、避雷装置、消除静电装置、减振装置、消声装置等。隔离是指在无法消除、预防、减弱危险、危害的情况下，应将人员与危险、危害因素隔开和将不能共存的物质分开，如遥控作业、安全罩、防护屏、隔离操作室、安全距离等。连锁是指当操作者失误或设备运行一旦达到危险状态时，通过连锁装置终止危险、危害发生。

3　企业风险消除优先顺序

管理者采取风险控制措施时需要注意一个优先顺序，最好的办法是采取消除风险的措施，其次是降低风险的措施，最后的办法是个体防护，见图2-6。

当可能消除或降低发生危险或再次发生危险时，首先应用最高等级的控制；为了更有效，可以要求多种风险控制措施的组合；定期检查风险控制措施的应用情况，确保它们工作正常。

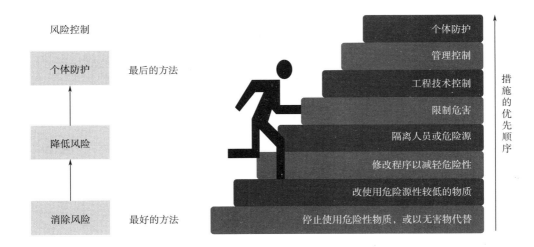

图 2-6　企业风险消除优先顺序

制定的控制措施应在实施前予以评审以下重点关注问题：风险控制措施是否会导致达到可承受的风险水平；是否产生新的危险源；是否已选定投资效果最佳的解决方案；受影响的人员如何评价风险控制措施的必要性和可行性；风险控制措施是否会被用于实际工作中，并在面对很大的工作任务压力下仍不被忽视。

所以整个危险源辨识与风险评价流程可以总结为危险源辨识、危险评价、风险管理、检查纠正、评审改进等环节构成的 Plan、Do、Check、Action 不断循环、持续改进的体系（图 2-7）。

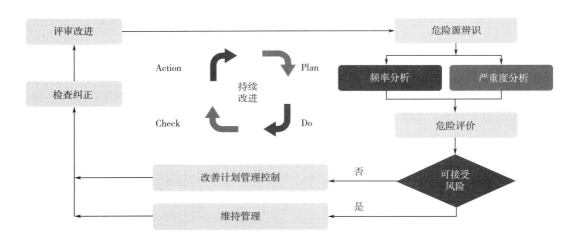

图 2-7　企业 EHS 管理体系持续改进机制

根据这个危险源辨识与风险评价的程序要求，企业的风险表述文件中应包括危害名称及信息描述、风险值及排序、可能暴露于风险的人员、设备及其他信息、现有及建议的控制措施、措施的经济性和有效性判断、执行措施的责任人和时限等信息，见表 2-11。

表2-11　企业风险的部分信息表

序号	作业场所	危险源表述	潜在危害	健康因素识别				危险源类型		所处状态			时态			评估风险				风险等级	目前的控制情况描述	需要加强的预防控制措施	相应的控制文件
				人员伤害	人员疾患	设备及财产损失	其他			正常	异常	紧急	过去	现在	将来	L	E	C	D				
1	碱泵房	碱液操作	碱液腐蚀	√				化学	腐蚀性物质	√					√	1	3	3	9	低风险	操作员工已留意并配备防护用品	张贴标识、佩戴防护用品	危险物料管理SOP
2	仓库	叉车搬运	活动伤人	√				行为伤害	操作失误		√			√	√	1	1	3	3	低风险	安装警示灯、后视镜、划斑马线	张贴标识牌	叉车操作SOP
3	变压器室	金属网破损	鼠易进入	√				电器	设备事故		√				√	3	6	1	18	低风险	已更换	维修	电气安全
…	…	…																					

思考题

1. 风险的源头控制措施有哪些？

2. 海因里希提出的事故因果连锁过程包括哪 5 种因素？

3. 安全检查表按照用途可以分为哪几种？

4. 进行危险和可操作性研究是为了达到哪些作用？

5. 作业条件危险性评价法认为影响危险性的主要因素有哪 3 个？其作业条件的危险性计算公式为何？

6. 简要说明事故树分析的基本程序。

7. 简述安全对策措施制定的基本原则。

8. 简要说明影响风险评价方法选择的因素。

本章思政

参考文献

［1］国家标准化管理委员会．GB/T 13861—2022　生产过程危险和有害因素分类与代码［S］．北京：中国标准出版社，2022.

［2］国家标准化管理委员会．GB 13690—2009　化学品分类和危险性公示通则［S］．北京：中国标准出版社，2009.

［3］国家标准化管理委员会．GB/T 16483—2008　化学品安全技术说明书内容和项目顺序［S］．北京：中国标准出版社，2008.

［4］国家标准化管理委员会．GB 2894—2008　安全标志及其使用导则［S］．北京：中国标准出版社，2008.

［5］国家标准化管理委员会．GB 30871—2022　化学品生产单位特殊作业安全规程［S］．北京：中国标准出版社，2022.

本章课件

　　环境保护是指研究和防止由于人类生活、生产建设活动使自然环境恶化，进而寻求控制、治理和消除各类因素对环境的污染和破坏，并努力改善环境、美化环境、保护环境，使它更好地适应人类生活和工作需要。

　　企业必须针对企业经营实际，建立和维护有效的管理体系以避免、减少和控制污染物或废物的产生、排放或废弃，以达到符合法规的要求，实现可持续发展的目标。

　　企业需要建立环境风险评估制度以确定在正常运行条件下、异常运行条件下以及应急活动对环境具有或可能具有显著影响的方面，并确定纠正或控制重大环境方面的优先次序。在开展这项工作过程中，需要关注以下几点：

　　（1）环境影响因素：对环境可能有影响的正常操作条件、非正常操作条件下的组织活动、产品服务以及应急活动，例如气体排放、污水排放、噪声、非危险废物的产生和处置、危险废物的产生和处置、能源使用、水的使用、材料的使用、化学品的使用及管理。

　　（2）环境影响：由组织因素引起的环境变化，例如空气污染、水污染、土壤和地下水污染、自然资源的影响、社区健康影响（如水或食物供给影响）、气味、噪声、灯光、交通等公害。

　　（3）为环境影响部门分配职责，确定所辖区域的活动、产品和服务，包括计划的或新开发的，新的或修改的活动、产品和服务。

　　（4）评估在正常、不正常运行条件下的每个活动、产品或服务及应急活动相关的环境影响及其相关的控制措施。

　　（5）制定相关控制流程和标准，以实践环境保护计划或方案，建立环保目标及评估流程。

第一节　我国的主要环境保护制度

1　环境保护法

　　环境保护法是为保护和改善环境，防治污染和其他公害，保障公众健康，推进生态文明建设，促进经济社会可持续发展制定的国家法律。保护环境是国家的基本国策，一切单位和个人都有保护环境的义务。

　　国家采取有利于节约和循环利用资源、保护和改善环境、促进人与自然和谐的经济、技术、政策和措施，使经济社会发展与环境保护相协调。环境保护坚持保护优先、预防为主、综合治理、公众参与、损害担责的原则。

　　地方各级人民政府应当对本行政区域的环境质量负责。企事业单位和其他生产经营者应当防止、减少环境污染和生态破坏，对所造成的损害依法承担责任。公民应当增强环境保护意识，采取低碳、节俭的生活方式，自觉履行环境保护义务。

2 环境影响评价制度

环境影响评价制度是指在进行建设活动之前，对建设项目的选址、设计和建成投产使用后可能对周围环境产生的不良影响进行调查、预测和评定，提出防治措施，并按照法定程序进行报批的法律制度。

根据《环境影响评价法》和《建设项目环境保护管理条例》的规定，国家根据建设项目对环境的影响程度，对建设项目的环境影响评价实行分类管理。建设单位应当按照下列规定组织编制环境影响评价文件：

（1）可能造成重大环境影响的，应当编制环境影响报告书，对产生的环境影响进行全面评价。

（2）可能造成轻度环境影响的，应当编制环境影响报告表，对产生的环境影响进行分析或者专项评价。

（3）对环境影响很小、不需要进行环境影响评价的，应当填报环境影响登记表。

原环境保护部（现为生态环境部）已经发布了《建设项目的环境影响评价分类管理名录》。根据最新的环评法规，环境影响报告书和环境影响报告表，需要获得相应的环保部门的审批，而环境影响登记表则只需要到环保部门进行备案即可。

3 环境保护"三同时"制度

建设项目环境保护"三同时"制度是指建设项目中的环境保护设施必须与主体工程同时设计、同时施工、同时投产使用，是我国环保制度中的一项创举。

《环境保护法》的第四十一条对建设项目"三同时"做了规定，要求建设项目中防治污染的设施与主体工程同时设计、同时施工、同时投产使用。同时，防治污染的设施应当符合经批准的环境影响评价文件的要求，不得擅自拆除或者闲置。

此外，《水污染防治法》《固体废物污染环境防治法》《环境噪声污染防治法》《建设项目环境保护管理条例》等环保法律法规，也对"三同时"制度做了相应的规定。

4 排污申报登记和排污许可制度

排污申报登记制度是指由排污企业向环境保护行政主管部门申报其污染物的排放和防治情况，并接受监督管理的一系列法律规范构成的规则系统。

申报的主要内容包括排污者的基本情况，正常生产和非正常状态下排放污染物的种类、数量、浓度、处置及排放去向、地点和方式、污染治理和三废综合利用等状况。

排污许可是世界各国通行的环境管理制度，是企业环境守法的依据、政府环境执法的工具、社会监督护法的平台。

控制污染物排放许可制（简称排污许可制）是依法规范企事业单位排污行为的基础性环境管理制度，环境保护部门通过对企事业单位发放排污许可证并依证监管，实施排污许可制。

2019 年 12 月，生态环境部公布了《固定污染源排污许可分类管理名录（2019 年版）》，分批分步骤推进排污许可证管理。排污单位应当在"名录"规定的时限内持证排污，禁止无证排污或不按证排污。

5　排污费和环境保护税制度

根据《环境保护法》等法律法规的规定，排放污染物的企事业单位和其他生产经营者，应当按照国家有关规定缴纳排污费。排污费应当全部专项用于环境污染防治，任何单位和个人不得截留、挤占或者挪作他用。2018 年 1 月 1 日起施行《环境保护税法》。该法所称应税污染物，是指所附《环境保护税税目税额表》《应税污染物和当量值表》规定的大气污染物、水污染物、固体废物和噪声。

有下列情形之一的，不属于直接向环境排放污染物，不缴纳相应污染物的环境保护税：

①企事业单位和其他生产经营者向依法设立的污水集中处理、生活垃圾集中处理场所排放应税污染物的；

②企事业单位和其他生产经营者在符合国家和地方环境保护标准的设施、场所储存或者处置固体废物的。

根据《环境保护法》的规定，依照法律规定征收环境保护税的，不再征收排污费。

6　严格的责任追究制度

对于违反环境保护法律法规的行为，污染者将被追究刑事责任、行政责任和民事责任。

6.1　环境刑事责任

2011 年 2 月 25 日，第十一届全国人大常委会第十九次会议通过《刑法修正案（八）》，该修正案第四十六条将 1997 年《刑法》的第三百三十八条修改为：违反国家规定，排放、倾倒或者处置有放射性的废物、含传染病病原体的废物、有毒物质或者其他有害物质，严重污染环境的，处三年以下有期徒刑或者拘役，并处或者单处罚金。这就是"污染环境罪"。《刑法》中与环境相关的罪名还有非法处置进口的固体废物罪、擅自进口固体废物罪、走私废物罪、环境监管失职罪等罪名。

为使刑法修正案中有关污染环境罪的规定更具可操作性，最高人民法院、最高人民检察院于 2013 年 6 月 17 日联合发布《关于办理环境污染刑事案件适用法律若干问题的解释》（法释〔2013〕15 号），自 2013 年 6 月 19 日起施行。

2016 年 12 月 23 日，最高人民法院、最高人民检察院发布《关于办理环境污染刑事案件适用法律若干问题的解释》（法释〔2016〕29 号），对 2013 年发布的司法解释进行了修订，自 2017 年 1 月 1 日起施行。

6.2　环境行政责任

行政处罚是对于违反行政法律规范的行政相对人的制裁，其目的是有效实施行政管理，维护公共利益和社会秩序，保护公民、法人和其他组织利益，同时也是对违法者予以惩戒，促使其以后不再犯。

环境行政处罚的种类包括：警告；罚款；责令停产整顿；责令停产、停业、关闭；暂扣、吊销许可证或者其他具有许可性质的证件；没收违法所得、没收非法财物；行政拘留；法律、行政法规设定的其他行政处罚种类。

2015 年 1 月 1 日施行的《环境保护法》，规定了按日计罚制度。该制度实施以来，起到了很好的威慑作用。

6.3 环境民事责任

环境民事责任，是指个人或单位违反有关环境法律法规的规定，造成环境污染或生态破坏，侵害他人的民事权利，依照环境保护的法律法规依法应当承担的法律责任。它是民事法律责任的一种，也是侵权民事责任的一个组成部分。

2009 年 12 月 26 日全国人大常委会通过了《侵权责任法》，并自 2010 年 7 月 1 日起施行。该法在第八章专门设立"环境污染责任"，规定：因污染环境造成损害的，污染者应当承担侵权责任；因污染环境发生纠纷，污染者应当就法律规定的不承担责任或者减轻责任的情形及其行为与损害之间不存在因果关系承担举证责任；两个以上污染者污染环境，污染者承担责任的大小，根据污染物的种类、排放量等因素确定；因第三人的过错污染环境造成损害的，被侵权人可以向污染者请求赔偿，也可以向第三人请求赔偿，污染者赔偿后，有权向第三人追偿。

关于环境民事责任，最高人民法院颁布了两个司法解释：《最高人民法院关于审理环境侵权责任纠纷案件适用法律若干问题的解释》（法释〔2015〕12 号）、《最高人民法院关于审理环境民事公益诉讼案件适用法律若干问题的解释》（法释〔2015〕1 号）。

7 构建现代环境治理体系

为贯彻落实党的十九大部署，构建党委领导、政府主导、企业主体、社会组织和公众共同参与的现代环境治理体系，中共中央办公厅、国务院办公厅印发《关于构建现代环境治理体系的指导意见》的通知（中办发〔2020〕6 号），对构建现代环境治理体系提出如下的主要意见。

7.1 指导思想

以习近平新时代中国特色社会主义思想为指导，深入贯彻习近平生态文明思想。以坚持党的集中统一领导为统领，以强化政府主导作用为关键，以深化企业主体作用为根本，以更好动员社会组织和公众共同参与为支撑，实现政府治理和社会调节、企业自治良性互动，完善体制机制，强化源头治理，形成工作合力，为推动生态环境根本好转、建设生态文明和美丽中国提供有力制度保障。

7.2 基本原则

（1）坚持党的领导：贯彻党中央关于生态环境保护的总体要求，实行生态环境保护党政同责、一岗双责。

（2）坚持多方共治：明晰政府、企业、公众等各类主体权责，畅通参与渠道，形成全社会共同推进环境治理的良好格局。

（3）坚持市场导向：完善经济政策，健全市场机制，规范环境治理市场行为，强化环境治理诚信建设，促进行业自律。

（4）坚持依法治理：健全法律法规标准，严格执法、加强监管，加快补齐环境治理体制机制短板。

7.3 主要目标

到 2025 年，建立健全环境治理的领导责任体系、企业责任体系、全民行动体系、监管体系、市场体系、信用体系、法律法规政策体系，落实各类主体责任，提高市场主体和公众参与的积极性，形成导向清晰、决策科学、执行有力、激励有效、多元参与、良性互动的环境治理体系。

第二节 废水管理

1 废水来源

制药工业废水是与生产有直接或间接关系的各种外排废水，包括工艺废水（化学合成废水、生物发酵废水、中成药生产废水、制剂生产废水等）、冷却废水、制纯水产生的浓水、厂区锅炉和电站废水、实验废水、动物房污水、厂区生活污水等。制药工业废水量大、成分复杂，多数废水具有高化学需氧量（COD）、有毒、有害、色度深、含盐量高、可生化性差、间歇排放等特点。

企业应对废水来源、数量和特性建立清单，确定各类废水数量和污染物进入废水的途径，实行分类收集处置。定期开展水平衡测试，评估废水排放是否正常。

2 废水减量

遵循清洁生产与末端治理相结合、综合利用与无害化处置相结合的原则，节约用水、合理用水、减少废水排放量。

使用无毒、无害或低毒、低害的原辅材料，减少有毒、有害原辅材料的使用，采用先进的、高效的生产工艺和设备，淘汰高耗能、高耗水、高污染、低效率的落后工艺和设备，减少污染排放量。

制定用水和节水目标。①对各个环节的用水量进行计量和监测，提高水的循环利用率，提倡水的梯级使用。②回收利用废水中有用物质，采用膜分离或多效蒸发等技术回收盐类物质，降低废水中的氨氮及含盐量。③前端控制，针对高浓度、高毒性的废水建议从排放源头采取萃取、精馏、膜分离、多效蒸发等消减措施，从源头消减污染物，提高废水的可生化性。

3 废水输送

确认废水来源、特性、数量、排放规律、处理方法等，通过综合比较，合理划分污水输送系统，采用雨污分流、清污分流、闭路循环、重复利用或一水多用等措施。含重金属废水、高浓度废水、高含盐废水、含有药物活性成分的废水等宜单独输送并进行预处理。

车间内部的工艺废水（含场地清理水、设备清洗水等）需经过明管排至车间废水收集池，经预处理达到要求后，通过高架管路或明管输送至废水处理站，如采用地下管网沟渠须采取防渗漏和防腐蚀措施，确保在输送过程中不渗漏。废水收集建议采用罐加围堰的方式，以防泄漏。含有挥发性物质的废水需要采用管路输送、密闭收集。

4 废水预处理

根据废水中污染物种类、浓度及预处理方法，分类收集废水，分别进行预处理。

例如：

(1) 高含盐废水进行除盐处理后再进入污水处理系统。

(2) 高含氨（铵）废水应单独收集，预处理除氨（铵）。

(3) 溶剂含量高的废水应该去除溶剂后再进入废水处理系统。

(4) 高含磷废水应单独收集，预处理除磷。

(5) 高温水宜单独收集，必要时降温预处理。

(6) 酸水或碱水宜单独收集，定量混配、中和预处理。

(7) 含重金属等第一类污染物的废水应在车间收集、预处理达到车间排放标准后再与其他废水混合。

(8) 接触病毒、活性细菌的生物工程类制药工艺废水应灭菌、灭活后再与其他废水混合，宜采用"二级生化-消毒"组合工艺进行处理。

(9) 高浓度釜残液、基因工程药物过程中的母液应按危险废物处置，以避免这些废液进入污水处理系统。

可生化降解的高浓度废水应进行常规预处理，难生化降解的高浓度废水应进行强化预处理。预处理后的高浓度废水，宜采用厌氧（或水解酸化）生化处理后，与低浓度废水混合，再进行好氧生化处理及深度处理。

5 废水处理

废水处理设施应与环境影响评价及批复中规定的废水处理设施基本一致。工业废水和生活污水的处理设计应根据污水的水质、水量及其变化幅度、处理后的水质要求及地区特点等，通过技术经济比较，确定优化处理方法和流程，采用合理的、有针对性的废水处理手段，减少污染物含量后达标排放或循环利用。

拟定废水处理工艺时，应优先考虑利用废水、废气、废渣（液）等进行"以废治废"的综合治理。水质处理应选用无毒、低毒、高效或污染较轻的水处理药剂。污水处理所产生的油泥、浮渣和剩余活性污泥等应按要求处理或处置。污水处理产生的废气要收集、处理后达标排放。

废水处理设施应配备必要的操作人员及管理人员，制定合理有效的操作规程、运行费用核算、控制指标、监测要求等规章制度，配置必要的处理过程控制监测设备等。

6 废水排放

废水排放必须符合环境影响评价报告批复、排污许可证等要求。

工业废水和生活污水排入城市排水系统时，其水质应符合排入城市下水道的水质标准要求或下游城镇污水处理厂、园区污水处理厂的接纳协议要求。

排入表面水体时，其水质应符合国家、行业（国家制定了不同工艺类型的制药工业水污染排放标准）和地方污水污染物排放标准。年排放污水量和主要污染物质排放量应符合环保部门批准的总量控制指标。

企业应按照环评批复要求设置污水排放口和雨水排放口。排放口应符合相关规范要求，并设置标志牌和环境保护图形标志。

企业应建立废水处理监测检测系统，确保废水处理设施平稳运行和达标排放。监测检测应保存原始记录。应根据要求安装污染物在线监测装置，并与环保行政主管部门的污染监控系统联网。

污水处理后循环再利用水质必须符合城市污水再生利用系列标准规定的使用水质标准。

企业应根据企业自行监测规范的要求（例如 HJ 819《排污单位自行监测技术指南总则》和不同工艺类型的制药工业自行监测技术指南）制订自行检测计划并实施。

6.1 药品和生物技术制造业废水

药品与生物技术制造生产中产生的废水流取决于具体的程序，这些废水包括：化学反应废水、产品洗涤水、用过的酸性与腐蚀性废水、杀菌器与玻璃器中产生的冷凝废水、空气污染控制洗涤器爆裂产生的废水、设备与工厂洗涤水以及卫洁废水。

基本生产（如发酵、化学合成、结晶化、净化与生物/自然萃取）所产生废水中涉及到的主要传统污染物指标是诸如生化需氧量（BOD）、化学需氧量（COD）、总悬浮固体量（TSS）、氨、毒性、生物降解能力和 pH 值等参数；也可能含有其他化学合成物，这些包括但并不限于溶剂（如甲醇、乙醇、丙酮、异丙醇和甲基乙基酮）、有机酸（如甲酸、乙酸）、有机卤化物、无机酸、氨、氰化物、甲苯与活性药物成分（API），见表 3-1。

表 3-1 药品与生物技术制造生产的污水排放水平

污染物	单位	指导值
pH 值	S. U.	6~9
BOD_5	mg/L	30
COD	mg/L	150
TSS	mg/L	10
油与润滑脂	mg/L	10
AOX	mg/L	1
苯酚	mg/L	0.5
砷	mg/L	0.1
镉	mg/L	0.1
铬（六价）	mg/L	0.1
汞	mg/L	0.01
活性成分（每一种）	mg/L	0.05
氨	mg/L	30
总氮	mg/L	10
总磷	mg/L	2
酮（每一种）[①]	mg/L	0.2
氰化甲烷	mg/L	10.2
醋酸盐（每一种）[②]	mg/L	0.5

污染物		单位	指导值
苯		mg/L	0.02
氯苯		mg/L	0.06
氯仿		mg/L	0.013
二氯代苯		mg/L	0.06
1,2-二氯乙烷		mg/L	0.1
胺（每一种）③		mg/L	102
二甲基亚砜		mg/L	37.5
甲醇/乙醇（每种）		mg/L	4.1
正庚烷		mg/L	0.02
正己烷		mg/L	0.02
异丁醛		mg/L	0.5
异丙醇		mg/L	1.6
异丙基醚		mg/L	2.6
甲基溶纤剂		mg/L	40.6
二氯甲烷		mg/L	0.3
四氢呋喃		mg/L	2.6
甲苯		mg/L	0.02
二甲苯		mg/L	0.01
生物测定	对鱼的毒性	T.U.④	2
	对水蚤的毒性		8
	对海藻的毒性		16
	对细菌的毒性		8

①包括丙酮、甲基异丁基甲酮（MIBK）；

②乙酸正戊酯、乙酸正丁酯、乙酸乙酯、乙酸异丙酯、甲酸甲酯；

③包括二乙基胺和三乙胺；

④T.U.＝100/废水的无影响稀释率（%）。要用标准毒性测试来监测"无影响稀释率"（如 CEN、ISO 或 OECD 急性毒性检测标准）。

减少污染源的措施包括：

（1）材料替代，特别是在以有机溶剂为基础的材料（如在药片糖衣上）上采用能进行生物降解的水性材料。

（2）回收使用过的溶剂和一水合氨。

（3）通过分馏从废水中分馏出低沸点化合物。

（4）通过惰性气体脱模和冷凝从废水中回收挥发性化合物。

（5）从有机化合物中进行溶剂萃取（如具有高熔点或耐高温的卤化化合物与高 COD 物质）；把溶剂废液组合到一起进行最优化处理。

6.2　加工废水处理

处理这一领域的工业加工废水包括源头隔离和对浓缩废水进行预处理，特别是那些含有活性成分的废水。

典型的废水处理步骤包括润滑脂分离器、撇乳器、分离油与可漂浮固体的浮滤池或油水分离器；过滤分离可过滤固体；流动与负载均衡；使用澄清器进行沉淀以减少悬浮固体；生物处理，一般是需氧处理，以减少可溶性有机物质（BOD）；生物营养清除，减少氮和磷；要求消毒时对废水进行氯化；在指定的有害废弃物垃圾填埋处对残留物进行脱水与处理。

在以下情况下可能需要进行额外的工程控制：

（1）防止从废水处理系统内各个不同装置操作中清除出来的挥发性有机物发生泄漏，并进行处理。

（2）采用膜过滤或其他物理/化学处理技术进行高级金属清除。

（3）使用活性炭或高级化学氧化去除难降解的有机物和活性成分。

（4）采用适当技术降低废水毒性（如反渗透、离子交换、活性炭等）。

（5）采用反渗透或蒸发方法减少废水中的溶解性总固体（TDS）。

（6）防止臭气泄漏并进行清除。

第三节　废气管理

1　废气来源

制药工业废气主要有有机废气、无机废气、原料和药物粉尘、动物房臭气、污水站臭气、焚烧废气、锅炉和炉窑烟气、实验室废气、食堂油烟等，其中挥发性有机物（VOCs）排放量大，是废气治理的重点。

2　废气减量

通过工艺改进，使用无毒、低毒的原辅材料，减少有毒、有害废气及 VOCs 排放。

生产过程中产生有毒有害气体、粉尘、酸雾、恶臭、VOCs 等物质的生产工艺和设备应尽量采用密闭系统，避免敞开式操作。对于无法密闭操作的应采取局部气体收集措施，废气应排至废气收集处理系统。

企业应针对无组织排放 VOCs，开展泄漏检测与修复工作，并对厂区内无组织排放状况进行监控，设置自动监控点。一些地方设立了地方性的泄漏检测与修复（LDAR）实施技术规范，企业可以参考这些规范、指南开展工作。

投料宜采用放料、泵料或压料技术，不宜采用真空抽料，以减少有机溶剂的无组织排放。物料的干燥宜采用间接加热、循环风干燥设备，减少干燥废气的排放。含有易挥发物质的液体原料、成品、中间产品等应当存储于密闭的容器、包装袋、储罐等设施中，并应存放于室内或有雨棚遮阳和防渗设施的专用场地。在待用状态下应加盖封口保持密闭，应有防止挥发物质逸出的措施。溶剂类物料、易挥发物料（氨、盐酸等）应采用储罐集中供料和储存，储罐呼吸气应收集后处理。

尽量采用电、天然气、轻质柴油等清洁燃料，减少焚烧系统烟尘、NO_x、SO_2 等废气产生量。

3 废气处理

废气处理设施及排放口的数量、位置要与环境影响评价及批复的要求一致。根据废气污染物种类、浓度不同及处理工艺要求，废气要分类收集、处理。废气处理工程设计应根据废气的产生量、污染物的组分和性质、温度、压力等因素进行综合分析后选择废气治理工艺路线。要考虑分类处置的原则及设施运行的稳定性及连续性，采用不同的处理方案，处理效果应该得到验证。

原料药等车间产生的含有机溶剂废气优先采用冷凝、吸附、吸收等工艺进行回收，不能回收的可采用燃烧等方法进行处理。

粉碎、筛分、总混、过滤、干燥、包装等工序产生的含药物粉尘废气，应安装高效除尘器捕集处理。

产生恶臭的生产车间、污水处理站、动物房等应设置除臭设施，恶臭气体宜采用生物法、等离子法、吸附、氧化、焚烧等技术处理达标后排放。食堂烹饪过程、实验化学反应过程、危险废物存放库和化学罐区产生的废气应该按照实际和相关法规要求收集处理和达标排放。

废气收集系统的设计应符合工艺要求和减排需要，针对高毒、高致敏的产品，应设立独立的通风系统和废气处理装置；含卤素废气需要单独收集，设计有效的预处理方式，避免直接进入焚烧装置，对装置产生严重腐蚀以及二噁英的产生。

企业应制定废气处理设施的操作程序，落实专人操作管理，做好运行和维护保养记录。

废气处理过程，还应充分评估可能产生的防火防爆中毒等安全风险，制定妥善的防控措施确保风险可控。

4 废气排放

废气排放必须符合环境影响评价报告批复、排污许可证的要求，废气排放浓度应符合国家、行业（例如 GB 37823—2019《制药工业大气污染物排放标准》）和地方废气污染物排放标准。废气污染物排放总量应符合环保部门控制指标。

企业应建立监测制度，按照排污许可要求和相关标准制订检测方案，对污染物排放情况及对周边环境质量的影响，开展自行检测保存原始监测记录，并公布检测结果。

废气处理系统排气筒的高度应满足环境影响评价报告批复要求。排气筒应按照相关标准设置监测采样口、与环保管理部门联网在线监测设施以及相关标志牌和环境保护图形标志。

在药品与生物技术制造生产过程中，会通过点源污染与逸散性排放的形式排放出挥发性有机化合物、酸性气体和微粒，见表 3-2。

表 3-2 药品与生物技术制造生产的空气排放水平

污染物	单位	指导值
活性成分（每一种）	mg/N·m³	0.15
颗粒物质	mg/N·m³	20
总有机碳	mg/N·m³	50
有害的空气污染物	kg/年	900~1800③
A 类总数①	mg/N·m³	20④
B 类总数②	mg/N·m³	80⑤
苯、氯乙烯、二氯乙烷（每一种）	mg/N·m³	1
VOC	mg/N·m³	20~150⑥ 50⑦
溴化物（如 HBr）	mg/S·m³	3
氯化物	mg/S·m³	30
氨	mg/S·m³	30
砷	mg/S·m³	0.05
乙撑氧	mg/S·m³	0.5
致突变物质	mg/S·m³	0.05

①A 类化合物是指那些对人类健康和环境具有重大危害的物质。这些物质包括蒙特利尔协议中规定的那些物质，以及针对在某些活动与工厂中使用有机溶剂而制定的有关挥发性有机化合物排放限制的欧盟 1999/13/EC 指令。

A 类化合物的例子包括：乙醛、丙烯酸、氯甲苯、四氯化碳、碳氟化合物、丙烯酸乙酯、含溴氟烷、顺丁烯二酸酐、三氯乙烷、三氯乙烯和三氯甲苯。

②B 类化合物是比 A 类化合物具有较低环境影响的有机化合物。这类化合物的例子包括甲苯、丙酮和丙烯。

③每年加工质量限制。900：一个程序内所有工艺总通风量的实际的 HAP 排放；1800：多个程序内所有工艺总通风量的实际 HAP 排放。

④A 类化合物总量超过 100g/h 时适用。

⑤B 类化合物总量（用甲苯表示）超过 5t/年或 2kg/h 中较低的一个时适用。

⑥欧盟 1999/13/EC 指令。溶剂消耗>50t/年的工厂。适用于废气的数值较高（150），因为可以对回收的溶剂进行再利用。逃逸性排放值（不包括作为产品一部分出售的溶剂和密封容器中的配制品）：新建工厂为 5%的溶剂投入，现有工厂为 15%。总溶剂排放限制值：新建工厂为 5%的溶剂投入，现有工厂为 15%。

⑦氧化厂产生的废气：同封闭式污染源的 15min 平均值。

4.1 挥发性有机化合物

在化学合成与萃取的生产阶段会排放出大量的挥发性有机化合物（VOC）。在基本药品生产过程中，反应堆通风口、分离程序的过滤系统会产生 VOC 排放，净化槽与干燥剂（包括填装与排料操作）会产生溶剂蒸气，阀门、反应槽、泵与其他设备（如离心分离机）等处会发生逸散性排放，在自然产物萃取、前发酵与发酵溶剂，以及污水收集与处理装置等方面还会产生其他的溶剂和 VOC 排放。

药品的二次加工阶段产生的 VOC 排放可能来自混合、调配、制粒与制剂（如使用乙醇或异丙醇）过程；涉及到使用溶剂的操作（如制粒）或酒精溶剂（如药片糖衣），以及浮质生产程序。

预防并将溶剂和 VOC 排放降低到最小程度的措施包括以下方面：

（1）减少或更换具有高 VOC 含量的溶剂与其他材料的使用，用具有较低挥发性的产品替代，并转而采用水性薄膜和水性清洁溶剂。

（2）按照《通用 EHS 指南》的说明（空气排放与环境空气质量：逸散性排放源），实施操作设备 VOC 泄漏预防与控制措施。

（3）按照《通用 EHS 指南》的说明，在洗滤器和混合程序中，实施 VOC 损失预防与控制策略，包括在程序设备之后安装程序冷凝器，便于气液转变和回收溶剂。程序冷暖器包括蒸馏与回流冷凝器，真空源之前的冷凝器，以及用在剥脱与冲洗操作中的冷凝器。

（4）在适当情况下，降低设备的操作温度。

（5）进行烘干操作时，在氮保护气氛下采用闭合回路形式。

（6）使用闭环液气收集设备来清洁反应器和其他设备。

应使用局部通风排气罩来收集 VOC，以便以后能对点源排放与逸散性排放进行控制。VOC 排放的抽取与控制（特别是在发酵程序中）可能也会减少讨厌的臭气排放。

推荐的 VOC 排放控制措施包括以下方面：

（1）以通风方式把杀菌室产生的排放物排到控制设备中，如碳吸收或催化式排气净化器。

（2）浓缩并蒸馏反应器或蒸馏装置排放出的溶剂。可以安装低温冷暖器，把气流温度降低到0℃以下，以达到较高的 VOC 回收效果。

（3）安装湿式洗涤器（或气体吸收器），这样可以把 VOC 和其他气体污染物从气流中清除出去，并且可以在洗涤器中加入次氯酸盐以减少臭气的排放。

（4）安装活性炭吸附或破坏性控制装置，如热氧化/焚化、催化焚化装置、封闭式氧化燃烧器，或采用《通用 EHS 指南》中具体规定的其他方法。

4.2　颗粒物质

颗粒由批量生产（如发酵）和二次加工中产生的加工产品组成。在制粉、混合、调配、制剂、制成药片和包装过程中最容易产生颗粒。

推荐的颗粒物质管理策略包括：

（1）根据批号记录要求和工艺特点，用空气过滤装置进行收集，并把颗粒物质回收到制剂程序中（如药片灰尘）。

（2）在制粒设备上安装专用的过滤系统（有时候需要进行二级过滤）。还需要提供一个清除室，把颗粒物质从气体中清除出来，并降低流速。

（3）在加热、通风和空调（HVAC）系统中安装高效颗粒气体（HEPA）过滤器，以便从内外两方面控制颗粒物质的排放，并预防室内交叉污染。要对空气输送管道进行隔离，以免在不同的程序中发生气体交叉污染，并缓解气流处理压力。

（4）通过气体过滤装置收集颗粒，通常是袋式过滤器/织物过滤器。

（5）根据排放量和主要颗粒物质的大小，可以考虑采取额外的颗粒排放控制方法，如选择湿式洗涤和湿式静电沉淀剂等，特别是在燃烧/热氧化处理后。

4.3　燃烧源排放

在药品和生物技术制造生产工厂中，需要燃烧气体或柴油为涡轮、锅炉、压缩机、泵和其他发动机提供动力和热量，从而会产生一些废气，这些废气是工厂主要的大气污染源。《通用 EHS 指南》中提供了有关最高供热能力达 50MW 的小型燃烧源排放管理指南，包括针对废气排放的空气排放标准。

4.4　臭气

主要的臭气排放一般都与发酵活动有关。

建议臭气管理策略包括：

（1）对新工厂的位置进行考虑，并对工厂到附近居住区的距离和臭气的传播等进行考虑。

（2）对通风排放气进行二次燃烧。

（3）使用的排气烟囱高度要与《通用 EHS 指南》规定要求相一致。

（4）使用湿式洗涤器来清除臭气。

（5）对洗涤器上沾附的蒸汽进行冷凝。

第四节　固体废弃物管理

1　固废来源

固体废物的管理要遵守《中华人民共和国固体废物污染环境防治法》和相关法律、法规、标准的要求。制药过程产生的一般固体废物包括办公、食堂等地点收集的生活垃圾，未受污染的废旧包装材料、煤渣、中药药渣、污水处理场产生的非危险污泥等。危险废物包括高浓度釜残液、浓缩母液、发酵过程产生的菌丝废渣、报废药品、报废试剂、实验废液、过期原料、废吸附剂、废催化剂和溶剂、危险污泥、实验动物尸体、含有或者直接沾染危险废物的废包装材料、废滤芯（膜）、实验材料等。

产生危险废物的企业，应当按照国家有关规定制订危险废物管理计划；建立危险废物管理台账，如实记录有关信息，并通过国家危险废物信息管理系统向所在地生态环境主管部门申报危险废物的种类、产生量、流向、贮存、处置等有关资料。

2　固废减量

固体废弃物防治应符合资源化、无害化、减量化的原则。各种固体废弃物应按其性质和特点进行分类，有利用价值的采取回收或综合利用措施，没有利用价值的采取无害化堆置或焚烧等处理措施，不得以任何方式排入自然水体或任意抛弃。企业在研发、采购、生产、储存、销售等环节，应避免或减少固体废物的产生，降低固体废物的危害性，采用清洁生产和循环利用措施，达到节能、降耗、减污、增效的目的。

企业应制定整体污染控制策略，开发应用全过程控污减排技术，采用循环型生产方式，淘汰落后工艺，减少单位产品的固废产生量。

3　固废存放

固体废弃物的输送应有防止污染环境的措施。输送含水量大的废渣和高浓液时，应采取措施避免沿途滴洒。有毒有害废渣、易扬尘废渣的装卸和运输，应采取密闭和增湿等措施，防止发生污染和中毒事故。管道输送要考虑清洗和维修的需要。

固体废弃物的临时贮存应根据数量、运输方式、利用或处理能力等情况，妥善设置堆场、贮罐等缓冲设施，不得任意堆放。必要时采取防水、防渗漏或防止扬散的措施，设置堆场雨水、渗出液的收集处理和采样监测设施。

不同固体废弃物宜分类贮存，以便管理和利用。一般固废和危险废物应分开贮存。危险废物包装应贴有危险废物标签。危险废物不得露天存放，贮存期限原则上不得超过一年。危险废物储存场所还应根据废弃物的理化特性等信息，充分评估可能的安全风险，设置对应的安全防控措施。

企业应根据当地建设标准建设固废贮存场所，设标志牌和环境保护图形标志。两种或两种以上固体废弃物混合贮存时，不能产生有毒有害物质及其他有害化学反应。

4　固废处理

食堂、办公区域、生产区域等区域产生的生活垃圾应委托有资质的市容环卫部门处理。煤渣、中药药渣、废包装、废纸、一般污泥等被认定的一般固体废物应委托正规公司处理，签订合法有效的委托处理合同。

易燃易爆、遇水反应、剧毒、遇空气自燃、腐蚀性、强氧化性等危险废物应进行预处理，将风险降低在可控范围内。

生产和办公产生的电子废物应委托具有电子废物处理资质的处置商处理。危险废物应执行排污许可证管理制度，应委托持有有效《危险废弃物经营许可证》的处置单位处理。签订合法有效的委托处理合同等资料向地方管辖的环保行政管理部门申报备案，发生变更时应及时完成变更备案。

转移危险废物必须按照国家有关规定填写《危险废弃物转移报告联单》。跨省转移固体废物必须得到移出地和移入地省级环境保护行政主管部门的批准。跨境转移固体废物必须得到国家环境保护行政主管部门的批准。

危险废物的运输单位要有危险货物运输资质，使用危险货物专用运输车辆，驾驶员和押运员要持证上岗。

禁止将危险废物混入一般固体废物中处置。禁止自行填埋危险废物。涉及生物安全性风险的固体废物应进行无害化处置。实验动物尸体应作为危险废物焚烧处置。

第五节　其他环境污染防治

1　环境噪声、土壤与地下水保护

1.1　噪声控制

企业应根据《中华人民共和国环境噪声污染防治法》和相关法律、法规、标准的要求，开展环境噪声污染防治工作。制药生产过程需要供应水、电、汽、风、冷等能源，各种能源的生产、输送和使用过程中会产生不同的噪声。主要噪声源来自锅炉鼓风机、空气压缩机、冷冻压缩机、粉碎机、风机、污水鼓风机等设备运行产生的噪声。

噪声控制设计应充分结合地形、建构筑物等声屏的作用，确定合理的方法。噪声与振动控制工程设计应符合相关标准。

噪声控制应首先控制噪声源，选用低噪声的工艺和设备。必要时还应采取消声、隔声、吸声等降噪声控制措施。工艺管道设计，应合理布置并采用正确的结构，防止产生振动和噪声。带压气体的放空应选择适用于该气体特征的放空消声设备。

建立厂界噪声日常监测，生产装置声源辐射至厂界的噪声不得超过国家标准厂界环境噪声排放标准。

1.2　土壤与地下水保护

企业要根据《中华人民共和国土壤污染防治法》和相关法律、法规、标准的要求，开展土壤和地下水污染防治工作。

企业在项目建设前或购买新工厂前，需要对土壤和地下水进行本底调查，委托第三方进行检测并保留相关检测井，建立长期监测计划。对地下设施应定期监测，确保土壤和地下水不受污染。采取适当措施，最大限度地减少厂内泄漏或流入下水道的排水管泄漏的可能性。数据出现异常的要进行调查，说明是否为本企业影响所致。

企业应制定各项土壤污染防治措施，例如：

（1）所有液态化学品贮罐都应具备有效围堰，并应确保发生泄漏时围堰有足够的空间容纳泄漏的化学品。做好存放危险化学品容器的二级防泄漏措施。

（2）所有的固体废物临时堆放场的地面都应有防渗漏措施、顶盖与导水渠，固体废物的渗滤液应收集处理。

（3）经常受有害物质污染的装置、作业场所的墙壁和地面的冲洗水以及受污染的雨水，应排入相应的废水管网。

（4）制药车间、储罐区、污水处理设施地面应采取相应的防渗、防漏和防腐措施。

（5）记录新的土壤污染事故或事件，制定并执行书面的治理计划。禁止污染土壤的扩散或者将受污土壤与干净土壤的混合。

（6）企业关闭和搬迁后土地再利用之前，需要根据相关要求开展场地土壤及地下水污染调查、风险评估，根据评估结果采取相应措施，例如对于污染地块进行土壤和地下水的修复。

2　特殊关注物质

2.1　环境中的药物残留

药品制造中的任何一种具有活性的物质或活性物质的混合物，排放到自然中均可能对生态产生重大影响。

企业应获取充足数据评估在生产药物对生态的影响，数据无法收集的，可依照相关标准委托具有资质的实验室对药物的生态影响进行检测。同时企业应建立有效管理制度，对外排废物中的活性物质进行监控，按照化合物对于环境的安全限值（PNEC，predicted environmental no effect concentration）制定排放控制标准。相关数据无法获取的，可采用固定值 $PNEC = 0.1 \mu g/L$。

除非有充足数据证明有可靠方法能够破坏化合物结构，值得信赖的做法是，通过物料平衡计算出排放的含药物废水浓度，每个环节采用稀释倍数的方法，确认最终排放至环境水体浓度，评估此浓度是否对环境有不利的影响。

控制药物进入水体的方法主要有：源头控制，废水进行分类处置，高浓度如一次分层废水可以浓缩作为危险废物焚烧处理；设备清洗，先使用溶剂清洗避免进入废水；选择合适的溶剂将化合物从水相中萃取出作为危废；生产过程控制，避免物料转移过程中洒落进入水体；接触高活物料的包装应作为危废处理等。

2.2 消耗臭氧层物质（ODS）

企业应根据《消耗臭氧层物质管理条例》和《中国受控消耗臭氧层物质清单》等法规的要求建立管理程序和清单记录，跟踪消耗臭氧层物质的使用期限和更换计划，符合各地法规要求。谨慎购买用 ODS 作为制冷剂的冷冻机、空调、冰柜。停止购买哈龙灭火器。非必要场所禁止配置哈龙灭火器。

各生产线、部门在购买制冷设备、灭火器/剂、农药、药物喷雾剂时，尽可能选择对臭氧层破坏程度与温室效应影响小的制冷剂或相关产品。消耗臭氧潜能值（ODP）越低表示对臭氧层的破坏程度越小。

使用或检修含 ODS 设备时应尽量防止 ODS 泄漏，发现泄漏应及时采取措施减少 ODS 物质的挥发。当含 ODS 设备淘汰时，应请有资质单位对设备的 ODS 进行回收处理，不可随意作为普通固废处置。

制订含 ODS 设备的淘汰或改造计划，确保符合国家禁止使用的要求。

2.3 致癌、致突变或产生生殖毒性物质（CMR）

致癌（Carcinogenic）、突变（Mutagenic）、有生殖毒性（Toxic to Reproduction）的物质（简称 CMR）分类是按欧洲危险物质指令（European Dangerous Substances Directive，简称 EU DSD）548/EEC 及其多次修改（包括按新的欧洲化学品法规 REACH 而得到的结果）、联合国新分类体系（即全球化学和统一分类体系，GHS）以及其他国家的法规（如美国法规）而作出的。

企业应建立 CMR 控制程序和清单，建立物质安全技术说明书（SDS），进行风险评估，采取工程措施和管理制度，确保其曝露程度控制在安全范围。

减少 CMR 的使用量，使用较小危险性的替代品。停止采购含石棉及多氯联苯的设备。已存在的石棉和多氯联苯应该制定详细记录清单，做好明确标识，安全包装并委托有资质单位进行处理。

产品中特别是中药产品含有 CMR 的应该在说明书中明确风险和控制剂量。

2.4 持续性、生物累积性和剧毒的物质（PBT）

企业应识别生产活动中使用和产生的 PBT，减少 PBT 的使用，使用较小危险性的替代品。如果没有替代品，应进行风险评估明确它们的安全使用并将其排放控制到最小。

在研发产品过程中进行 PBT 辨识，确认使用所引致的对人类健康和环境造成的风险能被充分控制。

3 能源管理

企业可根据 ISO 50001《能源管理体系 要求及使用指南》标准（对应 GB/T 23331—2020）建立和运行能源管理体系，设立能源管理组织和专职或兼职能源管理人员。能源管理人员应该具有节能专业知识和实际经验。

建立节能管理制度。建立节能工作责任体系，并进行定期考核和分析。建立能源消费统计制度，健全能源统计台账，按照统计要求及时上报。

严格执行国家、地方和行业制定的产品能耗限额标准。对没有能耗限额的产品，要按照科学、先进、合理的原则，自行制定主要产品能耗限额标准。实施对标管理，寻找差距，提高能源管理水平。

建立主要耗能设备档案，档案内容应包括设备名称、型号、能耗及效率设计指标、年度实际运行指标、检修情况和存在的问题等。

利用技术改造和项目建设，加快淘汰高耗能落后工艺、技术和设备，采用节能技术改造项目，采用政府部门公开推荐的节能节水专用设备，节能降耗。

组织节能工程和节能技改项目，开展建筑节能、高效设备、绿色照明等节能改造项目。

定期对主要耗能设备进行合理用能评价，制定提高用能效率的措施，并认真组织实施。建立内部能源审计制度，对能源生产、转换和消费进行全面检查和监督。

建立能源计量管理制度。按照规定配备、使用经依法检定合格的能源计量器具，加强对能源计量器具的维护保养，按照规定定期检定（校准），保证计量准确可靠。

开展节能宣传教育工作，树立节能意识、资源意识、环境意识，倡导优良的节能风气。

4　碳排放管理（温室气体排放）

温室气体（以二氧化碳为代表）排放，指由于人类活动或者自然形成的温室气体，如水汽（H_2O）、氟利昂、二氧化碳（CO_2）、氧化亚氮（N_2O）、甲烷（CH_4）、臭氧（O_3）、氢氟碳化物、全氟碳化物、六氟化硫等的排放。六种主要温室气体中，CO_2 在大气中的含量最高，所以它成为削减与控制的重点。但是，其他几种温室气体的作用也不可低估。为了评价各种温室气体对气候变化影响的相对能力，人们采用了一个被称为"全球变暖潜势"（Global Warming Potential，GWP）的参数（表3-3）。企业应当设立和执行减排目标，开展碳排放管理，减少生产经营活动中的温室气体排放。

表3-3　部分温室气体的全球变暖潜势

种　类	大气寿命/年	GWP（时间尺度）		
		20 年	100 年	500 年
CO_2	可变	1	1	1
CH_4	12±3	56	21	6.5
N_2O	120	280	310	170
CHF_3	264	9100	11700	9800
HFC-152a	1.5	460	140	42
HFC-143a	48.3	5000	3800	1400
SF_6	3200	16300	23900	3490

思考题

1. 目前的国际环境问题主要表现在哪些方面？

2. 环境保护法的基本制度包括哪些方面？

3. 企业事业单位和其他生产经营者违反法律法规规定排放污染物，会面临怎样的处罚？

4. 排放污染物的企业事业单位及其他生产经营者应当怎样保护环境？

5. 我国对严重污染环境的工艺、设备和产品实行什么制度？

本章思政

参考文献

［1］生态环境部. GB 37822—2019 挥发性有机物无组织排放控制标准［S］. 北京：中国环境出版社，2019.

［2］生态环境部. GB 37823—2019 制药工业大气污染物排放标准［S］. 北京：中国环境出版社，2019.

［3］环境保护部. GB 12348—2008 工业企业厂界环境噪声排放标准［S］. 北京：中国环境出版社，2008.

［4］环境保护部. GB 21903—2008 发酵类制药工业水污染物排放标准［S］. 北京：中国环境出版社，2008.

［5］环境保护部. GB 21907—2008 生物工程类制药工业水污染物排放标准［S］. 北京：中国环境出版社，2008.

本章课件

第四章
化学品安全管理

第一节　安全技术说明书（SDS）

化学品安全技术说明书（Safety Data Sheet for Chemical Products，SDS），又被称为物质安全技术说明书（Material Safety Data Sheet，MSDS），提供了化学品（物质或混合物）在安全、健康和环境保护等方面的信息，推荐了防护措施和紧急情况下的应对措施，是化学品的供应商向下游用户传递化学品基本危害信息（包括运输、操作处置、储存和应急行动信息）的一种载体。同时化学品安全技术说明书还可以向公共机构、服务机构和其他涉及该化学品的相关方传递这些信息。

我国为同国际标准（ISO）接轨也制定了相关的标准 GB/T 16483—2008《化学品安全技术说明书内容和项目顺序》，规定 MSDS 要有 16 部分的内容（图4-1）：

（1）化学品及企业标识。主要标明化学品名称、生产企业名称、地址、邮编、电话、应急电话、传真和电子邮件地址等信息。

（2）成分/组成信息。标明该化学品是纯化学品还是混合物。纯化学品，应给出其化学品名称或商品名和通用名。混合物，应给出危害性组分的浓度或浓度范围。无论是纯化学品还是混合物，如果其中包含有害性组分，则应给出化学文摘索引登记号（CAS号）。

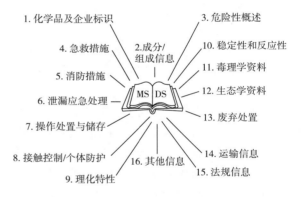

图4-1　化学品安全说明书 MSDS 结构

（3）危险性概述。简要概述本化学品最重要的危害和效应，主要包括：危害类别、侵入途径、健康危害、环境危害、燃爆危险等信息。

（4）急救措施。指作业人员意外的受到伤害时，所需采取的现场自救或互救的简要处理方法，包括：眼睛接触、皮肤接触、吸入、食入的急救措施。

（5）消防措施。主要表示化学品的物理和化学特殊危险性，适合灭火介质，不合适的灭火介质以及消防人员个体防护等方面的信息，包括：危险特性、灭火介质和方法、灭火注意事项等。

（6）泄漏应急处理。指化学品泄漏后现场可采用的简单有效的应急措施、注意事项和消除方法，包括：应急行动、应急人员防护、环保措施、消除方法等内容。

（7）操作处置与储存。主要是指化学品操作处置和安全储存方面的信息资料，包括：操作处置作业中的安全注意事项、安全储存条件和注意事项。

（8）接触控制/个体防护。在生产、操作处置、搬运和使用化学品的作业过程中，为保护作业人员免受化学品危害而采取的防护方法和手段。包括：最高容许浓度、工程控制、呼吸系统防护、眼睛防护、身体防护、手防护、其他防护要求。

（9）理化特性。主要描述化学品的外观及理化性质等方面的信息，包括：外观与性状、pH 值、沸点、熔点、相对密度（水＝1）、相对蒸气密度（空气＝1）、饱和蒸气压、燃烧热、临界温度、临界压力、辛醇/水分配系数、闪点、引燃温度、爆炸极限、溶解性、主要用途和一些其他特殊理化性质。

（10）稳定性和反应性。主要叙述化学品的稳定性和反应活性方面的信息，包括：稳定性、禁配物、应避免接触的条件、聚合危害、分解产物。

（11）毒理学资料。提供化学品的毒理学信息，包括：不同接触方式的急性毒性（LD_{50}、LC_{50}）、刺激性、致敏性、亚急性和慢性毒性，致突变性、致畸性、致癌性等。

（12）生态学资料。主要陈述化学品的环境生态效应、行为和转归，包括：生物效应（如 LD_{50}、LC_{50}）、生物降解性、生物富集、环境迁移及其他有害的环境影响等。

（13）废弃处置（disposal）。是指对被化学品污染的包装和无使用价值的化学品的安全处理方法，包括废弃处置方法和注意事项。

（14）运输信息。主要是指国内、国际化学品包装、运输的要求及运输规定的分类和编号，包括：危险货物编号、包装类别、包装标志、包装方法、UN 编号及运输注意事项等。

（15）法规信息。主要是化学品管理方面的法律条款和标准。

（16）其他信息。主要提供其他对安全有重要意义的信息，包括：参考文献、填表时间、填表部门、数据审核单位等。

企业应在采购化学品时，必须确认供应商提供符合国家安全规范要求的 SDS 和《全球化学品统一分类和标签制度》（GHS）标签，建立和维护化学品 SDS 文件数据库，以方便其他部门查询和应用。主要管理要求有：

（1）化学品原料和分装固体/溶剂应有清晰完整的安全标签，符合《全球化学品统一分类和标签制度》和 GB 15258—2009《化学品安全标签编写规定》的要求。内容应包括名称、警告词、危害信息、防护措施、应急措施、储存要求、废弃措施等信息。

（2）按照安全分类标签、SDS，选择合适的仓库、仓储区和库位。

（3）建立并维护工厂化学品使用清单（化学原料、化学试剂、清洁剂、制冷剂等）。

（4）所有化学品都应有清晰完整的标贴，包括名称、批次、重量、存储条件、安全分类等。

（5）企业应按要求编制常用化学品安全周知卡。安全周知卡应张贴或悬挂于化学品生产岗位及作业场所的显著位置。

企业生产的化学药品、中间体等无法完成 SDS 编制工作的，可咨询或委托专业机构进行 SDS 编制工作，获取相关安全健康信息，如人体接触限值等数据；建立所有化学品相容性及互相禁忌矩阵，以规范化学品的使用、存储。

企业至少每五年对 SDS 进行审核及更新。

第二节　危化品的分类与管理

生物制药企业在生产过程中会涉及一些具有毒害、腐蚀、爆炸、燃烧、助燃等性质，对人体、设施、环境具有危害的剧毒化学品和其他化学品，这类化学品我们称其为危险化学品。

危险化学品具有一些特征：具有爆炸、易燃、毒害、腐蚀、放射性等性质；在运输、装卸和储存保管过程中，易造成人身伤亡和财产损毁；需要特别防护。

危化品的分类

1　危险品的分类

2　危险品管理

因为危险品的特殊性，所以危险品的安全管理（包括采购、运输、仓储、生产、使用、处置等环节）就显得尤为重要。

2.1　危险品采购

使用危险化学品的企业应在专业经销单位采购，采购的化学危险物品必须具有安全标签，并索取最新版本的化学品安全技术说明书；生物制品的生产、销售、储备由国家卫计委统一管理；进口生物制品由国家卫计委检定院所检验放行；血液制品由口岸药检所检验并严格控制进口。

2.2　危险品运输

运输危险化学品，应当根据危险化学品的危险特性采取相应的安全防护措施，并配备必要的防护用品和应急救援器材。

用于运输危险化学品的槽罐以及其他容器应当封口严密，能够防止危险化学品在运输过程中因温度、湿度或者压力的变化发生渗漏、洒漏；槽罐以及其他容器的溢流和泄压装置应当设置准确、起闭灵活。

疾病模型动物、细胞和疫菌等病毒生物等采用快速冷链运输时，需要置于专门防护装置和系统中进行运输。

运输危险品的驾驶人员、船员、装卸管理人员、押运人员、申报人员等，应当了解所运输的危险化学品的危险特性及其包装物、容器的使用要求和出现危险情况时的应急处置方法。

危险品运输车辆应当符合国家标准要求的安全技术条件，并按照国家有关规定定期进行安全技术检验。危险品运输车辆应当悬挂或者喷涂符合国家标准要求的警示标志。

2.3　危险品仓储

危险化学品、生物制品应存储在专用仓库、专用场地或者专用储存室（以下统称专用仓库）内，并由专人负责管理。

如果涉及剧毒化学品、病毒和高致病菌以及储存数量构成重大危险源的其他危险品，必须在专用仓库内单独存放，并实行双人收发、双人保管制度。

危险品的储存方式、方法以及储存数量应当符合国家标准或者国家有关规定。

储存危险品的单位应当建立危险品出入库核查、登记制度。

另外还需执行报备制度。对于剧毒化学品、病毒和高致病菌以及储存数量构成重大危险源的其他危险品，储存单位应当将其储存数量、储存地点以及管理人员的情况，报所在地县级人民政府安全生产监督管理部门和公安机关备案。

2.4 危险品生产与使用

危险化学品生产单位生产和使用危险化学品的车间应符合相应的防火要求，并经消防部门验收合格。

危险生物品生产单位应有合乎微生物操作的实验室、具备灭菌操作条件、有冷藏设施，应能对产品自检。

生产和使用危险生物品的车间及设备和设施应符合 GMP 规范和相应的防火要求，具有独立的空气净化系统和隔离装置，并经药监部门和消防部门验收合格。

2.5 危险废物处置

在生产和使用危险品的过程中，禁止将危险废弃物排入下水道或其他排水系统，禁止将危险材料和化学品废弃物在排水系统、大气及一般废弃物中直接排放或丢弃；所有危险废弃物均应交给有相应资质的厂商处理。其中，生物制品生产过程所及微生物、动植物组织和细胞以及有毒蛋白等必须经过灭活处理后再转交。

第三节　危险品的危害

1　毒性物质

有些物质进入人体并积累到一定程度后，就会与机体组织和体液发生生物化学或生物物理学作用，扰乱或破坏机体的正常生理功能，进而引起暂时性或永久性的病变，甚至危及生命，这些物质称为毒性物质。

2　毒性物质的分类

按物质物理状态可分为：粉尘、烟尘、烟雾、蒸气、气体5种类型；

按物质的生物作用可分为：刺激性、腐蚀性、窒息性、麻醉性、溶血性、致敏性、致癌性、致突变性、致畸胎性9种；

按接触物质所损害的生物系统可分为：神经毒性、血液毒性、肝脏毒性、肾脏毒性、全身毒性5种类型；

有些毒性物质有一种毒性作用，有些则有多种毒性作用。如果把化学性质、用途和生物作用结合起来分为：金属、类金属及其化合物；卤素及其无机化合物；强酸和碱性物质；氧、氮、碳的无机化合物；窒息性惰性气体；有机毒物；农药类毒物；染料及中间体、合成树脂、橡胶、纤维等。

3　毒性物质的有效剂量

有效剂量是指毒物引起动物死亡的剂量或浓度。

经口服或皮肤接触进行试验时，剂量是用每公斤体重毒物的质量，即 mg/kg 来表示。

有时也有用每平方米体表面积毒物的质量数，即 mg/m^2 来表示。

吸入的浓度则用单位体积空气中的毒物量，即 mg/m^3 表示。

4　毒性物质急性、慢性毒性的评价指标

（1）绝对致死剂量或浓度（LD_{100} 或 LC_{100}）是指引起全组染毒动物全部死亡的毒性物质的最小剂量或浓度。

（2）半致死剂量或浓度（LD_{50} 或 LC_{50}）是指引起全组染毒动物半数死亡即 50% 死亡的毒性物质的最小剂量或浓度。

（3）最小致死剂量或浓度（MLD 或 MLC）是指在全组染毒动物中只引起个别动物死亡的毒性物质的最小剂量或浓度。

此外还有最大耐受剂量或浓度、急性阈剂量和浓度、慢性阈剂量和浓度、慢性无作用剂量或浓度等指标。

5　毒性物质侵入和毒理作用

毒性物质侵入人体主要有呼吸道侵入、经皮肤侵入、经消化道侵入等途径。

实验室中毒事件中，毒物主要是通过呼吸道和皮肤接触侵入人体的，经消化道进入人体是很少的。

毒性物质产生毒理作用，主要是对酶系统的破坏、对 DNA 和 RNA 合成的干扰、对组织或细胞的损害、对氧吸收和输运的阻断作用。

6　剧毒药品

在危险化学品药物的管理中，剧毒药品的安全管理显得尤为重要。

剧毒物质是指少数侵入机体，短时间内即能致人、畜死亡或严重中毒的物质。

按照《剧毒物品急性毒性分级标准》以急性毒性指标为主，适当考虑剧毒物品的理化性质和其他危险性质，进行综合分析、全面权衡，将剧毒物品分为 A、B 两级：

A 级剧毒物品：具有非常剧烈的毒害危险；

B 级剧毒物品：具有严重的毒害危险。

剧毒药品的安全管理涉及购买、保管、使用、废液、废弃物处理容器管理、使用人员限定等方面。购买剧毒药品必须向单位保卫部门申请并批准备案。剧毒药品的保管实行"五双"制度，即双人保管、双锁、双账、双人领取、双人使用为核心的安全管理制度。严防发生被盗、丢失、误用及中毒事故，责任到人。剧毒药品使用时必须佩戴个人防护器具，在通风橱中操作，做好应急救援预案。实验产生的剧毒药品废液、废弃物等要妥善保管，不得随意丢弃、掩埋或水冲。废液、废弃物等应集中保存，由单位统一处理。在实验容器处理方面，剧毒药品使用完毕，其容器依然由双人管理，统一进行报废处理。剧毒药品的使用者必须是单位的正式聘用人员，临时工作人员不得使用剧毒物品；学生使用剧毒物品必须由教师带领。

另外，实验后剩余的剧毒药品必须立即上交保管人员，不得私自保存。剧毒物品不得私自转让、赠送、买卖。如果各单位之间需要相互调剂，必须到单位保卫部门审批。

第四节 危险品重大危险源

1 危化品重大危险源辨识

危化品重大危险源指的是长期或临时生产、加工、搬运、使用或储存危险品，且危险化学品的数量等于或超过临界量的单元。临界量即对于某种或某类危险化学品规定的数量，若单元中的危险化学品数量等于或超过该数量，则该单元定为重大危险源。单元指的是一个（套）生产装置、设施或场所，或同属一个生产经营单位的且边缘距离小于500 m的几个（套）生产装置、设施或场所。

进行重大危险源辨识的主要依据是《危险化学品重大危险源辨识》（GB 18218—2018）和《人间传染的病原微生物名录》。如果单元内存在危险化学品的数量等于或超过相应规定的临界量，那么就被定为重大危险源。

重大危险源的划分根据其危险程度，分为一级、二级、三级和四级，一级为最高级别。

危险化学品重大危险源采用单元内各种危险化学品实际存在（在线）量与其在《危险化学品重大危险源辨识》（GB 18218—2018）中规定的临界量比值，经校正系数校正后的比值之和 R 作为分级指标。根据单元内危险化学品的数量和种类可分为以下两种情况：

（1）如果单元内存在的危险化学品为单一品种，则该物质的数量即为单元内危险化学品的总量，若等于或超过相应的临界量，即为重大危险源。

（2）单元内存在的危险化学品为多品种时，则按定量公式计算，来辨识重大危险源：不同的危险化学品类别有相应的校正系数 β，常见毒性气体的校正系数 β 值也有不同的取值，公式中 α 为该危险化学品重大危险源厂区外暴露人员的校正系数，也有相应的区间赋值。根据公式计算的 R 值的区间来划定危险化学品重大危险源级别，见表4-1。

表4-1 危险化学品重大危险源等级

R 值	危险化学品重大危险源等级	R 值	危险化学品重大危险源等级
$R \geqslant 100$	一级	$50 > R \geqslant 10$	三级
$R \geqslant 50$	二级	$R < 10$	四级

2 危险生物品重大危险源辨识

生物制药企业生产会经常接触到一类特殊的危险物质，即危险生物品。危险生物品指的是会对人类及动物有危害的生物或生物性物质。这些物质包括但不限于动物、植物、微生物、病毒及含有病原体的组织切片、体液、废弃物和呼出气等。危险生物品具有医药功能的生物制品的强致敏性；危险生物品中的死菌体或死细胞及成分或代谢产物具有致毒性、致敏性和其他生物学反应，并导致环境效应；危险生物品包含实验动物废弃物、生产和实验过程中所产生的垫料以及实验动物尸体、组织、排泄物等废弃物。危险生物品还包括人用生物制品，包括细菌类疫苗（含类毒素）、病毒类疫苗、抗毒素及抗血清、血液制品、细胞因子、生长因子、酶。

2.1　病原微生物分类

以《人间传染的病原微生物名录》为基础，根据病原微生物的传染性、感染后对个体或者群体的危害程度，将生物制品生产用菌种分为四类：

第一类病原微生物，是指能够引起人类或者动物非常严重疾病的微生物，以及中国尚未发现或者已经宣布消灭的微生物；

第二类病原微生物，是指能够引起人类或者动物严重疾病，比较容易直接或者间接在人与人、动物与人、动物与动物间传播的微生物；

第三类病原微生物，是指能够引起人类或者动物疾病，但一般情况下对人、动物或者环境不构成严重危害，传播风险有限，实验室感染后很少引起严重疾病，并且具备有效治疗和预防措施的微生物；

第四类病原微生物，是指在通常情况下不会引起人类或者动物疾病的微生物。重组制品生产用工程菌株的生物安全也是按第四类管理。

2.2　生物品危害等级

1966 年美国陶氏化学公司发展形成了现在国际统一的危险生物品的标志（图 4-33）。

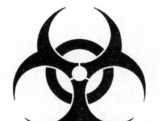

图 4-33　危险生物品标志

生物品危害的等级分为四个级别：

（1）第一级，对于人及动物的危害较轻。列于此等级的有枯草杆菌、大肠杆菌、水痘等。

（2）第二级，对于人及动物的危害为中等，或是传染能力一般。列于此等级的有乙型肝炎、丙型肝炎、流行性感冒、莱姆病、沙门氏杆菌等疾病的病原体。

（3）第三级，对于人及动物的危害为高度，但是抑制的方法尚有。列于此等级的有炭疽热、SARS、HIV、西尼罗河脑炎、结核病、黄热病等疾病的病原体。

（4）第四级，对于人及动物的危害为最高，尚未有发现任何有效疫苗或治疗方法。被证实列于此等级的有埃博拉病毒、汉他病毒、拉萨热等出血热疾病的病毒。

在联合国危险货物编号中，危险生物品列在分类 A 和 B 中。

（1）分类 A，UN 2814：可感染人类的物质——当健康的人和动物接触该类物质后，会造成永久性的损伤，致病或致死的威胁。

（2）分类 A，UN 2900：仅感染动物的物质——当健康的人和动物暴露给该类物质后，不能普遍造成永久性的损伤，致病或致死的威胁。

（3）分类 B，UN 3373：诊断或研究用的生物制品。管控医学废弃物，UN 3291：来源于医学治疗动物、人所产生的废弃物或再利用材料，或者是生物医学研究的产品和测试品。

3　危险品重大危险源的安全管理

危险品重大危险源的安全管理责任主体是危险化学品单位，其主要负责人对本单位的重大危险源安全管理工作负责，并保证重大危险源安全生产所必需的安全投入。

危险化学品单位应当建立完善重大危险源安全管理规章制度和安全操作规程，并采取有效措施保证其得到执行。

安全监测监控体系的建立健全包括硬件设备和软件制度建设两个方面：

3.1　硬件设备

（1）重大危险源需要配备温度、压力、液位、流量、组分等信息的不间断采集和监测系统以及可燃气体和有毒有害气体泄漏检测报警装置，并具备信息远传、连续记录、事故预警、信息存储等功能；一级或者二级重大危险源，具备紧急停车功能。记录的电子数据的保存时间不少于 30 天。

（2）重大危险源的化工生产装置装备满足安全生产要求的自动化控制系统；一级或者二级重大危险源，装备紧急停车系统。

（3）对重大危险源中的毒性气体、剧毒液体和易燃气体等重点设施，设置紧急切断装置；毒性气体的设施，设置泄漏物紧急处置装置。涉及毒性气体、液化气体、剧毒液体的一级或者二级重大危险源，配备独立的安全仪表系统。

（4）重大危险源中储存剧毒物质的场所或者设施，设置视频监控系统。

（5）安全监测监控系统符合国家标准或者行业标准的规定。

3.2　软件制度

（1）危险化学品单位应当定期对重大危险源的安全设施和安全监测监控系统进行检测、检验，并进行经常性维护、保养，保证重大危险源的安全设施和安全监测监控系统有效、可靠运行。维护、保养、检测应当做好记录，并由有关人员签字。

（2）危险化学品单位应当对重大危险源的管理和操作岗位人员进行安全操作技能培训，使其了解重大危险源的危险特性，熟悉重大危险源安全管理规章制度和安全操作规程，掌握本岗位的安全操作技能和应急措施。

（3）危险化学品单位应当在重大危险源所在场所设置明显的安全警示标志（图 4-34），写明紧急情况下的应急处置办法（图 4-35）。

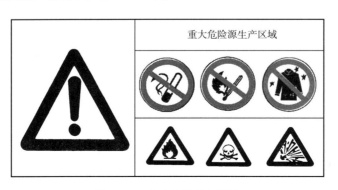

图 4-34　重大危险源标识牌

Chlorine 氯气 Cl$_2$	UN NO.1017	生产（或贮存）场所最大数量
	CN NO.23002	300t

危险

有毒气体

2

高毒
具有氧化性、强刺激性

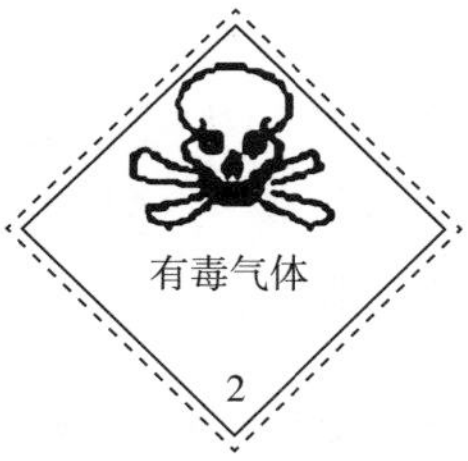

危险性

- 对眼、呼吸道黏膜有刺激作用
- 急性中毒：轻度者出现气管炎和支气管炎；中度者发生支气管肺炎或间质性肺水肿；重者发生肺水肿、昏迷和休克
- 吸入极高浓度氯气，引起迷走神经反射性心跳骤停或喉头痉挛而发生"电击样"死亡
- 皮肤接触液氯或高浓度氯，暴露部位可有灼伤或急性皮炎
- 对环境有严重危害，运载水体可造成污染

储运要求

- 储存于阴凉、通风仓间内，仓温≤30℃
- 远离火种、热源，防止阳光直射
- 应与易燃或可燃物、金属粉末分开储运
- 储存区要低于自然地面的围堤
- 搬运时要轻装轻卸
- 勿在居民区和人口密集处停留

泄漏处置

- 撤离现场无关人员至上风处
- 进行隔离，严格限制出入
- 戴自给自压式呼吸器、穿防毒服
- 切断泄漏源
- 合理通风，加速扩散
- 喷雾状水稀释、溶解
- 将泄漏物导入还原溶液

急救

- 脱离污染环境至空气新鲜处，必要时人工呼吸和胸外心脏按压
- 脱去污染的衣着，大量流水冲洗
- 就医

灭火方法

- 切断起源、喷水冷却容器
- 雾状水、泡沫、二氧化碳

防护措施

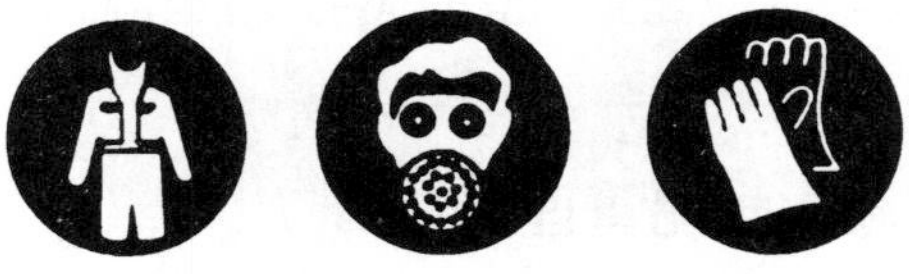

● 必须穿防护服 ● 必须戴防毒面具 ● 必须戴防护手套

图 4-35 重大危险源危险物质安全周知牌

（4）危险化学品单位应当对辨识确认的重大危险源及时、逐项进行登记建档。

（5）危险化学品单位在完成重大危险源安全评估报告或者安全评价报告后 15 日内，应当填写重大危险源备案申请表，连同重大危险源档案材料，报送所在地县级人民政府安全生产监督管理部门备案。重大危险源档案内容包括：

①辨识、分级记录；

②重大危险源基本特征表；

③涉及的所有化学品安全技术说明书；

④区域位置图、平面布置图、工艺流程图和主要设备一览表；

⑤重大危险源安全管理规章制度及安全操作规程；

⑥安全监测监控系统、措施说明、检测、检验结果；

⑦重大危险源事故应急预案、评审意见、演练计划和评估报告；

⑧安全评估报告或者安全评价报告；

⑨重大危险源关键装置、重点部位的责任人、责任机构名称；

⑩重大危险源场所安全警示标志的设置情况，以及其他文件、资料。

4 易制毒化学品管理

国家对易制毒化学品的生产、经营、购买、运输和进口、出口实行分类管理和许可/申报/备案制度。企业应制定易制毒化学品管理制度和易制毒化学品清单，从购买、储存、运输和使用各环节进行管控，严禁擅自、非法处置易制毒化学品及废弃物，防止流失及被盗事件发生。

（1）易制毒化学品的采购，需向当地公安部门备案，第一类易制毒化学品的收发和存储参照剧毒品管理要求。企业应指定专人管理易制毒化学品，进行易制毒化学品的收发、存储和库存管理，做好相应记录。

（2）易制毒化学品仓库应符合严密、坚固、通风、干燥等要求，并设置相应的防火、防爆、防潮、防盗及防泄漏等安全设施。

（3）及时登记易制毒化学品出入库情况，台账要求记录完整、清晰，购买量、用量、库存量必须一致，做好定期盘存工作，确保账实相符。

（4）使用部门应按当天使用计划，合理领用易制毒化学品，若有剩余必须及时退库，交接班人员必须认真复核监管化学品的使用量。

（5）企业应对易制毒化学品废液进行处理，不得将含有监管化学品成分的残液直接排放出厂外。凡拆除的容器、设备和管道内带有易制毒化学品的，必须清洗干净，验收合格后方可报废。

（6）易制毒化学品仓库应配置相应的应急物资和器材。易制毒化学品任何收货异常、使用异常、盘点异常、偷盗、攻击、火灾、中毒、泄漏等，必须立即报告。

5 剧毒、易制爆化学品管理

企业应严格执行"五双制度"（双人运输、双人收发、双人管理、双锁、双人使用），制定剧毒品、易制爆化学品安全管理程序。从采购、运输、贮存、领料、使用和废弃物处理等各环节进行管控。通过改进工艺，尽量以低毒或无毒原料代替高毒或剧毒化学品。剧毒品的购买和使用必须持有当地公安部门核发的《剧毒品准购证》，并到有相应《剧毒化学品经营许可证》的销售单位购买剧毒品。选择的运输单位也必须持有相应《剧毒品运输许可证》，驾驶员和押运人员、装卸人员必须取得上岗资格证，方可上岗作业。剧毒品、易制爆化学品应有专用仓库，仓库硬件设施条件应当符合《剧毒化学品、放射源存放场所治安防范要求》。建立领用审批制度和可追踪的使用台账。剧毒品的使用首先应尽量采用工程密闭或隔离控制措施，避免人员直接暴露于剧毒品，并且考虑高级别个人防护装备。对于应急防护，应采用全身式防护，并考虑空气呼吸器配备要求。剧毒品废弃物应当单独收集，并进行无害化处理。剧毒品、易制爆化学品的采购，需向当地公安部门备案。涉及剧毒、易制爆化学品的作业人员应向当地公安机关备案。企业应指定专人管理剧毒、易制爆化学品，进行剧毒、易制爆化学品的收发、存储和库存管理，做好相应记录。

（1）保证用于剧毒、易制爆化学品存储场所安保设施的良好（如闭路电视监控系统、门禁门锁钥匙、货架、通风系统等），存储剧毒、易制爆化学品的仓库应安装闭路电视监控系统，闭路电视监控系统数据保存需满足 GA 1002《剧毒化学品、放射源存放场所治安防范要求》以及当地公安部门要求。

（2）剧毒、易制爆化学品仓库应符合严密、坚固、通风、干燥等要求，并设置相应的防火、防爆、防潮、防盗及防泄漏等安全设施。剧毒品仓库门口必须设置剧毒化学品安全标识。

（3）易制爆危险化学品和剧毒品管理制度应张贴在现场墙上。及时登记出入库情况，台账要求记录完整、清晰，购买量、用量、库存量必须一致，做好定期盘存工作，确保账实相符。

（4）剧毒品的收发、使用和存储应按照"五双"要求执行，并使用公安局监制的《剧毒化学品进、出（库）流量登记簿》和《剧毒化学品使用领料签发备查单》。易制爆化学品收发和存储参照剧毒品管理要求。

（5）使用部门应做好剧毒、易制爆化学品仓库的相关使用记录。使用部门应按当天使用计划，合理领用，若有剩余必须及时退库，交接班人员必须认真复核剧毒、易制爆化学品仓库的使用量。剧毒化学品的操作人员应经过培训，熟悉并掌握操作规程、防护和应急处理方法。

（6）剧毒、易制爆化学品仓库准备相应的应急物资和器材。使用部门根据应急预案准备相应的应急物资和器材。

（7）对剧毒、易制爆化学品废液进行处理，不得将含有监管化学品成分的残液直接排放出厂外。凡拆除的容器、设备和管道内带有剧毒、易制爆化学品的，必须清洗干净，验收合格后方可报废。

（8）报废的剧毒化学品，应委托有资质的公司处理并到公安机关备案。

（9）剧毒、易制爆化学品任何收货异常、使用异常、盘点异常、偷盗、攻击、火灾、中毒、泄漏等，必须立即报告。

第五节　危险品中毒与现场急救

1　中毒症状

毒性物质被机体吸收后，经血液循环分布到全身的各个器官或组织。由于毒物的理化性质及各组织的生化特点，人的正常生理机能受到破坏，导致中毒症状。

1.1 呼吸系统中毒

（1）窒息。症状表现为呼吸困难，口唇青紫直至呼吸停止。窒息状态可由呼吸道机械性阻塞导致，也可由呼吸抑制造成；单纯窒息性气体吸入也可引起组织窒息。

（2）呼吸道炎症。症状表现为鼻腔、咽喉、气管、支气管、肺部的炎症。吸入水溶性较大的刺激性气体以及镉、锰、铍等富含重金属离子的烟尘都会引发呼吸道炎症。

（3）肺水肿。肺间质或肺泡液渗出，导致肺组织积液、水肿，常因吸入大量水溶性刺激性气体或蒸汽所致。

1.2 神经系统中毒

（1）中毒性脑病。脑部由于中毒引起严重器质性或机能性病变，引起中毒性脑病的，是所谓亲神经性毒物。

神经系统会表现出如头晕、头痛、乏力、恶心、呕吐、嗜睡、视力模糊、幻觉、复视、不同程度的意识障碍、昏迷、抽搐等症状；患者会有癫病样发作或类精神分裂症、躁狂症、忧郁症等精神神经系统症状；还会有如脉搏减慢、血压和体温降低、多汗等植物神经系统失调现象。

（2）周围神经炎。神经系统中毒也可能发生周围神经炎，导致周围神经系统发生结构变化与功能障碍；比如铊急性中毒，二硫化碳、三氧化二砷急性中毒，可出现周围神经炎。

（3）神经衰弱综合症。大脑皮质功能紊乱，兴奋与抑制过程失调，多见于慢性中毒的早期症状、某些轻度急性中毒以及中毒后的恢复期。

1.3 血液系统中毒

（1）中性粒细胞减少症。循环血液中的中性粒细胞减少至每立方毫米 4000 个以下。有机溶剂特别是苯，以及放射性物质等，可抑制血细胞核酸的合成，引起白细胞减少甚至中性粒细胞缺乏症。

（2）高铁血红蛋白症。血红蛋白中的二价铁氧化为三价铁，毒物引起的血红蛋白变性以高铁血红蛋白症居多。

（3）再生障碍性贫血。造血功能衰竭导致血细胞减少。汞、砷、四氯化碳、苯、二硝基甲苯、三硝基甲苯、有机磷等均可引起再生障碍性贫血。

（4）心肌损害。损害心肌或使心肌对肾上腺素应激性增强而产生病变。有些毒物如锑、砷、磷、四氯化碳、有机汞均可引起急性心肌损害；中毒引起的严重缺氧，可引起心肌缺氧。

（5）消化系统和泌尿系统中毒。主要有中毒性口腔炎、中毒性急性肠胃炎、中毒性肝炎、中毒性肾病等。

2 现场急救

在生产实践中，一旦发生危险化学品中毒，该如何处置呢？

这就要了解危化品中毒现场急救的知识。发生中毒事故后，在时间和医疗条件允许的条件下，应尽快将患者送往医院进行救治。在紧急情况下，有时需要进行现场急救。及时、正确地实施现场抢救，对于挽救中毒患者的生命、减轻中毒症状、防止合并症发生，具有重要意义。同时对中毒患者进行现场急救，也争取了时间，为进一步治疗创造了条件。

2.1　急救设施

在急救设备和器械方面，需要救护车、担架、防毒面具、防护手套、防护服、防护鞋、氧气呼吸器、清水及清洗设备、听诊器、血压计、开口器、消毒包、洗胃器、洗眼器等。

在抢救药剂和药品方面，会涉及2%的硼酸水、5%的碳酸氢钠溶液、1/5000的高锰酸钾溶液、西地兰等强心剂，度冷丁、安定等镇静剂，氧气，葡萄糖注射液等。解毒物品应根据毒物场所的具体毒物做相应的准备。

2.2　急救准备

（1）救护者做好自身防护准备。急性中毒发生时，毒物多是由呼吸系统或皮肤进入体内的。因此，救护人员在抢救之前应做好自身呼吸系统和皮肤的防护，如穿好防护服，佩戴供氧式防毒面具或氧气呼吸器。否则，非但中毒者不能获救，救护者也会中毒，使中毒事故扩大。

（2）切断毒物来源。救护人员进入现场后，除对中毒者进行抢救外，还应认真查看，并采取有力措施切断毒物来源，如关闭泄漏管道阀门、阻塞设备泄漏处、停止输送物料等。对于已经泄漏出来的有毒气体或蒸气，应迅速启动通风排毒设施或打开门窗，或者进行中和处理，降低毒物在空气中的浓度，为抢救工作创造有利的条件。

（3）做好中毒者抢救准备。救护人员进入现场后，应迅速将中毒者移至空气新鲜、通风良好的地方；在抢救抬运过程中，不能强拖硬拉以防造成外伤，使病情加重；应松解患者衣领、腰带，并仰卧，以保持呼吸道畅通，同时要注意保暖；迅速脱去被毒物污染的衣服、鞋袜、手套等；用大量清水或解毒液彻底清洗被毒物污染的皮肤；要注意防止清洗剂促进毒物的吸收，以及清洗剂本身所致的吸收中毒。

对于黏稠性毒物，可用大量肥皂水冲洗，尤其要注意皮肤褶皱、毛发和指甲内的污染。对于水敏性毒物，应先用棉絮、干布擦掉毒物，再用清水冲洗。

（4）现场抢救。在开展现场抢救时，准确运用心脏复苏术和呼吸复苏术。

心脏复苏术有胸前区扣击术、胸外心脏挤压术。呼吸复苏术最简便有效的方法是口对口的人工呼吸。要注意呼吸复苏术与心脏复苏术应同时进行。

（5）解毒和排毒措施。可以采用各种金属络合剂应对金属及其盐类的中毒；可立即吸入氧气处置一氧化碳急性中毒；采用针对性的药物中和体内的毒物及其分解物，如甲醇中毒，酸中毒是其主要临床症状，可采用碱性药物纠正；也可以采用利尿等方法，促进毒物尽快排出体外。

🤔 思考题

1. 什么是危险物品？
2. 危险化学品包括哪些物品？
3. 重大危险源指的是什么？生产经营单位对重大危险源应当采取哪些管理措施？
4. 发生危险化学品事故时如何救援？
5. 危险化学品对储存有什么要求？

本章思政

📚 参考文献

[1] 国家标准化管理委员会.GB/T 16483—2008 化学品安全技术说明书 内容和项目顺序 [S]. 北京：中国标准出版社，2008.

[2] 国家标准化管理委员会.GB 15258—2009 化学品安全标签编写规定 [S].北京：中国标准出版社，2009.

第五章
职业健康

企业应根据《中华人民共和国职业病防治法》及相关法规、标准的要求开展职业病防治工作。职业健康管理的目的是预防、控制和消除职业病危害，防治职业病，保护劳动者健康及其相关权益，促进经济社会发展。

职业病，是指用人单位的劳动者在职业活动中，因接触粉尘、放射性物质和其他有毒、有害因素而引起的疾病。职业病防治工作坚持预防为主、防治结合的方针，建立用人单位负责、行政机关监管、行业自律、职工参与和社会监督的机制，实行分类管理、综合治理。法定职业病的分类和目录参见国卫疾控发〔2013〕48 号《职业病分类和目录》。对于职业病的诊断结论应由有资质的专业人员依据相关职业病诊断标准做出。被诊断为职业病的从业人员依法享有相关待遇。劳动者从事特定职业或者接触特定职业病危害因素时，比一般职业人群更易于遭受职业病危害和罹患职业病或者可能导致原有自身疾病病情加重，或者在作业过程中诱发可能导致对他人生命健康构成危险的疾病的个人特殊生理或病理状态。对于有职业禁忌的从业人员，应安排转岗，脱离原有职业病危害因素的暴露。

职业健康管理的主要工作内容有职业病危害因素的识别，风险评估、监测和评价，职业病危害因素的控制，以及职业健康监护等内容。

职业健康管理和职业病防治工作可以参照 GBZ/T 225—2010《用人单位职业病防治指南》开展。

第一节　职业病危害因素识别

职业健康管理的对象是职业病危害及其导致的健康风险。职业病危害是指对从事职业活动的劳动者可能导致职业病的各种危害。

职业病危害因素包括职业活动中存在的各种有害的化学、物理、生物因素以及在作业过程中产生的其他职业有害因素。现行《职业病危害因素分类目录》（参见国卫疾控发〔2015〕92 号）将职业病危害因素分为粉尘、化学因素、物理因素、生物因素和其他因素。广义的职业病危害因素还应考虑人机工效因素，虽然国家目前没有将人机功效因素纳入职业病危害因素的范畴，但用人单位在日常管理中也应充分重视。

制药行业的常见职业病危害因素，按工艺类型，举例如下：

（1）发酵工艺常见的职业病危害因素：各类有机溶剂、腐蚀和刺激性化学品、活性药物成分（中间体和产品）、高温、噪声、菌种等。

（2）化学合成应识别的职业病危害因素：各类可急性或慢性健康损害的化学品、活性成分（原料、中间体和产品）、高温、噪声、电离辐射（如辐照灭菌工艺）等。

（3）天然物萃取工艺常见的职业病危害因素：植物过敏源或刺激源、各类有机溶剂、腐蚀和刺激性化学品、活性药物成分（中间体和产品）等。

（4）生物制药工艺：致病微生物，如有传染性的细菌或病毒、血液传染性病原体等。

（5）制剂生产工艺常见的职业病危害因素：各类有机溶剂、活性药物成分（原料和产品）、噪声、非电离辐射（如激光打标）等。

企业应当组织对职业病危害因素的识别。识别工作做到识别充分、无遗漏，可以从不同角度进行识别，兼顾生产活动和非生产活动。

首先应识别出所有的作业活动。对于生产活动，可按照工艺步骤列出生产活动清单，例如称量、分装、投料、离心、干燥、研磨、出料、混合、制粒、压片、包衣、灌装、包装等。对于非生产活动也要进行识别，如研发、取样、质量检验、生产设备和公用系统的维修及预防性维护、废弃物处置以及应急响应等。

其次对于识别出的作业活动，要对其所涉及的粉尘、化学因素、物理因素、生物因素和其他因素进行全面识别。对各类因素的识别要包含危害特性、侵入途径、接触时间、接触量、接触人数、相似接触群体等信息，以便用于风险评估。

对于识别出的职业病危害因素，要了解它们的职业接触限值（Occupational Exposure Limits，OELs）和生物接触限值（Biological Exposure Limits，BELs，或生物接触指数，Biological Exposure Indices，BEIs），或生物限值（Biological Limit Values，BLVs），以便开展监测和评价。

化学因素（包括工作场所存在或产生的化学物质、粉尘及生物因素）的职业接触限值可以参考 GBZ 2.1—2019《工作场所有害因素职业接触限值 第 1 部分：化学有害因素》。

物理因素的职业接触限值参见 GBZ 2.2—2007《工作场所有害因素职业接触限值 第 2 部分：物理因素》。

对于国家尚未建立职业接触限值的职业病危害因素，用人单位可以自行参考其他国家职业健康管理机构发布的接触限值，如美国 OSHA（Occupational Safety and Health Administration）、英国 HSE（Health and Safety Executive），以及受广泛认可的机构如美国 ACGIH（American Conference of Governmental Industrial Hygienist）等发布的职业接触限值（OELs）。

由于药物的特殊性，国家对于具有药物活性的物质目前还没有建立职业接触限值，需要由用人单位依据相关研究和毒理学数据自行制定内部的职业接触限值（OELs）或者职业接触分级（Occupational Exposure Band，OEB），主要为各类药物粉尘（如泼尼松龙、阿莫西林、硝苯地平、他克莫司、紫杉醇等），还有些药物中间体或者处于研发阶段的创新药采用默认原则来确定其健康危害，例如默认它们处于中等或高等风险的 OEB，当有新的毒理信息时再及时更新 OEL 或 OEB。

第二节　职业病危害因素检测与评价

1　风险评估、监测与评价

企业必须建立并保持一套评估系统，针对生产经营活动中识别出的职业病危害因素，进行风险评估并形成书面记录，并采取适当的控制策略，将职业健康风险控制在可接受范围。

风险评估可分为定性评估和定量评估两个阶段。

1.1　定性评估

定性评估要全面识别各种作业活动的职业病危害因素，确定哪些职业病危害因素需要进行监测以及监测频率等。定性评估需要考虑的内容包括但不限于：

（1）识别所有的单元操作，可以对工序或特定功能的房间为基础进行识别。

（2）收集工作场所特征。

（3）工艺操作信息。

（4）物理、化学及生物危害因素等。

（5）分析劳动力特征，包括工作任务、工种、工人数量、有效接触时间等。

（6）分析职业健康影响资料，包括环境因素特征、健康效应资料及职业接触限值等。

1.2　定量评估

定量风险评估主要考虑：分析现有职业健康控制措施、历史的评价结果、检测、监测资料等。

一些国家的职业健康管理机构认为职业病危害因素的监测结果不满足正态分布，而是满足对数正态分布，因此对于职业病危害因素监测结果通常通过统计分析工具（描述性统计或贝叶斯统计）来评估其接触水平。

2　职业病危害因素检测与评价

用人单位需建立工作场所职业病危害因素监测评价制度，落实专人负责的职业病危害因素日常监测，定期对工作场所进行职业病危害因素检测，检测结果必须存入职业卫生档案，并向管理部门报告和向员工公布。

企业在开展职业病危害因素检测时必须考虑以下内容：

（1）检测前应对现场、工艺、操作进行分析评估，明确职业病危害因素涉及的位置、时段及受影响人群。

（2）检测应选取承受最高暴露风险的员工，样本需按照相关导则选取；检测空气中危害因子应进行定点检测与个体采样，取样时段的设置需考虑短时容许浓度和加权容许浓度数据的获取，或基于单元操作作业时间的检测。

（3）对于国家制定了职业接触限值（OELs）和生物接触限值（BELs 或 BEIs）的化学因素，参照 GBZ 2.1—2019 的要求选择有资质的机构进行采样和检测：

①工作场所空气中有害物质的采样按 GBZ 159—2004 执行；

②工作场所空气中化学有害因素和粉尘的检测按 GBZ/T 160—2004、GBZ/T 300—2017 和 GBZ/T 192—2007 执行。若无相应的检测方法，可参考国内外公认的检测方法，但应纳入质量控制程序；

③对分别制定有总粉尘和呼吸性粉尘容许浓度的粉尘，应优先选择测定呼吸性粉尘的接触浓度；

④与 BELs 相配套的生物材料中有害物质及其代谢物或效应指标的测定按照 GBZ/T 295—2017 执行。

（4）对于物理因素，应参照 GBZ 2.2—2007 的要求选择有资质的机构进行测量。

（5）对于特殊化学品和药物粉尘，应首先建立 OELs，开发专属性的检测方法，确定合适的采样方法（如采样泵的流速，最小采样体积和采样介质等），使用通过 ISO 17025

《检测和校准实验室能力的通用要求》认证的工业卫生实验室进行检测。

当用于用人单位内部管理时，对于同一个单元操作可能接触多种化学品的，且这些化学品有 OEL 或 OEB，但没有专属性的检测方法，可以根据检出限选择合适的替代物（如乳糖、甘露醇、萘普生钠、核黄素等）进行模拟采样和检测，然后通过计算得出每种物质的暴露水平。

企业应根据检测结果制定合理的检测周期。

国家建立了职业接触限值的职业病危害因素，应由有资质的第三方根据相关规定进行评价。

对于国家尚未建立职业接触限值的职业病危害因素，用人单位可以自行进行定量风险评估，主要用于确定职业病危害因素的实际暴露水平、风险高低以及应采取什么样的控制措施。

第三节　职业病危害的控制

根据职业病危害因素评价结果或定量风险评估结果，制定职业病危害因素的控制策略。职业病危害因素的总体控制策略遵循如下的优先性排序，选用一项或多项控制措施，将风险降低到可接受的范围：

（1）消除：取消相关的工艺技术或物料，或使用先进的工艺技术或物料，彻底消除该职业病危害因素。

（2）替代：使用具有较低危害性的工艺技术或物料，降低危害性。

（3）工程控制：对生产工艺、技术和原辅材料达不到卫生学要求的，应根据生产工艺和职业病危害因素的特性，采取相应的防尘、防毒、通风、隔离、减震等工程控制措施，使劳动者的接触或活动的工作场所职业病危害因素的浓度或强度符合卫生要求。

（4）行政管理：通过制定并实施管理性的控制措施，如轮岗、减少工作时间、改善作业方法等方式，控制劳动者接触化学有害因素的程度，降低危害的健康影响。

（5）个体防护：当所采取的控制措施仍不能实现对接触的有效控制时，应联合使用其他控制措施和适当的个体防护用品；个体防护用品通常在其他控制措施不能理想实现控制目标时使用。

对于化学因素，根据 GBZ 2.1—2019，可采取如表 5-1 的控制措施策略。

表 5-1　职业病化学因素控制措施策略

接触等级	等级描述	推荐的控制措施
0（≤1%OEL）	基本无接触	不需采取行动
Ⅰ（>1%，≤10%OEL）	接触极低，根据已有信息无相关效应	一般危害告知，如标签、SDS 等
Ⅱ（>10%，≤50%OEL）	有接触但无明显健康效应	一般危害告知，特殊危害告知，即针对具体因素的危害进行告知
Ⅲ（>50%，≤OEL）	显著接触，需采取行动限制活动	一般危害告知，特殊危害告知、职业卫生监测、职业健康监护、作业管理

续表

接触等级	等级描述	推荐的控制措施
Ⅳ（＞OEL）	超过 OELs	一般危害告知、特殊危害告知、职业卫生监测、职业健康监护、作业管理、个体防护用品和工程、工艺控制

注　作业管理包括对作业方法、作业时间等制定作业标准，使其标准化；改善作业方法：对作业人员进行指导培训以及改善作业条件或工作场所环境等。

用人单位应根据相关标准，如 GBZ 1—2010《工业企业设计卫生标准》、GBZ/T 225—2010《用人单位职业病防治指南》等，结合药品生产特点，在设计阶段，综合考虑职业卫生工程控制措施，其内容应包括楼层平面布置、建筑材质、通风、照明等方面的要求。推荐措施包括但不限于：

（1）楼层平面布置：通常需要考虑人流、物流、更衣、清洗、沐浴等方面的要求，对工作区进行隔离，并且要具有良好稀释通风与/或气压差条件，除此之外，常常需要注意对支持和维修活动的防护措施。

（2）建筑材料：生产区域的建筑材料需符合《生产质量管理规范》（GMP）要求，同时根据具体要求达到方便清洗、防潮；更衣室、淋浴间/喷雾间除了要求材质满足 GMP 要求之外，还要防潮、易清洗，不易积垢。

（3）处理毒性材料时，要安装通风罩或隔离装置。

（4）生产区要配备符合当前 GMP 要求的适当通风空调系统（HVAC），包括在通风系统中使用高效颗粒空气过滤器（HEPA），特别是在消毒产品生产区。

（5）在装卸料操作中尽量使用封闭式系统，以使逃逸性排放降到最低。

（6）使用带有法兰入口的局部通风装置（LEV），捕捉从开放式传输点释放出来的逸散性灰尘与蒸汽。

（7）液体输送、液体分离、固体与液体过滤、制粒、干燥、制粉、混合、压缩工作区必须具有良好的稀释通风与 LEV 条件。

（8）把制粒机、干燥机、磨粉机和混合机封闭起来，并通过空调装置进行通风。

（9）在药片压制、药片包衣设备与胶囊填充机中使用灰尘与溶剂隔离系统。药片包衣设备要安装有 VOCs 排放控制装置。

（10）只要有可能，在所有程序中都要把有毒、有害物料的使用降到最低。

（11）要把消毒柜放置在隔离区域，这一隔离区域需配置遥控仪器和控制系统、不流通空气和 LEV，以之来抽取排放出的毒性气体。气体消毒室要在真空状态排空，然后用空气净化，以便在已消毒物品移走之前使工作地点的逸散性排放降到最低。

（12）使用带有 HEPA 过滤器的真空吸尘设备和湿抹布，不能在干燥情况下清扫和用压缩空气进行吹扫。

对于已经建立的工程控制措施，要建立预防维修计划，定期检测和维护，确保其有效性。

第四节 特定职业病危害因素的管理

1 原料药及其活性中间体职业接触分级管理

1.1 原料药及其活性中间体职业接触分级

制药行业在药物生产过程中会涉及到活性药物成分（Active Pharmaceutical Ingredient，API，原料药）、活性成分（Active Ingredient，AI）以及可分离中间体（Isolated Pharmaceutical Intermediate，IPI）。这些物质可能具有一定活性、毒性、致敏性和致畸性，其 OEL 通常低于 $1mg/m^3$，或尚未有公开可信的接触限值。

制药企业需要根据活性药物成分所处的各个阶段，如药物发现和研究阶段（Drug discovery）、临床前研究阶段（Preclinic toxicology studies）和临床研究阶段（Clinical studies），确定数据的来源和详实程度。

通常临床前研究阶段前期，毒性数据是有限的，一般采取较为保守的 OEL 取值，可通过作用机制（Mechanism of action）、类似结构或原理的药物、交叉参照（Read cross 方法）、默认原则等方法来确定。

在临床前研究阶段后期和临床实验阶段，将获得更多的毒性数据，通过一定流程可得到某个物质相对精确的 OEL 或 OEB。

企业需要建立获取药物或其中间体 OEL 的途径和方法，并采用药物分级管理制度。职业接触分级（OEB）采用业界常用的分级方法，见表5-2。

表5-2 职业接触分级（OEB）分级方法

OEB 分级	OEL 范围	危害特性	举 例
OEB 1	OEL≥1000μg/m³	非强效的低危害活性药物成分、活性成分和可分离中间体；不会导致短期或长期的副作用；可能产生经过治疗可逆的和非致命的医学影响；无须医疗干预；立即出现明显警示症状；确定对人类无致癌作用；对呼吸系统无刺激性，不会引起过敏（哮喘样）反应	对乙酰氨基酚 布洛芬 三氯生
OEB 2	1000>OEL≥100μg/m³	非强效的低危害活性药物成分、活性成分和可分离中间体；可能产生经治疗可逆的和非致命的医学影响；无须医疗干预；立即出现明显警示症状；可能对人类致癌；对呼吸系统无刺激性，不会引起过敏（哮喘样）反应	酮康唑 西替利嗪 左氧氟沙星
OEB 3	100>OEL≥10μg/m³	非强效的低度至中度危险的活性药物成分、活性成分和可分离中间体；可能会导致低度到中度的短期不良反应；可能有轻微的长期不良反应；警示症状不剧烈，可能立即发生，也可能延迟，是可治疗的和可逆的；不需要医疗干预；可能对人类致癌；有轻微到中度的呼吸系统刺激性，不会引起过敏（哮喘样）反应	庆大霉素 苯乙溴铵 大蛋白和高分子量 API、AIs 和 IPI，包括单克隆抗体（MAB）

续表

OEB 分级	OEL 范围	危害特性	举例
OEB 4	$10 > OEL \geq 1 \mu g/m^3$	中等至高度危险的活性药物成分、活性成分和可分离中间体，通常是强效的；可能引起中度到高度的短期不良反应影响；可能有中度长期不良反应；警示症状是轻微或严重的，可能会延迟，可能不可逆，也可能无法治疗恢复；可能需要医疗干预；可能或确定对人类致癌；被认为对呼吸系统有中度刺激，会引起过敏反应	视黄醇 维生素 D_3 盐酸苯肾上腺素 小蛋白质和低分子量 API、AIs 和 IPI
OEB 5	$OEL < 1 \mu g/m^3$	强效的极其危险的活性药物成分、活性成分和可分离中间体；可能引起极端的、危及生命的短期不良反应影响；已知严重的长期不良反应；不产生警示症状，影响不可逆的，不可医学治疗的；需要立即进行医疗干预；对人类致癌；被认为对呼吸系统有严重刺激或腐蚀性，并被认为会引起严重的过敏（哮喘样）反应	部分头孢类抗生素、5-α 还原酶抑制剂、抗肿瘤细胞毒素、心脏抗心律失常药、细胞因子、细胞静力学、GnRH 拮抗剂、促性腺激素、核苷抗病毒药物、强效阿片类麻醉剂、蛋白水解酶、嘌呤和嘧啶拮抗剂

1.2　原料药及其活性中间体工程控制措施

对于原料药（API）、活性成分（AI）以及可分离中间体（IPI）常用的工程控制措施一般为：

（1）OEB 5 级的产品线，应采用全程密闭化设备设施。涉及职业接触应选用隔离器、手套箱密闭操作、α-β 阀、袋进袋出等控制措施。生产设备应选用自身高密闭性的，如三合一干燥器。

（2）OEB 4 级的产品线，应优先采用全程密闭化设备设施，设计密闭化工艺生产路径。

（3）OEB 3 级的产品线，应在涉及职业接触时尽可能采用密闭的设备设施，在药物粉尘暴露部位选用通风平衡柜（VBE）、层流罩、带局部通风装置（LEV）的独立操作隔间、通风橱等控制措施。

（4）OEB 1~2 级的产品线，要求设置局部引风设施，如在暴露点设置有效的局部通风。

在上述工程控制措施投入运行前，必须进行验证，常用乳糖甘露醇、萘普生钠、核黄素等替代物进行模拟操作，以每个 OEB 的下限值作为防护性能目标值（CPT），按照 ISPE（International Society for Pharmaceutical Engineering，国际制药工程协会）要求进行区域和个体采样检测，对采样的结果进行统计学分析和评估，对所涉及的药物粉尘的 OEL 进行风险评估，以保证工程控制措施的有效。根据评估结果制定周期监测计划。

当使用呼吸防护用品作为控制手段时，工作场所必须有提醒警示员工必须佩戴呼吸防护用品的标识，呼吸防护用品的选择应根据呼吸区域个体采样的结果和所涉及的药物粉尘的 OEL/CPT 进行风险评估，选用适当的指定防护倍数（APF）的呼吸防护用品。对于使用呼吸防护用品的员工必须在首次使用及以后每年进行密合性测试，做好记录；并做好该员工呼吸防护用品的选择、使用、维护和保养的培训及职业健康监护。

2 噪声和听力管理

企业应建立噪声和听力管理程序，指定人员负责程序的制定、执行和定期更新，并开展符合性检查。所有噪声区域工作人员必须接受适当的培训并定期进行复训。

2.1 噪声暴露定量评估

区域评估：每年对作业场所噪声情况进行至少一次检测来确定员工是否暴露于潜在噪声危害。生产产品、工艺、设备和噪声控制措施发生变化时，应当及时完成噪声水平检测。当生产工艺、设备、作业环境固定不变时，可考虑进行噪声地图测绘，以了解整体生产区域的噪声危害情况，优化控制措施。

个体评估：职工每工作日 8h 暴露于等效声级大于或等于 80dB（以下简称 LAeq，8≥80dB）的情况下必须进行噪声调查。

2.2 噪声工程及管理控制

当每工作日 8h 暴露于等效声级大于或等于 80dB（LAeq，8≥80dB）时，应进行降低噪声的工程措施评估。工程控制不能达到预期效果，应实施管理控制措施，例如减少员工暴露于噪声环境的时间，对噪声岗位员工进行轮换。需佩戴护耳器设备的区域应张贴标记提醒员工必须佩戴护耳器。

2.3 听力保护用品

在引入新设备时，应优先选用低噪声或有降噪装置的设备［≤75dB（A）］。员工在噪声大于或等于 80dB 的工作环境中必须正确佩戴合适的护耳器。企业应无偿提供合适的护耳器，供噪声作业场所的职工选用和更换。员工仅可使用企业提供的护耳器，佩戴护耳器后其实际接收的等效声级必须小于 80dB。护耳器的降噪分贝应以护耳器生产厂家提供的数据为准。听力防护用品的选择可参考 GB/T 23466—2009《护听器的选择指南》。

2.4 听力测试

所有噪声相关岗位在体检时应加测听力。首次在噪声场所中从事工作的职工应进行岗前体检。暴露于噪声作业场所的职工应当定期进行在岗体检。员工离职或调离噪声作业岗位时需做噪声离岗体检。

3 放射卫生管理

一些制药企业会用到辐照灭菌工艺，或使用放射性装置和放射性物质从事检验工作，因此会拥有和使用放射源装置和放射性物质，需要规范放射源装置和放射性物质的使用，建立、健全射线装置相关管理规定，辐射设备及作业应取得相关安全许可证。辐射防护应遵循时间防护、距离防护和屏蔽防护的三个原则。放射现场除了警示标识外，还需要有安全连锁装置、屏蔽装置等工程控制措施。可参考的标准有 GB 18871—2002《电离辐射防护与辐射源安全基本标准》等。

操作人员需要通过相关部门的培训，获得资质后方可上岗。为了对操作人员接触放射剂量进行监控，要求所有员工操作过程中必须佩戴个人剂量计；个人剂量计需定期检测、更换，并将检测结果告知给操作人员。为了保障员工身体健康，需要定期对射线操作人员进行体检，安排保健休假。

4 军团菌

军团杆菌，系需氧革兰氏阴性杆菌，以嗜肺军团菌最易致病。现已提出了超过 30 种军团杆菌，至少 19 种是人类肺炎的病原。其中最常见病原体首先是嗜肺军团菌（占病例的 85%~90%），其次是 *L. micdadei*（占 5%~10%），最后是 *L. bozemanii* 和 *L. dumoffii*。此类细菌形态相似，具有共同的生化特征，引起类似疾病。

军团菌病是由军团菌属细菌引起的临床综合征，因 1976 年美国费城召开退伍军人大会时暴发流行而得名。病原菌主要来自土壤和污水，由空气传播，自呼吸道侵入。临床表现类似肺炎。

军团菌产生在自然环境中，在温水里及潮热的地方蔓延，容易隐藏在空调制冷装置中，随冷风吹出浮游在空气中。人工供水系统有时也能为军团杆菌的大量繁殖提供生存环境。这些系统包括淋浴器、矿泉池、喷泉以及空调设备的冷却水塔。人们通常是由于呼吸了被军团杆菌污染的水源散发的水雾而传染上军团病的，会引发上呼吸道感染及发热的症状，严重者可导致呼吸衰竭和肾衰竭。

企业应进行风险评估，识别出哪些设施可能存在军团菌，并制订采样计划，对样品进行分析，监测是否有军团菌产生。对受到军团菌污染的设备，进行彻底的消毒。对可能出现的军团菌人员暴露，需要采取控制措施，例如促进管网流动、避免产生"死水"、使用抑菌剂、人员使用呼吸防护用品等。

第五节 个体防护与职业健康监护

1 个体防护

个体防护用品（也称为劳动防护用品，PPE）是从业人员为防护物理、化学、生物等因素伤害所穿戴、配备和使用的各种防护用品的总称，包括头部防护、听力防护、眼面部防护、呼吸防护、手部防护、身体防护、足类防护、防坠落防护等。各种防护用品都有其应当遵守的国家标准，用人单位应当根据接触风险和相关标准进行选用。

企业应该针对经营活动过程中存在的实际危害，优先单独或组合采用消除、替代、隔离、工程控制和管理措施，将个体防护用品作为人员防护的最后一道防线，并且必须建立程序，对个体防护用品的评估、选择、采购、培训、保管、发放、使用、维护、更换等工作进行管理，可参照 GBZ/T 225—2010 相关要求执行。

呼吸防护用品（RPE）可参考 GB/T 18664—2002《呼吸防护用品的选择使用与维护》执行，应根据接触的职业病危害因素的种类和接触水平选择合适的呼吸防护用品。例如要识别接触的是粉尘还是气体或蒸气，防护系数是否高于接触水平相对于职业接触限值OELs 的超标倍数等。

选择手套时，应根据可能接触到的职业病危害因素进行选择。如果接触的是化学因素，防护手套供应商应提供手套材质与化学品的兼容性结果，以及各种化学品对各型号手套的穿透时间。

选择防护服时，应识别可能接触的职业病危害因素的危害性和状态，进行选择。对于化学因素，可参考 GB 24539—2021《防护服装　化学防护服通用技术要求》进行选择。

听力防护用品的选择可参考 GB/T 23466—2009《护听器的选择指南》。首先应根据 GB/T 14366—2017 的方法调查从业人员的噪声暴露级，以确定是否需要使用护听器。对于需要使用护听器的接触情况，需要根据 GB/T 23466—2009 进行计算，选择合适的护听器。

2　职业健康监护

职业健康监护可参照 GBZ 188—2014《职业健康监护技术规范》等标准进行管理。职业健康监护，是以预防为目的，根据劳动者的职业接触史，通过定期或不定期的医学健康检查和健康相关资料的收集，连续性地监测劳动者的健康状况，分析劳动者健康变化与所接触的职业病危害因素的关系，并及时将健康检查和资料分析结果报告给用人单位和劳动者本人，以便及时采取干预措施，保护劳动者健康的管理活动。职业健康监护主要包括职业健康检查和职业健康监护档案管理等内容。职业健康检查包括上岗前、在岗期间、离岗时的职业健康检查，也包括针对部分人员的离岗后健康检查和应急健康检查。职业健康检查应选择有资质的机构进行。

2.1　职业健康检查

2.1.1　上岗前职业健康检查

上岗前健康检查的主要目的是发现有无职业禁忌证，建立接触职业病危害因素人员的基础健康档案。上岗前健康检查均为强制性职业健康检查，应在开始从事有害作业前完成。

下列人员应进行上岗前健康检查：

（1）拟从事接触职业病危害因素作业的新录用人员，包括转岗到该种作业岗位的人员。

（2）拟从事有特殊健康要求作业的人员，如高处作业、电工作业、职业机动车驾驶作业等。

涉及职业病危害因素岗位员工，需签署职业危害健康告知书，了解工作岗位可能存在的职业病危害因素，并参加与职业病危害因素相关的职业健康体检项目。凡有职业禁忌的员工不得从事其所禁忌的作业。不得安排怀孕期和哺乳期女职工从事有毒有害岗位作业。

2.1.2　在岗期间职业健康检查

长期从事规定的需要开展健康监护的职业病危害因素作业的劳动者，应进行在岗期间的定期健康检查。定期健康检查的目的主要是早期发现职业病患者或疑似职业病患者或劳动者的其他健康异常改变；及时发现有职业禁忌的劳动者；通过动态观察劳动者群体健康变化，评价工作场所职业病危害因素的控制效果。定期健康检查的周期应根据不同职业病危害因素的性质、工作场所有害因素的浓度或强度、目标疾病的潜伏期和防护措施等因素决定。

职业健康检查机构开展职业健康检查应当与用人单位签订委托协议书，由企业统一组织劳动者进行职业健康检查。职业健康检查的项目、周期按照相应的国家标准执行。职业健康检查机构应当在职业健康检查结束之日起 30 个工作日内将职业健康检查结果，包括劳动者个人职业健康检查报告和用人单位职业健康检查总结报告，书面告知企业，企业应当将劳动者个人职业健康检查结果及职业健康检查机构的建议等情况书面告知劳动者。

职业健康检查机构发现疑似职业病病人时，应当告知劳动者本人并及时通知企业，企业在获得此信息后，应立即开展相关调查分析和改进行动。发现职业禁忌的，应当及时告知用人单位和劳动者。

女职工的健康保护依照《女职工劳动保护特别规定》执行。

2.1.3　离岗时职业健康检查

对准备脱离所从事的职业病危害作业或者岗位的人员，企业应在员工离岗前30日内提醒员工进行离岗职业健康检查。离岗前90日内的在岗期间职业健康检查可视为离岗职业健康检查。

2.1.4　离岗后健康检查

下列情况劳动者需进行离岗后的健康检查：

（1）劳动者接触的职业病危害因素具有慢性健康影响，所致职业病或职业肿瘤常有较长的潜伏期，故脱离接触后仍有可能发生职业病。

（2）离岗后健康检查时间的长短应根据有害因素致病的流行病学及临床特点、劳动者从事该作业的时间长短、工作场所有害因素的浓度等因素综合考虑确定。

2.1.5　应急体检

当发生急性职业病危害事故时，根据事故处理的要求，对遭受或者可能遭受急性职业病危害的劳动者，应及时组织健康检查。依据检查结果和现场劳动卫生学调查，确定危害因素，为急救和治疗提供依据，控制职业病危害的继续蔓延和发展。应急健康检查应在事故发生后立即开始。

2.2　职业健康监护档案管理

职业健康体检资料存档于医务室或需授权进入的档案室，除本人、授权家属和政府相关部门外，其他人不得复印或查看。体检结果系秘密资料只应书面反馈个人，必要时可通知有关管理人员。员工签署的职业危害告知书由人力资源部门放入人事档案。

数据分析，早期发现伤病趋势和预防——通过对员工体检数据进行分析，早期发现员工受到危害的趋势，及早采取措施和干预。例如听力水平发生减退，但是还没有发展到疾病阶段。

伤病案例的管理包括早期识别、治疗/干预、跟踪以及岗位适合性评估。个人伤病的管理包括岗位适合性评估、伤病情况评估、返岗评估和管理。

思考题

1. 简述职业健康的概念。职业健康检查分为哪几类？

2. 为何要对员工做职业健康体检？

3. 你所工作的岗位存在哪些职业病危害因素？分别会对人体造成什么危害？应当采取怎样的预防措施？

本章思政

参考文献

[1] 中华人民共和国国家卫生和计划生育委员会. GBZ 188—2014 职业健康监护技术规范 [S]. 北京：中国标准出版社，2014.

[2] 中华人民共和国国家卫生和计划生育委员会. GBZ/T 225—2010 用人单位职业病防治指南 [S]. 北京：中国标准出版社，2010.

[3] 中华人民共和国国家卫生健康委员会. GBZ 2.1—2019 工作场所有害因素职业接触限值 第 1 部分：化学有害因素 [S]. 北京：中国标准出版社，2019.

[4] 国家标准化管理委员会. GBZ 2.1—2007 工作场所有害因素职业接触限值 第 2 部分：物理因素 [S]. 北京：中国标准出版社，2007.

[5] 中华人民共和国国家质量监督检验检疫总局. GB 18871—2002 电离辐射防护与辐射源安全基本标准 [S]. 北京：中国标准出版社，2002.

[6] 中华人民共和国国家质量监督检验检疫总局. GB/T 18664—2002 呼吸防护用品的选择、使用和维护 [S]. 北京：中国标准出版社，2002.

第六章
工艺安全管理

第一节 杜邦工艺安全管理

美国杜邦公司是工业界富有盛名的管理卓越的公司之一。在行业内，杜邦公司被誉为管理的典范。该公司起源于 1802 年美国的一个小镇，由于制造炸药的粉末，所以在公司成立之初就十分重视安全工作，经历多次的血的教训，通过事故预防和控制杜邦公司建立了很多管理规定，基于生产和实验室现场的实际情况作出系统的风险评估来识别出存在的风险，并制定防范措施来管控风险。风险是无处不在的，如何降低风险，使其在我们可以接受的范围之内，这是个严谨的科学分析过程，从以往的实验过程控制后来逐渐升华为工艺安全管理，现在业内普遍使用的是杜邦公司的工艺安全管理模型（图 6-1）。

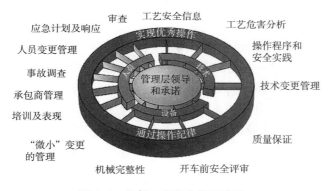

图 6-1 杜邦工艺安全管理模型

通过管理层的领导承诺，以及严格的操作纪律，实现优秀的操作，系统地按照各工艺安全要素执行就能实现工艺安全的有效控制，避免工艺安全事故发生。杜邦公司的这种安全模型，已经得到了很多公司的广泛认可和接受，目前很多跨国公司都在普遍推行这种管理模式来加强工艺安全的管理，避免工艺安全事故的发生，控制企业的安全风险。

工艺安全顾名思义就是在企业的生产过程中通过对工艺的控制来降低和控制风险。杜邦公司经过多年的持续发展，从日常的运营中总结出各要素来控制生产运营中的工艺安全，包括以下 14 个要素：

1 工艺安全信息

企业应当在产品的研发、中试放大、试生产和正式规模生产等不同阶段，收集、整理和维护书面的工艺安全信息，为辨识、掌握工艺系统中存在的危害提供必要的基础信息。

工艺安全信息包括工厂所有物料（包括原料、中间品、成品、废品）的危害信息（SDS）、工艺技术信息以及设备信息。

物料危害信息主要包括：物料毒性，如允许暴露限值（PEL 或 OEL）或 OEB 分级；物理参数，如熔点、沸点、闪点、饱和蒸汽压、溶解特性等；燃烧爆炸特性，如粉尘最小点火能、固体物料撞击敏感性、极限氧含量等；反应相关特性，如腐蚀性数据（腐蚀性以及材质的不相容性）、热稳定性和化学稳定性等；应急相关信息，如灭火方法、泄漏化学品的处置方法等。

工艺技术信息主要包括：研发过程中收集到的相关工艺安全信息，包括物料平衡表、工艺流程图（含工艺流程说明）、化学反应的原理资料、设计的物料最大储存量、安全操作范围（温度、压力、流量、液位、流量或组分等）、偏离正常工况的后果评估，以及相关过程安全事故调查报告。工艺技术信息里要特别重视与反应相关的危害信息，应参考反应安全风险评估的结论，避免将高危险工艺引入中试和生产环节。企业建立评估机制和能力，对反应进行安全风险评估；不具备条件的企业也可以委托第三方专业机构进行反应热风险检测分析和开展反应风险评估。

工艺设备信息主要包括：设备/管道规格及材质、系统设置情况（包括切断和隔离情况）、带控制点的管道仪表流程图（P&ID）、电气设备危险等级区域划分图、泄压系统设计、安全系统（如联锁、监测和抑止系统等）、公用工程参数及失效模式、通风设计图纸、泄漏及火灾监测系统的文件说明、监测、报警设置、响应方式，包括有毒或可燃监测及火灾报警等。

企业应当建立工艺安全信息与研发及生产活动不同阶段的对应关系，明确在什么阶段需要具备哪些工艺安全信息，并建立获取这些信息的途径和能力。建立工艺安全信息资料档案及清单，列出资料管理部门和使用部门名称、资料修订记录、新项目交工资料清单等关键资料信息。相关资料可分别由 EHS 人员、毒理学、设备、工艺等专业部门及人员分别进行编制和提供。当涉及工艺安全信息的数据发生变更时，应当及时进行风险评估，并更新信息资料。

2 工艺危害分析

为消除和减少工艺过程中的危害，防止过程安全事故，企业应建立风险辨识管理程序，定期开展危害分析培训，明确工艺危害分析方法、评估周期和人员，编制分析报告并根据分析结论提出改进建议。采用的分析方法主要有：

（1）故障假设分析（What-if）。

（2）安全检查表（Checklist）。

（3）故障假设/安全检查表分析（What-if/Checklist）。

（4）危险与可操作性研究（HAZOP）[参见 AQ/T 3049—2013《危险与可操作性分析（HAZOP 分析）应用导则》]。

（5）保护层分析（LOPA）[参见 GB/T 32857—2016《保护层分析（LOPA）应用指南》]。

（6）故障类型及影响分析（FMEA）。

（7）故障树/事件树分析（FTA/ETA）。

（8）作业条件危险分析（LEC）。

（9）等效的其他方法。

原料药企业可考虑使用 SCL（安全检查表分析）、JHA（作业危害分析）、PHA（这里指预危害分析)、HAZOP、LOPA 等方法,对工艺系统和操作方法进行风险评估;制剂类生产企业可考虑使用 SCL、JHA 等方法进行风险辨识、评估。但请注意,JHA 是对作业过程开展危害分析的方法,不属于工艺危害分析的范畴。

应该建立工艺危害分析参与人员胜任能力的认定制度,对参与工艺危害分析的人员提供专业培训和胜任能力的认定,确保评估工作的质量;虽然对于工艺危害分析主持人没有法定的资质认证要求,但企业可自行对其资质和胜任能力进行确认。由经过培训和资质认定的工艺危害分析主持人(也称组长或评估小组主席)负责领导评估分析,组织讨论并给予技术指导,使团队按照评估的标准和方法进行分析,并在需要时提出建议。

在评估的准备阶段,除按照要求收集相关工艺安全信息资料外,评估团队还应根据分析的对象确定要使用的评估方法(同一个项目可以采用一种或多种评估方法)。如果选择 HAZOP 分析方法,还要确定一些基本的事项,例如风险标准、准备使用的参数及引导词等。评估时要考虑整个工艺过程,包括物料储存、运输、分装、称量、投料、转移、设备运行、反应控制、取样、尾气系统、设备清洗、废弃物等环节,评估应考虑相关的应急程序,例如,如何应对公用工程失效、关键设备故障、关键操作失误和其他人为因素等。评估辨识的风险如果过高,就需要提出更多安全措施来降低风险。所提出的安全控制措施必须得到落实,例如体现在批记录或操作规程中,对相关操作人员进行培训,或完成现场改造。如果因为特殊原因,不能落实工艺危害分析所提出的安全措施,或者打算采用一种替代的解决方案,则应重新评估并得到批准,并且须保存相关的记录(与工艺危害分析报告一起存档)。工艺危害分析的内容也是落实投产前安全审查的重要依据,所有评估中提出的控制措施都需要在投产前安全审查期间确认完成,方可启动实际生产。

企业应当在工艺装置的可研、设计、生产等不同阶段进行工艺危害风险辨识和评估。至少每 3 年一次对以前完成的工艺危害分析报告进行有效性确认和更新(这项工作也称作工艺危害分析的复审)。

当发生工艺变更、事故和严重未遂事件时,应及时进行危害分析。

3　操作规程和安全实践

实践标准操作程序是公司标准化运作的一个重要要素,也是公司提高操作纪律的要求,员工按照操作程序操作设备和仪器既是确保安全,也是保证质量的有效方法。操作规程必须能够使人员清楚地了解安全操作的详细操作参数和极限值,同时清楚地解释在工艺极限值之外操作对安全、健康和环保产生的后果,以及阐述校正和避免偏差所应采取的步骤。

安全工作实践是公司或行业多年来通过实践总结出来的丰富有价值的经验智慧,对于安全运作,有很大的借鉴意义和价值。应制定安全工作实践以确保在工艺区域安全进行非常规工作的操作和维护活动。上述安全工作实践应包括执行工作之前的工作许可和授权规定。

4　技术变更管理

技术的变更是普遍发生的情况,如何管理好技术变更,可以避免严重事故的发生,新的技术通常可以给企业带来好的变革,提高生产力,但是如果管理不当,也会造成事故甚至严重的人员伤害事故。

5 质量保证

项目的设计和最终的设备设施之间要保持一致性是质量保证的内容，确保设计的参数和设备设施，在项目阶段能够百分百地落实，以满足安全设计的需求，不会产生安全隐患或者不足。专业的队伍认真核实设计图纸和资料及现场的施工设施设备，确保不至于出现出入。

6 开车前安全评审

工艺装置投产过程中的事故率要远高于正常的生产阶段。为了避免工艺装置投产期间的事故，并且确保工艺装置在投产后的可持续运行，工厂有必要开展投产前安全审查。

投产前安全审查的范围应包括：停用的工艺设施（包括因检维修、故障或事故停用）再次启用和全新（含新改扩项目）的工艺设施投入使用。开车前安全评审（PSSR）需要建立检查工具，并由具备胜任力的人执行。

根据两种不同情景，检查工具可以有所区别。

停用设施再次启用，可以使用经过评估确立的检查表，对需要确认的安全相关事项进行确认，如果有变更的，还需要对变更评估的行动项进行确认。

全新设施的 PSSR，需要进行综合性的检查，可以通过通用检查表加专业检查表（如建筑、电气、设备、消防等不同专业）进行检查，也要包含对工艺危害分析（PHA）和变更评估所提出的建议措施的落实情况的确认，项目执行过程中有变更的，还要对项目变更的行动项进行确认。

PSSR 检查的发现项应根据风险进行分级，区分哪些必须在投产前关闭，哪些可以在投产后一定期限内关闭。PSSR 的行动项要进行有效追踪，确保关闭。

7 机械完整性

企业应当建立机械完整性管理程序，采取技术改进措施和规范设备管理相结合的方式来保证整个装置中关键性设备在生命周期内保持完好状态。

机械完整性管理涵盖设备设计、安装、使用、维护、修理、检验、变更、报废等各个环节，主要内容包括：设备分级管理、设备清单管理、设备技术档案管理、备品备件定额管理、检验和测试、设备预防性维护维修、设备缺陷管理、设备的变更管理、维修记录归档、设备停用及恢复启用、设备报废和拆除管理。

机械完整性管理是过程安全管理的核心要素之一。它的基本出发点是要确保关键设备的完整性，从而避免因设备完整性失效而导致物料或能量的意外泄漏。通常，机械完整性管理涉及以下主要工作内容：

（1）识别关键设备：可以通过风险评估来识别工厂的关键设备，设想该设备发生故障时，会导致什么样的安全后果、环境影响和商务损失（工厂停产等），再根据该设备发生故障的可能性，确定此设备是否列入工厂的关键设备清单。工厂需要将主要精力放在这些关键设备的维护上，以确保它们的可靠性。

（2）建立关键设备的预防性维护计划：在识别了关键设备后，应该为每一台关键设备建立起"检验、测试和预防性维护计划（ITPM）"。可以对关键设备开展故障类型与影响分析（FMEA），在此基础上形成该设备的 ITPM 计划。

（3）落实预防性维护计划：根据 ITPM 计划，落实关键设备的日常检验、测试和预防性维护工作，并建立相关的记录和档案。

（4）有缺陷设备的管理：对于有缺陷的设备，应该及时修复。如果不能修复就应停用。工厂应该建立缺陷设备的风险评估机制，如果让有缺陷的设备继续使用，必须事先进行风险评估。

（5）质量控制：工厂应该建立必要的质量控制措施，确保设备和管道使用符合质量要求的材质，并采购合格的备品备件。

（6）人员培训：工厂应该为参与机械完整性管理的员工提供必要的培训。一方面是基础的危害知识和意识培训，他们需要了解工艺系统的主要危害，另一方面是完成机械完整性管理相关任务所需的专业技能的培训。

工厂往往涉及各种特种设备，它们的管理应严格遵循特种设备管理相关的规范。其中有些特种设备也属于机械完整性管理要素的关键设备，因此，除了满足特种设备的管理要求外，也应该纳入关键设备清单，按照关键设备来对待。

安全设施也是确保机械完整性的一类特殊装置。安全设施指企业（单位）在生产经营活动中将危险因素、有害因素控制在安全范围内以及预防、减少、消除危害所配备的装置（设备）和采取的措施。安全设施分为预防事故设施、控制事故设施、减少与消除事故影响设施 3 类。具体包括：生产中使用的工艺指标超限报警装置、安全联锁装置、事故停车装置、高压设备的防爆卸压装置、低压真空密闭装置、防止火焰传播的隔绝装置、电器设备的过载保护装置、机械运转部分的防护装置、火灾报警固定式装置、灭火装置以及气体自动检测装置、事故照明疏散设施、静电和避雷防护装置等。

企业应在以下几个方面加强安全设施的管理：

（1）建立安全设施台账，定期检查、校验、检测和维护保养安全设施，定期评估安全装置和安全设施的可靠性。

（2）企业确定责任人对安全设施进行定期检查和维护保养。

（3）安全设施不得随意拆除、挪用或弃置不用，因检维修拆除的，检维修完毕后应立即复原。

（4）对监视和测量设备进行规范管理，建立监视和测量设备台账，定期进行校准和维护，并保存校准和维护的记录。

（5）建设项目安全设施与建设项目的主体工程同时设计、同时施工、同时投入生产使用。

（6）安全设施管理应当按照机械完整性管理要求进行定期检查，并做好装置预维护工作。

8　"微小"变更的管理

为了区别重大的变更所带来比较大的风险，特制定了微小变更，这样可便于集中人力和财力来对重大变更进行有效的管理，而对于满足微小变更定义的变更，就可以稍微控制和管理，同样也可以避免事故发生。

9　培训及表现

人员是安全工作之本，对于人员的培训，使其有能力胜任该工作，这是项长期和有重要意义的工作。按照岗位和能力胜任模型制作的矩阵是个有效的管理方法。不同的岗位需要匹配不同的能力，从而达到安全生产的目的。

工厂将制定、文件化和实施适当的培训方针和计划，包括：人员要求、讲师资格、基本技能、工作任务、紧急反应和控制、复习和补充培训。工厂实施一特定计划，以确保处理危险物料的人员适合其职责，并且不会由于外界影响而改变。

10　承包商管理

承包商的安全也是工艺安全的一个重要因素，很多历史教训都告诉人们，承包商可能就是一起重大事故的始作俑者。对于承包商的管理在很多公司都是短板，这点要引起足够的重视。因为承包商的工作有特殊性、短暂性，而且通常都有一定的不确定性，导致风险提高，如果这时，没有引起足够的重视，识别风险，控制风险，加强教育，那么事故发生就变得很容易了。

所有的任务都应按制定的程序或安全工作实践安全地完成，不管任务是由工厂员工或承包商员工来完成。工厂将制定、文件化和执行承包商安全管理程序以确保：将与承包商工作和工艺有关的已知潜在危险通知每个承包商；每个承包商员工都接受并了解工厂安全规定和适用的设施安全工作实践的培训；每个承包商员工都遵循安全规定和适用的设施安全工作实践；保存并定期评估承包商的安全表现。

11　事故调查

事故事件管理是 EHS 管理的重要内容。企业应建立事故分级制度，根据事故在安全、健康、环境、社区影响和业务影响等方面的严重性（可对应企业的风险矩阵中的严重性），对事故和事件进行分级管理。根据事故的分级，在上报级别、调查深度等方面可以采取不同的要求。应重点关注严重事故和可导致死亡/严重伤害的险兆事件（SIF-p）。企业应建立机制，鼓励事故、事件和隐患的报告。对于报告的事故、事件和隐患，应按既定流程进行调查。企业应选用合适的方法，例如事故树法、鱼骨图法、5whys 等辅助事故的调查，找到根本原因。对于识别出的根本原因，应制定针对性的措施。对于严重事故和 SIF-p，应选用高效的控制措施（消除、替代或工程控制）。典型的事故应在企业内分享，用于培训教育和宣传、EHS 风险评估、工艺和设施改进、新设施设备设计的输入等方面，充分汲取事故的价值。

12　人员变更管理

人员的调整、离职或转岗对于公司的运营不应该造成任何影响，更不能给公司的绩效造成影响，发生事故。正确管理人员的变更，使得变更后，安全管理不会有出入和沟通的缺失。制定人员能力矩阵和考核是比较有效的管理方法。

13　应急计划及响应

作为安全计划的重要组成部分，紧急计划和沟通既是企业安全生产的需求，也是保证事故发生后有效管理应急事件的需求，和其他社区的沟通和交流可以避免事故造成严重的社会事件。工厂进行和使用后果分析对紧急计划和反应提供信息。制定书面紧急行动计划，包括建立应急响应小组 ERT（FirstAid，FireFighting，Spill）、根据风险评估制订应急预案和演练计划 ERP、根据应急演练计划定期进行演练。有计划的演练是该计划得以有效实施的有效条件。

14　审核

通过对公司的运营模式和现场进行审核来评估是否满足公司的总体要求，进而给出一定的分数，来判断公司在管理方面的表现。

这些要素之间是相互关联的。例如，一个工程师希望改变运行条件，首先他或她必须使用变动管理（要素四），这可能要求他或她进行危害和可操作性分析——HAZOP，然后需要更新工艺安全信息（要素二），紧接着更新作业程序（要素三），针对新的操作条件培训操作员（要素十），在新作业条件下运行前进行启动前安全审查（要素七），最后更新检查程序，符合性审计（要素十四）。

工艺安全管理（PSM）已经超越了最基本的遵守法规，提升到了提高可靠性和推进企业文化的高度。工艺安全管理是一项永无间断的持续活动，它是一个过程，而不是一个项目。由于风险永远不可能为零，因此任何时候总有可以提高安全性和可操作性的空间。不能将工艺安全管理看作是一个一次性解决问题的方法。

工艺安全管理是非指令性的，这意味着，该领域的法规和标准提供的针对需要做些什么的细节一般很少。例如，OSHA 工艺安全管理的技术部分只有 10 页长。基本上，工艺安全管理规则说："在你的工厂中做你所能做的来避免事故"，至于如何达到这个目的，由管理人员和雇员来决定。对于做什么才可以实现安全运行这个问题，没有普遍适用的"正确答案"。在一个地方适合的，换个地方可能适合也可能不适合。工艺安全管理标准只是要求程序到位而且得到遵守。

工艺安全管理是非指令性的，就必然要以最终的表现来评判。这意味着，没有意外或事故是唯一真正成功的标志。唯一真正可以接受的安全水平是零事故。然而，无论怎样运行良好，零事故率是一个理论上无法实现的目标。尽管事实上许多公司设定"零事故"的目标，但是风险永远不能为零，意外随时可以发生。事实上，如果一个单元运行足够长的时间，统计学上来讲必然会有一个意外。因此，即使规定工艺安全管理的目标可能是"零事故"，在现实中，管理层也要确定一个"可接受的安全水平"和现实的目标。

第二节　制药生产工艺安全管理

1　医药制造企业生产工艺流程

根据生产性质不同，药物生产可分为原料药生产和剂型药生产两大类。

原料药的基本生产过程主要有发酵提取、化学品合成、生物和天然物质萃取 3 种类型。抗生素、类固醇和维生素用发酵法生产，许多新药通过有机合成制得。

剂型药生产工艺通常为将药物经过加工制成应用于临床的适宜形式，称为药物剂型，简称剂型，如片剂、胶囊剂、注射剂、软膏剂、口服液剂、气体制剂等。

整个医药制造企业生产工艺流程图（图 6-2），包括原料药通过发酵、化学合成、萃取获取药理活性物质的途径和经过加工制成各种药物剂型的工艺流程。

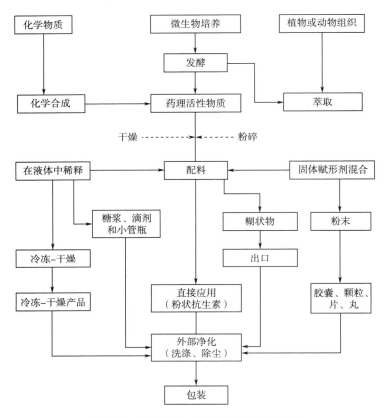

图 6-2　医药制造企业生产工艺流程图

（1）在化学物质合成药理活性物质的工艺中，需注意精神类成瘾性药物、激素类药物和细胞毒性小分子药物等的生产过程中的最后一步合成工艺，此步操作及其后续的分离、结晶和干燥操作均因涉及毒性物质的暴露释放而具有危险性。相应的工艺均系危险工艺，除了需要严格工艺参数外，更重要的是做好隔离防护操作，重点监控生产车间环境中和经吸收等处理后的尾气中药物粉尘或其气溶胶等的浓度。对于药物的一般合成反应工艺及后续的分离、结晶和干燥工艺来说，通常会使用有机溶剂，应根据危险级别，配置防火防爆及消除静电的设施或装置。其中，离心过滤应尽可能避免间歇操作工艺。对于沸点低的易燃易爆和有毒液体的输送，尽可能不用真空吸料方式。

（2）在通过微生物培养、发酵获得药理活性物质的生物制药工艺中，霉菌孢子以及病毒菌和病毒培养生物都是生物危险源。生物制药生产工艺一般可以分为生物转化的危险工艺和生物体加工的危险工艺两种类型。

（3）在生物转化的危险工艺中，需要发酵装置在负压环境下运行，发酵装置的排气管内置过滤除菌和灭活装置，生产过程密闭操作。后加工在同其他无菌药品一样的条件下进行制备、灌装，但在生产前必须对生物失活的完全性（杀死或除去获得生物）进行确认。

（4）在生物体加工的危险工艺中，在灌装活的或减活的疫苗以及来源于活生物体的提取物时需要隔离措施。

（5）固体制剂中涉及粉体输送（风力输送）、气流粉碎、机械研磨与粉碎、粉体混合、液固混合（浆料配制、制粒）以及气液混合（包衣）等有一定危险的加工工艺需要特别注意；药物活性成分多为有机小分子，辅料多为多糖等有机高分子，它们均是可燃的，其在机械搅拌的旋转会产生剪切和摩擦发热或产生静电，因而具有爆炸燃烧的危险；还有挤压、撞击和断切等机械危险。

（6）对于颗粒及片剂包衣因有机溶剂配制的液体在气体中分散的气液包衣过程，则会形成毒性和易燃性悬浮微粒，这种喷雾包衣工艺就成了危险工艺。

2　制药危险工艺管理

对于制药危险工艺管理来说，建立系统安全分析评估体系是做好制药生产危险工艺管理的基础，具体就是要通过监测生产系统状态参数，及时发现固有的和潜在的各类危险和危害，并自动控制或智能调控系统运行，以确保生产安全。

2.1　事故预防

制药生产危险工艺管理工作重点在于事故预防。药物合成反应过程中应配置相应的自动化控制系统，对主要反应参数进行集中监控及自动调节，并设置偏离正常值的报警和连锁控制；对于在非正常条件下有可能超压的反应系统，应设置爆破片和安全阀等泄放设施，紧急切断、紧急终止反应、紧急冷却降温等控制措施。在生产过程中，采用防止能量意外释放的屏蔽措施或能量缓冲装置，以避免人身伤亡的措施。比如，限制能量、防止能量蓄积、设置屏蔽措施、在时间或空间上把能量与人隔离，以及信息形式的屏蔽，或利用泄爆结构装置缓慢释放能量。

降低事故发生概率和降低事故严重程度的有效措施是基于物出发的，包括提高设备的可靠性，选用可靠的工艺技术（以降低危险因素的感度），提高系统的抗灾能力和自我检测与调控能力（以减少人为失误）。

加强监督检查也是必要的。生物制药过程中检查操作人员的身体情况，不能有疾病和感染性创伤，也不能有开放性损伤等；在生产过程中会出现潜在的生物危害，主要是感染危险。相对密闭的生产车间里，整个生产车间处于"负压"状态，空气供给通过初效、中效、高效过滤，层流环境保证疫苗生产不受外界因素污染；排放的空气经高效过滤阻止生物污染源等向车间外扩散；采用隔离装置，并通过手套或袖套进入隔离的内部空间进行操作，防止有害物质对工作人员的伤害。

制药生产事故预防要遵循技术原则、组织管理原则。技术原则包括消除潜在危险原则、降低潜在危险严重度的原则、闭锁原则、能量屏蔽原则、距离保护原则、个体保护原则、警告和禁止信息原则。组织管理原则包括系统整体性原则、计划性原则、效果性原则、党政工团协调安全工作原则、责任制原则。

2.2 本质安全过程设计

制药工艺要注重本质安全过程设计，主要方法有最小化、代替、缓和、简化。

（1）最小化：最小化需要通过反应器、蒸馏塔、贮存容器和管道内使用较少的危险性物质来减小危害。在可能的情况下，危险性物质应该在固定区域内产生和消耗。这样就减少了危险性原料和中间产物的贮存和运输。较小的贮罐也可减少释放的危险。

（2）代替：在研究最小化的可能性时，也应该考虑代替，并将其作为另外一种可选的或与之相结合的方法，也就是说，应该使用较安全的物质来替代危险的物质。这可以通过使用另外一种允许使用的低危险性物质，或者过程条件不苛刻的化学反应来实现。

（3）缓和：对于替代的另外一种选择就是缓和，即在较小危险的情况下使用危险性物质。较小危险情况或者物质的低危险形式包括：

①稀释为较低的蒸汽压，以减小释放浓度；

②冷却以降低蒸汽压；

③操作较大颗粒尺寸的固体以减少粉尘；

④在不苛刻的温度或压力条件下处理。

（4）简化：简单的工厂比复杂的友好，因为它们所能提供的引发失误的机会很少，且能够引发问题的设备很少，从而减少了失误和误操作的机会。

第三节　职业安全管理

职业安全管理是安全生产管理领域的组成部分，主要管理工作相关的安全风险、避免安全事故。本节重点探讨危险作业管理、实验室安全等内容。

1　危险作业管理

对于高风险作业，企业应建立工作许可证管理制度，明确工作程序和控制准则，对高风险作业过程进行控制。许可作业范围主要包括：动火、登高、进入受限空间、动土、起重吊装、临时用电、盲板抽堵、设备检维修、断路。发放的许可证（或副本）须显明地展示在工作场所。应做好防止许可证损坏的措施，保持作业期间许可证清晰、易读取。企业应保留作业许可票证，以了解作业许可程序执行的情况，以便持续改进。严禁无证进行特殊危险作业。

1.1　危险能源控制（上锁与挂牌）

企业可参考 GB/T 33579—2017《机械安全　危险能量控制方法　上锁/挂牌》对危险能量进行管理。所有人员在执行任何有可能被意外启动或能量意外释放而造成伤害的工作时，都必须遵守上锁与挂牌（LOTO）程序，包括工厂员工、外来人员及承包商等。在执行上锁或挂牌前，应当确保设备/系统被能源隔离，完成相关人员培训。当工作完成时，维修人员应当与属地授权人员一起确定设备/系统被复原，并确保在安全操作状态后，再移开上锁和挂牌并且通知受影响人员。

上锁挂牌装置应满足耐用、标准化、牢固、可识别标准，以保证它们有效并不被轻易移除；每个锁具应有独一的编号，并配一把对应的钥匙；所使用的锁具和钥匙应放在指定的锁具箱中由属地部门统一管理，警示牌由被授权人员管理。企业应识别并建立每个独立工艺设备及其工艺管道的上锁挂牌点位清单，并在现场相应位置进行标识。所有的人员（包括承包商人员）涉及到所有危险能量释放的作业，都要遵守上锁挂牌程序。

上锁挂牌前，被授权员工首先确认能量已很好地隔离和切断，可通过尝试启动设备进行确认。使用上锁确保能量隔离装置处于关机、关闭或者空挡位置。警示牌与锁具由被授权员工同时锁定在能量隔离装置上，保管好钥匙、锁具和警示牌，并且只有在移除后方可操作该设备。警示牌上面必须清楚地表明禁止将能量隔离装置从安全锁定位置移开。必须确保电能总闸拉闸，总闸和分开关至少有一处上锁，上锁和警示牌同时使用，不便上锁的位置需要想办法上锁或完全断开电源线。必须确保有一处断电上锁。如果现场没有开关或者开关被拆除，除了配电房拉闸，现场也应想办法上锁。若没有配电房，现场总开关拉闸上锁。

锁具和警示牌的移除。被授权员工检查工作区域，确认所有受影响员工已经处于安全位置，确认相关物品（如工器具、备件等）没有留在设备内。被授权员工在工作结束后必须亲自移除自己上锁的锁具和警示牌。在钥匙丢失或锁具故障情况下，必须在专人监控下，强制打开锁具。在故障完全恢复、现场施工作业全部结束后，被授权员工确认安全的情况下同相关人员沟通恢复供能。

1.2 密闭空间（也称受限空间、有限空间）作业

企业应制定密闭空间作业安全制度，明确相关部门和人员的职责。排查企业内密闭空间作业点，形成密闭空间清单并定期更新。制定密闭空间应急救援预案并定期组织演练。

进入密闭空间作业前，应进行风险评估。通过取样分析，确认密闭空间内可燃气体浓度、含氧量和有毒物含量是否合格，并在相关风险控制措施落实后，方可办理密闭空间作业许可证。

一处密闭空间相同作业内容可办理一张许可证。当密闭空间工艺条件、作业环境改变时，应重新办理许可证。许可证有效时间一般为 2h，最长不超过 8h，超过 2h 应重新检测，至少每 2h 检测一次，如果检测结果变化，应采取对应的有效措施，并加大检测频率，过了有效时间应重新办理许可证。发现任何气体报警或检测异常，应立即离开密闭空间。对可能释放有害物质的密闭空间应连续检测。所有密闭空间入口处必须有明显的警示标识和编号，在密闭空间开启的时候，有掉落风险的入口周围必须有围栏将其隔离。如果在密闭空间里还有动火作业，必须同时符合动火作业程序，在密闭空间内严禁使用气体钢瓶。难度大、劳动强度大、时间长的密闭空间作业应轮换作业。原则上夜班不安排密闭空间操作。

密闭空间进入的操作均需确定针对性的应急救援计划，包括所需救援器材和救援方式（进入式或非进入式），应优先采用非进入式救援，避免扩大事故后果。进入作业前，监护人员和作业人员必须熟知紧急状况时的逃生路线和救护方法。作业现场应配备一定数量、符合规定的救生设施和灭火器材等。设备的出入口内、外不得有障碍物，保证其畅通无阻，便于人员出入和抢救疏散。作业任务完成以后，监护人员应对进入密闭空间内的作业人员人数进行清点。作业人员和监护人员要将受限空间内的作业工具、消防器材、废弃物等全部带离作业现场。

1.3 动火作业

动火作业前应首先考虑动火作业是否能够被避免，是否有其他危险性较小的替代作业方案。应根据作业危险性，将动火作业分为三级，不同级别的动火作业，其审批权限和控制措施应与其风险等级相匹配，以便充分识别、评估和有效控制火灾爆炸风险。对涉及易燃物料的区域或设备、管道动火的，应当进行作业前危险物质浓度分析，经分析合格后方可批准作业。

企业应根据动火作业规范要求制定动火作业安全规定。根据作业危险性，识别动火作业风险，落实动火作业安全措施，按照动火作业分级标准审核和批准动火证。

评估动火区域内的易燃物料，转移和清理盛装有易燃物料的容器或设备；封堵或覆盖相应管道；使用水或其他阻燃毯隔离可燃地面；管道设备开口加装盲板或封堵；确保无任何危险的挥发性蒸气、雾气、粉尘；确保动火作业区域内相关设备和管道内部已经处理合格。地漏、下水道有效清理和封堵。对于大范围或长时间一级动火区域，内、外下水道要全面清理并检测合格，并有效封堵。

动火结束后，动火监护人员必须在动火结束后 30min 内持续监控是否有余火，做好断电、断气相关清场工作。

1.4　动土作业

动土作业前，应对作业区域进行检查，检查地下是否有管道、电缆和其他危险存在，只有确认无危险后才可申请办理动土作业许可。

破土开挖前，应先做好地面和地下排水，防止地面水渗入作业层面造成塌方。动土临近地下隐蔽设施时，应使用适当工具挖掘。若暴露出电缆、管线以及不能辨别的物品时，应立即停止作业，妥善加以保护，报告动土审批单位进行处理，经采取措施后方可继续动土作业。

动土作业过程中作业人员发现异常时，应立即撤离作业现场。

在化工危险场所动土时，应与有关操作人员建立联系，当化工装置发生突然排放有害物质时，化工操作人员应立即通知动土作业人员停止作业，迅速撤离现场。

动土作业施工现场应根据需要设置护栏、盖板和警告标志，夜间应悬挂红灯示警。施工结束后应及时回填土，并恢复地面设施。

1.5　高处作业

高处作业前，作业人员应查验《高处安全作业证》，检查确认安全措施落实后方可施工，否则有权拒绝施工作业；承包商在工厂内搭建脚手架，必须严格遵守《建筑施工扣件式钢管脚手架安全技术规范》的规定，禁止使用竹质和木质脚手架。高处作业人员不能安排患有禁忌症（如精神病、严重关节炎、贫血、高血压、心脏病、高度近视、癫痫病）以及其他不适于高处作业的人员。

高处作业前，部门需办理登高许可，安排现场监护人，落实要求的安全防范措施。高处作业前必须检查登高工具是否牢固可靠，梯脚是否装有防滑装置。脚手架必须有专业人员搭建，使用前进行安全检查。单面梯与地面夹角以 60°~70° 为宜，人员登梯前应先检查架梯是否牢固，必要时追加固定设施，梯子下端必须有专人扶梯。人字梯禁止两人同时作业。人字梯中间要用连接物结牢，防止梯脚扒开下垂。登高车应在平整地面上使用，张开支撑脚，支撑脚对称固定，防止重心不稳。高处作业要防止人员的意外坠落，除了对现场的安全条件进行确认外，必须衣着紧身，戴好安全帽；禁止穿硬底和带钉、易滑的鞋进行作业。以下情况还必须使用安全带、安全绳：登高超过 2m，且登高处无围栏、扶手等防护设施；进入设备内部，且深度超过 2m；在屋顶边缘、脚手架上作业，高度超过 2m。安全带在使用前，应检查是否完好。安全带应满足 GB 6095—2021《安全带》的要求。

高处作业时安全带必须系挂在施工作业处上方的牢固构件上，不得系挂在有尖锐棱角的部位。安全带系挂点下方应有足够的净空。安全带应高挂（系）低用，不得采用低于腰部水平的系挂方法。严禁用绳子捆在腰部代替安全带。高处作业人员的工具及物件要放置妥当，用绳索等器具将其一端固定，防止坠落。严禁将工具、材料或杂物上下投掷。靠近人行道或其他通道处进行作业时，应采取警示、隔离措施，用警戒绳围住和专人监护。轻质屋顶如彩钢板、石棉瓦、玻璃钢瓦等禁止上人，特殊需要时必须采取铺设踏脚板等安全措施并经过安全部门的确认和批准。在邻近有带电设备、导线的场所作业时，必须保持适当安全距离，防止触电。高处作业一般不应交叉进行，因现场原因必须在同一垂直线下方工作时，必须采取可靠的隔离防范措施（中间要搭设防护隔板；隔板要求必须牢固、无孔洞，必要时要求防火），否则严禁作业。

1.6　吊装作业

对吊装作业制定分级许可证管理规定；吊装作业人员应持有有效的特种设备操作证，起重设备持有相关年检证书，方可从事吊装作业指挥和操作，起重作业现场按照相关施工规范执行。

三级以上的吊装作业，应编制吊装作业方案。吊装不应靠近输电线路进行吊装作业。

在输电线路附近作业时，起重机械的安全距离应大于起重机械的倒塌半径并符合 DL 409《电力安全作业规程（电力线路部分）》的要求；不能满足时，应停电后再进行作业。

吊装场所如有含危险物料的设备、管道等时，应制定详细吊装方案，并对设备、管道采取有效防护措施，必要时停车、放空物料、置换后进行吊装作业。

指挥人员应佩戴明显的标志，并按 GB/T 5082—2019《起重机　手势信号》规定的联络信号进行指挥。起重机械操作人员按指挥人员发出的指挥信号进行操作；任何人发出的紧急停车信号均应立即执行。

1.7　盲板抽堵

必须指定专人负责抽堵盲板和现场监护，对需要抽堵的盲板统一编号，必要时应绘制盲板分布图，注明抽堵盲板的部位和盲板的规格，以便查对。

在易燃、易爆系统抽堵盲板时，应在系统泄压后保持微正压；作业人员应穿防静电工作服、工作鞋，并应使用防爆灯具和防爆工具；距盲板抽堵作业地点 30m 内不应有动火作业。

不应在同一管道上同时进行两处及两处以上的盲板抽堵作业。

作业结束前监护人不得离开作业现场；盲板抽、堵完成后，须经抽堵盲板负责人按盲板图核对无误，方可交出修理或投入生产。

1.8　用电安全作业

企业应建立、完善并严格执行相应的用电安全规程及岗位责任制；电气作业人员应当持特种作业证上岗作业；电气作业时，必须严格执行"工作票制度"；临时用电的应当经过用电管理部门的审批，办理临时用电许可证。

临时用电应设置保护开关，使用前应检查电气装置和保护设施的可靠性。所有的临时用电均应设置接地保护。在开关上接引、拆除临时用电线路时，其上级开关应断电上锁并加挂安全警示标牌。现场临时用电配电盘、箱应有电压标识和危险标识，应有防雨措施，盘、箱、门应能牢靠关闭并能上锁。临时用电设施应安装符合规范要求的漏电保护器，移动工具、手持式电动工具应逐个配置漏电保护器和电源开关。

1.9 检维修安全作业

检维修作业前，生产与检修单位应进行安全技术交底，共同制定检维修方案，落实安全技术措施；检维修过程中涉及到有能源意外释放风险的，应当实行 LOTO 管理。检维修移交验收前，不得拆除悬挂的警示牌和开启已切断的物料管道阀门。检维修竣工后，生产和检维修双方负责人应当场检查质量是否全部符合检维修标准，安全装置是否恢复齐全。

2 实验室安全

企业可参考 GB/T 27476—2014《检测实验室安全》系列标准和《化学化工实验室安全管理规范》（T/CCSAS 005）进行实验室安全管理工作。实验室的主要危害因素有：接触化学品和药物粉尘、有毒高危气体、火灾和爆炸、触电、化学品泄漏、废弃物等。为保证实验室的安全运行，实验室应制订详细的、可操作的安全管理制度，责任落实到人，做到防火、防爆、防毒、防盗。具体要求如下：

应遵照国家相关标准配备相应的硬件设施，如实验室存在易燃易爆危化品，电气设备应符合防爆要求；涉及易燃易爆危化品使用的仪器设备、操作台等应采取接地、惰性气体保护、安装人体静电导除装置等防静电措施；应在适当的位置加贴明显的安全标识。

实验室必须严格控制储存和现场使用的危化品数量，确保实验室工作人员熟悉所使用的化学试剂的危险特性，熟悉相关的安全操作程序。各种溶剂和药品不得敞口存放，不相容试剂必须分开存放；严禁使用无标签试剂；严格履行试剂领用登记审批手续；实验室内不宜大量贮存危险物品，禁止存放剧毒试剂；液体试剂存放必须有二级防泄漏措施，实验产生的化学废液应按化学品性质分类收集存放，严禁倒入下水道。气体钢瓶进入实验室的必须进行安全评估及采取相应的风险预防措施，能正确识别各种钢瓶的颜色和各种气体的性质，熟悉气体钢瓶操作规程。

实验室必须制定个人防护用品使用规定；实验人员必须充分了解实验反应和所用化学试剂的特性；在未了解实验反应前，试料用量应从最小量开始；使用反应釜、旋蒸、过滤器、三合一等设备前，需全面检查设备及附件等有无异常；反应体积不能超过反应釜、旋蒸等设备额定体积的 80%；对有危险的实验要准备相应的防护措施和发生事故时的应急处理办法；做实验时应保持室内空气流通；易挥发有害液体的加热和易产生恶臭、易污染环境的实验操作应在通风橱内进行；在进行加热、加压、蒸馏等操作时，实验人员不得随意离开现场，若因故须暂时离开，必须委托他人照看或终止实验；实验操作时，保证各部分无泄漏（液、气、固），防止引起火灾或电击事故；存放可燃易燃挥发性有机溶剂的冰箱应当符合防爆标准要求。

实验室应制订实验室事故应急处理程序或预案，确保实验室人员熟悉实验室内的火灾风险、消防器材和初期火灾的扑救方法，经过消防培训，并定期组织演练。实验室的通风系统和通风橱在投入使用前应监测和验证其通风系统有效性，以确保通风性能符合要求，至少每年监测一次；异味、恶臭性反应必须在通风橱内进行，并搭设尾气吸收装置；通风橱应设置可观察气流流向的装置或设施，如风口飘带或风速显示或故障报警等，让操作人员能比较直观的确认通风效果达到可以接受的水平；通风橱应设置面板的正常操作高度、最低允许位置的警示标识或限位装置；通风橱内面板前 20cm 内，避免放置设备仪器和化学品；通风橱内的设备仪器等，应垫高 2~5cm 使用；实验室通风橱的通风系统故障时，应立即停止操作，佩戴好 PPE（必须使用呼吸防护用品）并做好易燃溶剂的密闭和清理现场，并及时恢复通风。

第四节　特种设备安全管理

特种设备是指涉及生命安全、危险性较大的锅炉、压力容器、压力管道、电梯、起重机械、客运索道、大型游乐设施和场（厂）内专用机动车辆，是技术性强、技术标准高的设备。

1　特种设备的安装使用要求

（1）特种设备的设计、制造、安装使用必须严格执行国家《压力容器安全技术监察规程》、《特种设备安全法》、TSG R0006《气瓶安全技术监察规程》的规定。

（2）公司不得自行设计、制造压力容器，只能委托持有国家批准的压力容器设计、制造许可证的单位进行。

（3）使用特种设备必须建立和健全安全管理制度，如标准操作规程、岗位责任制、检修保养规程、交接班制度等。

（4）特种设备使用必须具备下列条件：

①特种设备使用证、检验报告（特种设备监督检验所颁发）；

②质量证明书；

③使用说明书、附件说明书附图及清单；

④特种设备检修、检验原始记录等资料。

（5）特种设备安全防护装置，如安全阀（或防爆膜）、压力表、减压阀等其他安全附件。使用中应保证表盘刻度清晰，严防受高温、冰冻和震动的影响，使用期满后，应及时校验，保证指示灵敏、可靠。

（6）特种设备必须按照国家相关要求进行定期检验。

（7）各种气瓶（氧气瓶、乙炔瓶、氮气瓶、氟里昂瓶等）的运输、存放、保管和使用应按《气瓶安全技术监察规程》《气瓶搬运、装卸、储存和使用安全规定》等相关规定执行，气瓶上应配上安全帽、防震圈等安全装置，并定期校验。

（8）特种设备操作人员及维修人员应严格按照操作规程、检修保养规程、岗位责任制等有关规章制度作业，并取得相应国家特种设备操作证。

2　特种设备压力容器安全运行操作

（1）严禁超压、超温运行。

（2）加载和卸载速度不宜过快。

（3）避免压力、温度等大幅度的波动。

（4）尽量减少容器开停次数。

（5）不得在容器上任意开孔、接管、检修，压力容器使用时不得带压检修及紧固工作，不得随意移动或用硬物敲击压力容器的任何部位。

（6）未经定期校验或检验不合格的特种设备，不得继续使用。

思考题

1. 什么是工艺安全？工艺安全研究的范畴有哪些？

2. 简单描述工艺安全的基本要素以及各要素之间的相互关系。

3. 工艺安全信息主要涵盖的内容有哪些？工艺安全信息为什么对工艺安全管理很重要？

本章思政

参考文献

［1］中华人民共和国应急管理部. AQ/T 3034—2022 化工过程安全管理导则［S］. 北京：应急管理出版社，2022.

［2］国家安全生产监督管理总局. AQ/T 3049—2013 危险与可操作性分析（HAZOP 分析）应用导则［S］. 北京：应急管理出版社，2013.

［3］国家安全生产监督管理总局. AQ/T 3054—2015 保护层分析（LOPA）方法应用导则［S］. 北京：应急管理出版社，2015.

［4］特种作业人员安全技术培训考核管理规定［Z］. 国家安全生产监督管理总局，2010.

第七章
生物安全

本章课件

第一节　生物安全概述

1　含义及特点

广义的生物安全问题是国家安全问题的组成部分，是指与生物有关的各种因素对社会、经济、人类健康及生态环境所产生的危害或潜在风险（从转基因作物、外来品种和传入的动植物害虫，到生物多样性侵蚀、跨界牲畜疾病的扩散、战争有毒武器以及"疯牛"病）。

狭义的生物安全：主要指通过基因工程技术所产生的遗传工程体及其产品的安全性问题，即现代生物技术的研究、开发、应用以及转基因生物的跨国越境转移可能对生物多样性、生态环境和人类健康产生潜在的不利影响，特别是各类转基因活生物体释放到环境中，可能对生物多样性构成潜在威胁：

（1）外来物种迁入导致对当地生态系统的不良改变或破坏。

（2）人为造成的环境剧烈变化危及生物的多样性。

（3）科学研究开发生产和应用中，经遗传修饰的生物体和危险的病原体等可能对人类健康、生存环境造成的危害等。

生物安全的威胁如下：

一是重大新发突发传染病、动植物疫情对人类健康的危害。近年来，自然暴发的传染病给人类带来了极大的危害。例如，禽流感、埃博拉、非典型肺炎、中东呼吸综合征、新冠病毒感染等疫情接踵而至，对全球稳定与经济发展都造成较大影响。2003 年中国暴发非典型肺炎（SARS），引起社会恐慌，包括医务人员在内的多名患者死亡。2009 年以来，世界暴发全球性甲型 H1N1 流感病毒，给国际社会造成较大的慌乱。如今，我国生物安全形势严峻，生物战和以非典、埃博拉病毒、非洲猪瘟等为代表的重大新发突发传染病及动植物疫情等传统生物威胁依然多发，生物恐怖袭击、生物技术误用谬用、实验室生物泄漏等非传统生物威胁凸显。2020 年，一场新型冠状病毒感染（COVID-19）肆虐全球。这更加凸显当今生物安全在国家安全中的重要性。从近年来暴发的生物安全事件来看，生物安全没有国界，如高致病性 H5N1 禽流感病毒、埃博拉病毒、寨卡病毒、"黄金大米"、蝗虫入侵等生物安全问题都说明，生物威胁已经从偶发风险向现实持久威胁转变，威胁边界从局限于少数区域向多区域甚至全球化转变。

二是生物因素对生态环境的危害。由生物本身引起生态变化的叫生物因素，如动物、植物、微生物、病毒等。生物圈中的生命物质都是相互依存、相互制约的，它们之间不断进行物质能量和信息的交换，共同构成生物与环境的综合体，即生态环境系统。生物因素对生态环境具有较大的影响，不同生物对环境的影响不同，例如植物、动物、微生物对生态环境都有着不同的作用。植物可以利用环境中的二氧化碳进行光合作用，产生有机物和氧气，净化空气中的污染物，使空气清新，对保护生态环境具有重要作用。人类依靠生物构成稳定的食物链，从而获得生存所必需的营养素；利用生物制成药物防治疾病；绿化美化环境陶冶情操等。生物本身在不断繁衍过程中为人类造福的同时，有的生物会给人类健康和生命带来一定威胁，如致病性生物可成为包括烈性传染病的媒介；食物链中存在致癌、致畸的有毒物质等生物因子；空气中存在致敏的花粉、生产过程中的生物性粉尘（动物羽、毛等）。由于人类通过生产、生活经验的积累，对环境中生物因素危害健康的规律已有所了解，并有了丰富的预防和控制经验，因而生物因素危害人类健康和生命的严重性已有下降。

2 生物安全性评价

2.1 生物安全性评价的目的

（1）提供科学决策的依据。

（2）保障人类健康和环境安全。

（3）回答公众疑问。

（4）促进国际贸易，维护国家权益。

（5）促进生物技术可持续发展。

2.2 生物安全性评价的程序和方法

（1）安全性的分级标准：生物安全国际无统一的分级标准，一般按照对人类健康和环境的潜在危险程度由低到高将生物技术的安全性分为 4 个安全等级（表 7-1）；我国强调重点在基因工程，分为 4 个安全等级。

表 7-1 生物技术安全性等级

安全等级	潜在危险程度
I	对人类健康和生态环境尚不存在危险
II	对人类健康和生态环境具有低度危险
III	对人类健康和生态环境具有中度危险
IV	对人类健康和生态环境具有高度危险

（2）安全等级的划分程序（表 7-2）。

①根据受体生物、操作、重组体及其产品特性、预期用途和接受环境进行评价，确定安全等级；

②安全性评价采用个案评审原则；

③表 7-2 中程序的各个步骤都要从 3 个方面分析：

a. 是否有潜在危险；

b. 危险程度：可能性、可能后果、影响范围、发生频率和严重程度；

c. 监控措施：预防措施、减害措施、有效性。

表 7-2 安全等级的划分程序

程序	目的	结果
一	确定受体生物的安全等级	I、II、III 或 IV
二	确定基因操作对安全性的影响	I、II 或 III
三	确定重组体的安全等级	I、II、III 或 IV
四	确定遗传工程产品的安全等级	I、II、III 或 IV
五	确定接受环境对安全性的影响	—
六	确定监督措施的有效性	—
七	提出综合评价的结论和建议	—

2.3 生物安全性评价的主要内容

生物安全性评价的内容包括对人类健康的影响和对生态环境的影响两个方面，每个方面的评价内容大致包括：

（1）受体生物的安全等级。

①符合下列条件之一的受体生物应当确定为安全等级 I：

a. 对人类健康和生态环境未曾发生过不利影响；

b. 演化成有害生物的可能性极小；

c. 用于特殊研究的短存活期受体生物，实验结束后在自然环境中存活的可能性极小。

②对人类健康和生态环境可能产生低度危险，但是通过采取安全控制措施完全可以避免其危险的受体生物，应当确定为安全等级 II。

③对人类健康和生态环境可能产生中度危险，但是通过采取安全控制措施，基本上可以避免其危险的受体生物，应当确定为安全等级 III。

④对人类健康和生态环境可能产生高度危险，而且在封闭设施之外尚无适当的安全控制措施避免其发生危险的受体生物，应当确定为安全等级 IV。包括：

a. 可能与其他生物发生高频率遗传物质交换的有害生物；

b. 尚无有效技术防止其本身或其产物逃逸、扩散的有害生物；

c. 尚无有效技术保证其逃逸后，在对人类健康和生态环境产生不利影响之前，将其捕获或消灭的有害生物。

（2）基因操作对受体生物安全性的影响：基因操作对受体生物安全等级的影响分为三种类型：

①增加受体生物安全性的基因操作，包括去除某个（些）已知具有危险的基因或抑制某个（些）已知具有危险的基因表达的基因操作。

②不影响受体生物安全性的基因操作，包括：

a. 改变受体生物的表型或基因型而对人类健康和生态环境没有影响的基因操作；

b. 改变受体生物的表型或基因型而对人类健康和生态环境没有不利影响的基因操作。

③降低受体生物安全性的基因操作，包括：

a. 改变受体生物的表型或基因型，并可能对人类健康或生态环境产生不利影响的基因操作；

b. 改变受体生物的表型或基因型，但不能确定对人类健康或生态环境影响的基因操作。

（3）遗传工程体的安全等级：根据受体生物的安全等级和基因操作对其安全等级的影响类型及影响程度，确定转基因生物的安全等级（表7-3）。

表7-3　遗传工程体的安全等级与受体生物安全等级和基因操作安全类型之间的关系

受体生物安全等级	基因操作的安全类型		
	1	2	3
Ⅰ	Ⅰ	Ⅰ	Ⅰ、Ⅱ、Ⅲ、Ⅳ
Ⅱ	Ⅰ、Ⅱ	Ⅱ	Ⅱ、Ⅲ、Ⅳ
Ⅲ	Ⅰ、Ⅱ、Ⅲ	Ⅲ	Ⅲ、Ⅳ
Ⅳ	Ⅰ、Ⅱ、Ⅲ、Ⅳ	Ⅳ	Ⅳ

（4）遗传工程产品的安全等级：遗传工程产品是由遗传工程体产生，或由遗传工程体经过适当加工而成；遗传工程产品与遗传工程体的安全性可能有所不同或大不相同；遗传工程产品安全性的分级标准与受体生物的分级标准相同；遗传工程产品安全性评价的主要内容为与遗传工程体比较，遗传工程产品的安全性有何改变。

3　生物安全控制措施

生物安全控制措施是针对生物安全所必须采取的技术措施。生物安全控制措施是为防止基因工程产品和其他生物质产品在研发、生产、储运和使用过程中可能发生的潜在危险所采取的防范措施。在基因工程和其他生物操作的试验、中试、环境释放、生产和应用前，都必须通过安全性评价，并采取相应措施。

3.1　生物安全控制措施的类别

按控制措施的性质可将其分为五类，见表7-4。

表7-4　生物安全控制措施按性质分类

类别	方法含义	举例
物理控制措施	利用物理方法限制转基因生物及其产物在实验区外的生存及扩散	设置栅栏，防止转基因生物及其产物从实验区逃逸或被人或动物携带至实验区外等
化学控制措施	利用化学方法限制转基因生物及其产物的生存、扩散或残留	生物材料、工具和设施的消毒

类别	方法含义	举例
生物控制措施	利用生物措施限制转基因生物及其产物的生存、扩散或残留，以及限制遗传物质由转基因生物向其他生物的转移	设置有效的隔离区及监控区、清除实验区附近可与转基因生物杂交的物种、阻止转基因生物开花或去除繁殖器官，或采用花期不遇等措施，以防止目的基因向相关生物的转移
环境控制措施	利用环境条件限制转基因生物及其产物的生存、繁殖、扩散或残留	控制温度、水分、光周期等
规模控制措施	尽可能地减少用于实验的转基因生物及其产物的数量或减小实验区的面积，以降低转基因生物及其产物广泛扩散的可能性，在出现预想不到的后果时，能比较彻底地将转基因生物及其产物消除	控制试验的生物个体数量，减少试验的面积或空间等

按控制措施的工作阶段可将其分为六类，见表7-5。

表7-5 生物安全控制措施按工作阶段分类

类　别	措施要求
实验室控制措施	相应安全等级的实验室装备和操作规范的要求
中间试验和环境释放控制措施	相应安全等级的安全控制措施
商品储运、销售及使用	相应安全等级的包装、运载工具、储存条件，使用符合要求的标签
应急措施	针对意外扩散、逃逸和转移所采取的应急措施，含报告、扑灭、销毁
废弃物处理	相应安全等级，采取防污染外置
其他	长期或定期的监测记录及报告制度

3.2 生物安全控制措施的针对性和有效性

生物安全控制措施必须针对具体的物种，采取不同的控制方法、设施和设备。生物安全控制措施必须从国情出发，与国家社会经济和科技发展水平相适应，借鉴国外经验和引进设备时要经过周密的研究和消化吸收。

生物安全控制措施的有效性包括：

（1）安全评价的科学性和可靠性。

（2）根据安全等级采取与当前科技水平相适应的安全控制措施。

（3）所确定的安全控制措施是否得到认真落实。

（4）设立长期或定期的监测调查和跟踪研究。

4 生物安全管理体系及实施原则

4.1 生物安全管理体系

生物安全涉及多个学科与行业，生物安全管理是一个系统工程。生物安全管理的内在要求和外部联系，需要建立完整的生物安全管理体系。

生物安全管理体系的内涵包括：

（1）生物安全的管理体制和法规体系。

（2）生物安全评价的技术（检测、监控）体系和手段。

（3）促进生物技术健康发展的政策体系和管理机制。

（4）生物技术产品进出口管理机制。

（5）国家生物安全管理能力建设。

生物安全管理的总体目标：通过制定政策和法律规定，确立相关的技术准则，建立健全管理机构并完善监测和监督机制，积极发展生物技术的研究与开发，切实加强生物安全的科学技术研究，有效地将生物技术可能产生地风险降低到最低限度，以最大限度地保护人类健康和生态环境安全，促进国家经济发展和社会进步。

4.2　我国生物安全管理的原则

生物安全管理体现国家意志和国家形象，其基础是国家综合国力和科技实力。

我国目前生物安全管理遵循以下原则：

（1）预防为主的原则。

（2）研究开发与安全防范并重的原则。

（3）国家干预的原则。

（4）公正、科学的原则。

（5）控制原则——适度控制和全程控制（不限制正常科技活动，不遗漏任何环节）。

（6）公众参与的原则——知情权、参与权、选择权。

4.3　主要法规

（1）《中华人民共和国生物安全法》是为维护国家安全，防范和应对生物安全风险，保障人民生命健康，保护生物资源和生态环境，促进生物技术健康发展，推动构建人类命运共同体，实现人与自然和谐共生，而制定的法律。

（2）《环境与发展的里约宣言》指出为了保护环境，各国应按照本国的能力，广泛采用预防措施；遇有严重或不可逆转损害的威胁时，不得以缺乏充分的科学依据为理由，延迟采取符合成本效益的措施防止环境恶化。

（3）《卡纳生物安全议定书》要求任何含基因修饰生物体（GMO）的产品均须贴"可能含 GMO"的标签；对某些产品，出口商必须事先告知其产品是否含 GMO；政府或进口商有权拒绝进口这类产品。

（4）《基因工程安全管理办法》分四个等级，分类管理和分类审批制度。

（5）其他，如《农业生物基因工程安全管理办法》《农业转基因生物安全管理条例》《农业转基因生物安全评价管理办法》《农业转基因生物进口安全管理办法》《农业转基因生物标识管理办法》《人用重组 DNA 制品质量控制要点》《新生物制品审批办法》《新药评审办法》《转基因食品卫生管理法》《轻化食品生物技术产品安全管理细则》《病原微生物实验室生物安全管理条例》以及国家环保局《病原微生物实验室生物安全环境管理条例》。

第二节 医药生物技术及其产品的生物安全

1 医药生物技术及其产品

医药生物技术主要包括：

（1）利用生物体作为生物反应器，按人们意志来研究生产出医药生物技术产品，如基因工程药物、人用单克隆抗体、疫苗和寡聚核苷酸及诊断试剂的研制和生产；

（2）利用生物技术来改进或创造出新的诊断、治疗、预防疾病的方法，如基因治疗和生物治疗等。

医药生物技术产品是指应用现代生物技术生产的用于人类疾病的诊断、治疗、预防以及发病机理研究等方面的产品，包括蛋白质药物与核酸药物两类。蛋白质药物包括重组多肽和蛋白质药物、单克隆抗体和基因工程抗体、重组疫苗和重组多价疫苗等；核酸药物包括反义核酸药物、基因治疗药物、DNA 疫苗和重组活疫苗等。

1.1 基因工程药物

利用基因工程技术，将外源目的基因经重组技术导入微生物（如大肠杆菌、酵母等）或动、植物细胞，通过发酵或细胞繁殖来生产大量多肽或蛋白质药物。

目前，已开发和正在开发的基因工程药物主要有以下几类：

（1）细胞因子：干扰素、白细胞介素、集落刺激因子、生长因子、其他细胞因子等。

（2）激素：重组人胰岛素、重组生长激素等。

（3）酶类：如枯草杆菌纤溶酶等。

（4）重组疫苗和重组多价疫苗：乙型肝炎疫苗等。

（5）重组融合蛋白：冻干基因工程 α1b 干扰素等。

1.2 人用单克隆抗体

由于鼠源性单克隆抗体进入人体后会产生人抗鼠抗体，在继续进行抗体治疗时不仅影响疗效，而且存在引起过敏反应的危险。解决这一问题的方法之一就是使用人源化或人源性单克隆抗体。

利用转基因动物制备人源抗体是近年来抗体研究中的主要进展，该技术先将小鼠免疫球蛋白基因组剔除，然后将人免疫球蛋白基因移入，用抗原免疫小鼠后可以产生高亲和力的人源抗体。由于全人单抗进一步降低了免疫反应的危险性，在临床上应用获得了更大的成功。

1.3 病毒工程突变株与重组减毒活疫苗

应用生物技术定向改变与病毒毒力相关的基因，使其降低毒力的同时仍保持较好的免疫原性，已成为研究制造减毒活疫苗株的新途径。

1.3.1 工程减毒疫苗株

在基因组的某些位点引入突变，使病毒的毒力减弱而不影响其免疫保护性。

对脊灰野毒株与 Sabin Ⅲ 型减毒株序列分析比较和人工定点突变的研究表明，脊灰野毒株 5′NCR 区第 472 位和 VP3 第 2034 位碱基是与其毒力有关的主要核苷酸。将 Sabin Ⅲ 型毒株中此两点中的任何一点恢复突变成野毒序列后，其毒力均呈不同程度回升，若将两点同时恢复突变成野毒序列则产生明显的嗜神经毒性。

1.3.2 杂合减毒株

脊灰病毒三个型的衣壳蛋白构型存在至少 4 个中和抗原决定簇（N-AgⅠ～Ⅳ）。其中 N-AgⅠ抗原决定簇变异后，其他抗原仍能诱发足够的中和抗体。因此，N-AgⅠ就成了用其他抗原替代以构建杂合病毒的理想部位。

Burke 等首先以 Sabin Ⅰ型病毒为载体，用 Sabin Ⅲ型的 N-AgⅠ的 8 肽（EPQTTRVO）序列替代了Ⅰ型病毒 N-AgⅠ的 8 肽（SASYKNKD）序列，获得的 N-AgⅠ/Ⅲ型杂合病毒，该病毒能诱发小鼠、兔和猴子产生针对Ⅰ型和Ⅲ型的双重中和抗体。

使用性状比较稳定的 Sabin Ⅰ型为载体，获得针对Ⅰ/Ⅱ和Ⅰ/Ⅲ的双价毒株，不但克服Ⅱ型和Ⅲ型性状不稳定的缺点，还预示构建Ⅰ/Ⅱ/Ⅲ型杂合病毒的可能，是一种新型疫苗研究的重要途径。

1.3.3 病毒载体重组株

（1）脊灰病毒载体：使用 Sabin Ⅰ型病毒载体，可以获得同时表达 Sabin Ⅰ/Ⅱ和Ⅰ/Ⅲ抗原决定簇的重组病毒。以后的实验表明，选用适当外源抗原决定簇也可以在脊灰载体中获得表达。

缺点：脊灰载体的表达容量太小，就外源基因表达来说，实用性不大。

优点：重组的脊灰载体因缺失衣壳蛋白而不能自我包装成病毒，所以需辅助病毒提供衣壳蛋白才能包装成重组病毒颗粒，脊灰载体十分安全。

（2）腺病毒载体：腺病毒的基因组至少有三个区域可以插入外源基因，包括：E1 区、E3 区和 E4 区与右末端的连接处。可插入 2～3kb 外源基因而不影响病毒的包装。若在非必需区先去除 2～3kb 病毒本身的基因后，外源基因插入量可增至 5kb 左右，仍可包装成病毒颗粒。

（3）痘苗病毒载体：痘苗病毒是最大的一类病毒之一，非必需区多，外源基因容量大，通常可容纳 20kb 以上的外源基因而不影响病毒的复制与包装。加上该病毒至少可去除 20kb 自身的基因，所以外源基因插入量可达 40～50kb。由于该病毒有很强的免疫效应，因此是一个良好的基因工程疫苗载体。

缺点：该病毒接种反应较大，并具有一些虽罕见但却十分严重的免疫接种并发症，如全身性发痘、进行性发痘和种痘后脑炎等。因此，改进该载体的安全性是该载体能否最终用于人体的关键。

（4）用于疾病治疗的重组病毒：利用重组病毒强有力的免疫效应对某些疾病进行免疫治疗，及利用重组病毒持续稳定表达的特点对遗传病进行基因治疗，是近些年来病毒载体发展的重要方向。

①重组病毒用于免疫治疗。这类病毒载体主要有痘苗病毒载体、疱疹病毒载体和腺病毒载体等。

②重组病毒用于基因治疗。主要原因：一般病毒载体都具有很高的转染效率，一些病毒可稳定整合于细胞中持续表达。

存在的问题：在遗传病的基因治疗中，强免疫佐剂效应的载体，极易受到机体免疫系统的排斥，在体内存在时间较短，难以发挥纠正遗传缺陷的作用。而免疫原性较低的可持续性表达的病毒又各有不足，如逆转录病毒的主要缺点是滴度低，转染效率尚待提高，并且只能在分裂的细胞中表达，而腺病毒伴随病毒虽可在非分裂的细胞中持续表达，但制备高滴度重组腺病毒伴随病毒的程序又过于复杂。

1.4　反义核酸药物

反义核酸药物是根据碱基互补原理，用人工合成或生物合成的特定互补寡核苷酸片段，抑制或封闭基因表达，阻断相应有害蛋白质的合成，因此是理想的具有精确选择性的特异基因靶向治疗药物。由于反义药物技术思路简单明了，应用前景好，美国已有几十家公司开展有关的研究。

1.5　基因治疗

基因治疗是将正常的基因用一定的方法导入细胞内，替换或封闭其中的异常基因或致病基因，达到治疗相关疾病的一种手段。

基因缺陷是造成30%的儿童死亡、25%的生理缺陷和60%的成年人疾病的主要病因，基因治疗有望治愈人类4000余种遗传性疾病，比如：

（1）遗传病（Inheriteddisorders）：ADA缺陷的严重联合免疫缺陷症（SCID），血友病，家族性高胆固醇血症，囊性纤维变性，Gaucher症等。

（2）恶性肿瘤：恶性黑色素瘤、成神经细胞瘤、白血病、肾癌、卵巢癌等。

（3）感染性疾病：艾滋病。

（4）其他：血管疾病等。

1.6　DNA疫苗

DNA疫苗免疫接种就是直接应用含有表达可导致宿主免疫应答编码抗原基因的质粒DNA进行接种，当其进入适当组织系统，就能表达产生目标抗原。

1998年，Moynier等应用表达HIV-1Nef辅助蛋白的质粒DNA诱导小鼠的体液免疫应答，并产生高滴度抗体。目前开发的疫苗有轮状病毒、单纯疱疹病毒、乙型肝炎病毒、人类免疫缺陷病毒、狂犬病毒、结核杆菌亚单位疫苗等。

DNA疫苗主要存在免疫效率低、免疫机制、免疫毒理不明等问题。提高免疫效率是目前的研究中心。

1.7　转基因动物

转基因动物是用实验的方法将人们所需要的目的基因导入动物的受精卵里，若外源基因与动物本身的基因（染色体）整合在一起，外源基因就能随细胞的分裂而增殖，在体内得到表达，并能稳定地遗传给后代。

转基因动物应用主要有生产药用蛋白、生产人营养保健品、生产可用于人体器官移植的动物器官、建立诊断、治疗人类疾病及新药筛选的动物模型。

转基因动物及其产品将形成巨大的产业，影响人类社会活动的每一个方面，极大地造福于人类。但为了确保动物转基因及其产品不产生对人类社会的负面效应，对转基因动物及其产品的安全性评估是十分必要的。

（1）转基因的构件的安全性评价：转基因及表达系统（功能的异源获得）、通过同源重组实现基因的定位整合（功能的同源丧失）、标记基因及其表达产物的安全性评价。

（2）转基因动物释放的安全性评估：遗传稳定性的安全性评估、表达稳定性的评估。

（3）转基因动物品系建立的安全性评估：可以像细胞生产方案一样为每个特别的转基因动物系建立类似的等级，称为始祖转基因动物库和生产用转基因动物库。这些库可由数目有限、高度特征化的转基因动物组成，如果有可行的技术，来自转基因始祖动物和它们的下一代的精子和胚胎均可用于建库以保存有价值的转基因系。这样做的好处是，库中的转基因动物可以稳定地产生后代，而这些后代能生产出合乎标准的产品。在转基因动物品系建立过程中不同用途的转基因动物应做不同的处理。

（4）生产动物群的组建和选择的安全性评估：一旦转基因始祖动物经鉴定和确证，它们即可用于繁殖生产动物，始祖动物通过与转基因动物或非转基因动物交配，即可将转基因性状和其他性状一并传递给后代。生产商应建立严格的标准筛选转基因后代以组建生产群，从而保证转基因动物终生都能稳定地提供数量合理、使用安全的产品。

（5）临床的安全性评价：来自重组 DNA 技术的产品，尤其是与天然物质相似的产品可能要求做有限的毒物学研究。应呈报提议的临床前安全性评价的研究，可用体外试验和正常动物及疾病动物模型的体内试验来评价产品的效率和安全性，剂量范围应包括超过正常人临床应用的剂量。

1.8 转基因植物生产药用蛋白

转基因植物或植物病毒表达载体生产药用蛋白。迄今为止，国外已经有几十种药用蛋白质或多肽在植物中得到成功表达，包括人的生长因子、细胞因子、单克隆抗体和疫苗等。

植物中几乎不含有潜在的人类病原体，从而为人类提供了一个更加安全的生产体系，与微生物发酵系统相比能对真核生物蛋白进行翻译后加工如蛋白糖基化，利用转基因植物生产口服疫苗可避免或至少减免部分纯化过程，从而降低成本，方便使用。

1.9 组织工程

组织工程（Tissueengineering）是应用细胞生物学和工程学的原理，研究开发生物替代物，以修复和改善损伤组织和功能的实用技术，是在组织水平上操作的生物工程。主要致力于组织和器官的形成和再生。

组织工程是将体外培养扩增的正常组织细胞吸附于一种生物相容性良好并可被机体吸收的生物材料上形成复合物，将该细胞-生物材料复合物植入机体组织、器官病损部位，其中生物材料逐渐被机体降解吸收，而细胞在此过程中逐渐形成新的具有一定形态和功能的相应组织、器官，达到修复创伤和重建功能的目的。

1.10 人类基因组计划与蛋白质组研究

蛋白质组即指基因组表达的全部蛋白质，也指在一种细胞/组织内存在的全部蛋白质。

蛋白质组研究技术是功能基因组时代的重要研究手段，它在基因结构与功能的研究以及人类疾病的研究中将发挥重要作用。人类蛋白质组的研究主要集中在特异的组织、细胞蛋白谱分析以及正常与病理状态下表达谱的比较方面。例如，在对肾癌的研究中发现有 4 种蛋白质存在于正常肾组织而在肾癌细胞中缺失。其中两种分别是辅酶 Q 蛋白色素还原酶和线粒体硼氧化-还原复合物 I，提示线粒体功能低下可能在肿瘤发生过程中起重要作用。

1.11 生物芯片

生物芯片以高密度、高通量、并行检测为主要特征，包括 DNA 芯片、蛋白质芯片、组织芯片等，读取的信息会包括基因信息、拓扑结构以及大分子间相互作用力等。

2 医药生物技术产品安全性问题及评价

2.1 实验室重组 DNA 试验隐含的生物危害

实验室重组 DNA 操作的潜在危害:

①实验室病原体或重组病原体感染操作者所造成的实验室性感染;

②带有重组 DNA 的载体或受体的动植物、细菌及病毒逃逸出实验室造成社会性污染。

2.2 基因工程工业化生产的潜在危害

基因工程工业化生产的潜在危害包括:

①感染危险;

②生产过程中的死菌体或死细胞及其组分或代谢产物对人体及其他生物造成的毒性、致敏性及其他生物学效应;

③产品的毒性、致敏性及其他生物学效应;

④环境效应。

2.2.1 原核表达系统的安全性问题

原核表达系统中主要包括大肠杆菌、枯草杆菌等表达系统。到目前为止,由于大肠杆菌的外源蛋白质产量可观,在胞内积累可高达大肠杆菌总蛋白质的 60%,加上人类拥有数十年的发酵工业经验,因此,原核表达系统仍是当前基因工程工业化生产的主要表达系统。

在产品质量方面导致的安全问题包括:

(1) 蛋白质的纯度问题(包括蛋白质正确折叠比例、二硫键的错配率、菌体多糖和杂蛋白质的含量等)。

(2) 菌体细胞高表达外源蛋白质可能对菌体正常生理产生影响,导致错译率提高,一些蛋白质肽链中个别氨基的改变有可能改变蛋白质的结构和功能,而纯化的程度无法区别个别氨基酸的差异。

(3) 原核系统缺乏对蛋白质产物的糖基化过程,从而造成原核蛋白质产品在糖基侧链上与人体蛋白质的细微差异,因而在其生理作用上也可能有细微的差异。

2.2.2 真核表达系统的安全性问题

包括酵母、哺乳动物细胞在内的真核表达系统生产的药用产品在产品质量上有明显的优越性。

重组细胞培养产物的致癌性一般可以从活基质细胞、细胞蛋白质、残留细胞 DNA 和内源病毒(如逆转录病毒)4 个方面考虑:

(1) 重组技术中使用的连续培养细胞株,通常具有永久传代生长的特性,能在免疫控制的啮齿动物体内形成肿瘤,因而连续培养细胞株的"肿瘤发生"性质是否会通过产物带给接受者至今未有定论。

(2) 虽然重组产物中的细胞清除很容易达到,但残留的胞内蛋白质是否具有转化能力从而使正常细胞变为癌细胞,这种可能性是很难彻底排除的。

(3) 残留在重组产品中的胞内 DNA 也是一个令人担心的问题,因为转化的病毒基因和有活性的致癌基因能在体外将正常细胞转化为肿瘤细胞。

(4) 一些哺乳动物细胞的基因组在某些情况下能自发性地表达逆转录病毒颗粒,污染表达产物,这一现象在生产中也是值得注意的。

2.3 重组活疫苗的安全性问题

重组活疫苗是利用基因工程的方法将病原微生物的基因插入一个良性微生物中，制得该病原微生物的疫苗。对其安全性需要慎重对待，理想的基因应当是只编码外壳蛋白而与增值无关的基因，但很难说病毒的外壳蛋白仅仅起一个包裹作用，导致病毒损伤靶组织的基因，如肝炎病毒亲肝基因，则应坚决不予使用，因为这类基因很可能将原本无害的微生物变得极其危险。

2.4 质粒 DNA 疫苗的安全性问题

注射的 DNA 结合于宿主细胞可能整合到宿主染色体中，导致插入性突变，从理论上看，将外源 DNA 引入人体内敏感细胞，其转入可因插入活性癌基因、活性宿主原癌基因或使癌抑制基因失活而导致肿瘤细胞的形成。

目前对于接种用 DNA 表达抗原的免疫机制知之甚少，对表达抗原的持续时间也缺乏足够的了解，外源蛋白的长期表达有可能导致异常免疫病理反应且难以恢复。

2.5 基因治疗的生物安全性问题

2.5.1 逆转录前病毒载体的安全隐患

①载体在包装细胞内和辅助病毒发生重组，恢复完整的野生型病毒基因组产生逆转录病毒；②制备载体过程中因器皿不净或操作不当等造成野生型逆转录病毒的污染；③人内源性逆转录病毒序列在体内可能与载体发生重组而产生逆转录病毒。

2.5.2 目的基因表达水平对机体的影响

由于实验工作的限制，导入的基因一般没有合适的表达量调控手段，同时，目前对人体一些正常机能也知之甚少，什么样的表达标准合适也不确定，因而导入基因的表达水平是否对病人合适就不得而知了。这样，导入基因的表达是否影响机体的一些正常生理活动，基因的长期的过量表达是否会给患者带来其他长期的不良作用也是人们担心的一个问题。

2.5.3 靶细胞被污染的潜在危险

首先，包装细胞中对病毒 RNA 的包装有时可能不是很精确的，尽管发生的频率很小，但这种误装可能导致包入有害的基因，经过逆转录与宿主细胞染色体 DNA 整合，会带来极其严重的后果。其次，包装细胞来源于小鼠的纤维细胞 NIH3T3，其中有关小鼠内源性的逆转录病毒序列可由逆转录病毒载体介导进入宿主细胞，并与宿主细胞基因组整合。

2.5.4 基因治疗在社会伦理道德上的问题

关于基因治疗是否符合社会伦理道德这样一个敏感的问题，已经有过无数激烈的讨论。目前社会各界普遍认同体细胞的基因治疗，而对于生殖细胞进行遗传操作以达到防治疾病甚至为改进人的某些遗传性状目的的技术，则充满争议，其焦点包括医学生物学和社会伦理两方面。

医学生物学角度考虑，种系细胞的遗传操作所转移的遗传物质可随生殖细胞传给后代，这一方面会打乱人类固有的遗传信息系统，而带来难以预见的后果；另一方面，由于人类对自身的生理活动了解的局限性，使任何一个治疗方案均无法预测其长期的生理效应，从而给后代带来永久性的影响。

社会伦理学方面考虑，西方国家普遍认为种系细胞的基因治疗改变了生殖细胞的遗传组成，这就等于人类自己来扮演"上帝"，剥夺了婴儿继承未经遗传操作改变的亲代基因组的权利，同时，"遗传改良"的某些人，对整个人类将可能意味着什么，也是一个十分敏感的话题。

第三节　生物安全管理体系

1　体系要素

为了确保生物风险可控，涉及到感染性物质作业的相关企事业单位（包括研究机构、生产性企业、疾控医院检验、储存运输等），必须建立对应的生物安全管理体系。生物安全管理主要参照《生物安全法》、《实验室生物安全通用要求》（GB 19489—2008）、《WHO 生物安全手册》、《疫苗生产车间生物安全通用要求》国卫办科教函〔2020〕483号、《兽用疫苗生产企业生物安全三级防护检查验收评定标准》、跨国公司最佳实践等内容建设，必要时，可局部参照欧盟、美国、加拿大等国家最新公布的研究成果进行补充完善。公共卫生流行病管理，按照国家传染病相关要求执行。

生物安全管理体系可作为 EHS 体系的分支进行管理，生物安全体系通用要素（如承诺、职责、方针政策、目标、CAPA、检查与内审、持续提升等）纳入 EHS 体系遵照PDCA 的原则进行管理。

具有生物安全典型特征的体系要素主要有：

1.1　组织与人员方面

生物安全委员会，生物安全官与生物安全专家团队（SMEs），人员资质，实验室资质，生物安全培训等。

1.2　风险与设施方面

生物安全风险评估，不同等级生物安全区域的通用要求（BSL-1~BSL-4），不同等级实验动物设施的生物安全要求，典型生物安全设备要求（生物安全柜、安全设施等），空调系统与公用工程系统，生物安全安保要求等。

1.3　流程与制度

微生物学操作规范（SOPs），消毒、去污与灭菌，重组 DNA/基因修饰技术要求，废弃物管理（含废水、废气），健康监护与免疫接种，生物安全事故与应急，个人防护，感染性物质的运输（厂内、厂外），菌毒种管理，生物安全信息告知与维护等。

1.4　其他要求

化学品操作危害防控，火灾和电气风险防控等。

2　生物安全概念的实验室及厂房主要考量点

2.1　现行主要的生物安全法规

（1）《中华人民共和国生物安全法》。

（2）《安全生产法》。

（3）《刑法》。

（4）《传染病防治法》。

（5）《病原微生物实验室生物安全管理条例》。

（6）《医疗废弃物管理条例》。

（7）《可感染人类的高致病性病原微生物菌（毒）种或样本运输管理规定》（卫生部45 号令）。

（8）《医疗废弃物管理办法》。

（9）《人间感染的病原微生物名录》。

（10）《病原微生物实验室生物安全环境管理办法》。

（11）《疫苗生产车间生物安全通用要求》（国卫办科教函（2020）483 号）。

（12）《实验室生物安全通用要求》GB 19489—2008。

（13）《生物安全实验室建筑技术规范》GB 50346—2011。

（14）《实验室生物安全认可准则》。

（15）《人间传染的病原微生物菌（毒）种保藏机构管理办法》。

（16）《兽用疫苗生产企业生物安全三级防护检查验收评定标准》。

（17）《医院隔离技术规范》WS/T 311。

（18）《医院感染监测规范》WS/T 312。

（19）《二级生物安全柜》YY 0569。

（20）《生物安全柜》JG 170。

（21）各省区生物安全相关要求、各省区二级生物安全实验室技术规范、各省区突发公共卫生的相关要求。

2.2 生物安全等级

生物危害应当进行分级分类管理（表7-6），主要依据为《病原微生物实验室生物安全管理条例》（国务院令第 424 号）、《人间传染的病原微生物名录》（卫科教发〔2006〕15 号）、《WHO 生物安全手册》以及其他相关规范。

表 7-6　生物危害分级分类

危险度等级	病原微生物实验室生物安全管理条例	WHO生物安全手册	解　释	生物安全等级
个体和群体的危险均高	第一类病原微生物	危险度 4 级（RiskGroup4）	病原体通常能引起人或动物的严重疾病，并且很容易发生个体之间的直接或间接传播，对感染一般没有有效的预防和治疗措施（如埃博拉病毒、天花病毒）	BSL-4
个体危险高，群体危险低	第二类病原微生物	危险度 3 级（RiskGroup3）	病原体通常能引起人或动物的严重疾病，但一般不会发生感染个体向其他个体的传播，并且对感染有有效的预防和治疗措施（如 HIV、狂犬病毒）	BSL-3
个体危险中等，群体危险低	第三类病原微生物	危险度 2 级（RiskGroup2）	病原体能够对人或动物致病，但对实验室工作人员、社区、牲畜或环境不易导致严重危害。实验室暴露也许会引起严重感染，但对感染有有效的预防和治疗措施，并且疾病传播的危险有限（如季节性流感病毒、乙型肝炎病毒）	BSL-2

续表

危险度等级	病原微生物实验室生物安全管理条例	WHO生物安全手册	解　释	生物安全等级
无或极低的个体和群体危险	第四类病原微生物	危险度1级（RiskGroup1）	不太可能引起人或动物致病的微生物（如乳酸杆菌）	BSL-1

注　病原微生物类别分为病毒（含朊病毒）、细菌、放线菌、衣原体、支原体、立克次体、螺旋体、真菌。

2.3　生物安全风险评估

风险管理所依据的资料及拟采取的风险应对措施、安全操作规程等应以国家主管部门、世界卫生组织、国际标准化组织等机构或行业权威机构发布的指南、标准等为依据；任何新技术在使用前应经过充分验证，使用时，应得到相关主管部门的批准。

在进行未知病原微生物危害评估时，原则上一般从四个方面考虑进行：危险因子的鉴定；暴露因素评估；剂量反应评估；危害程度鉴定结论。未知病原微生物风险评估（包括变异的病原微生物），需要委托专业机构进行，涉及较深的专业知识和专业技术。

对已知病原微生物的评估，病原微生物危害分类是生物危害评估主要依据，但仍需要考虑多重因素才能确定风险等级和控制措施，主要评估因素包括微生物的一般生物学特性概述、危害程度分类、病原微生物起源、基因组及编码产物、形态特征、培养特性流行特征（现状、传染源、传播途径、易感人群等）：

（1）微生物的致病性和感染剂量。

（2）感染途径及潜在暴露的结果：自然感染和其他因实验操作所致的感染途径（实验室、临床、科研及生产）。

（3）微生物在环境中的稳定性：自然环境、灭活条件。

（4）所操作微生物的浓度和剂量的影响：一般操作的浓度和剂量、标本浓缩操作的浓度和剂量。

（5）自然宿主和易感人群。

（6）实验动物研究、实验室感染或院内感染信息。

（7）病原微生物操作活动评估（如离心、气溶胶、超声、接种、灭活等），疫苗生产企业可参照《疫苗生产车间生物安全通用要求》（国卫办科教函〔2020〕483号）及《兽用疫苗生产企业生物安全三级防护检查验收评定标准》。

（8）重组DNA操作可能会扩大的宿主范围。

（9）预防和治疗措施。

（10）人员安全状况评估。

（11）评估结论：病原微生物分类分级依据；实验活动与实验室级别要求及个人防护要求；人员健康和素质要求；预防和治疗措施要求。

2.4　生物安全实验室分级管理

生物安全实验室通常分为四个等级：

（1）基础实验室：一级生物安全水平。

（2）基础实验室：二级生物安全水平。

（3）防护实验室：三级生物安全水平。

（4）最高防护实验室：四级生物安全水平。

根据操作不同危险度等级微生物所需的实验室设计特点、建筑构造、防护设施、仪器、操作以及操作程序来决定实验室的生物安全水平。表7-7叙述了与不同危险度等级相对应的各危险度等级微生物所要求的实验室生物安全水平。

表 7-7　与微生物危险度等级相对应的生物安全水平、操作和设备

危险度等级	生物安全水平	实验室类型	实验室操作	安全设施
1 级	基础实验室 一级生物安全水平	基础的教学、研究	GMT	不需要；开放实验台
2 级	基础实验室 二级生物安全水平	初级卫生服务；诊断、研究	GMT 加防护服、生物危害标志	开放实验台，此外需BSC 用于防护可能生成的气溶胶
3 级	防护实验室 三级生物安全水平	专门特殊的诊断、研究	在二级生物安全防护水平上增加特殊防护服、准入进入制度、定向气流	BSC 和/或其他所有实验室工作所需要的基本设备
4 级	最高防护实验室 四级生物安全水平	危险病原体研究	在三级生物安全防护水平上增加气锁入口、出口淋浴、污染物品的特殊处理	Ⅲ级 BSC 或Ⅱ级 BSC 并穿着正压服、双开门高压灭菌器（穿过墙壁墙体）、经过滤的空气

注　BSC—生物安全柜；GMT—微生物学操作技术规范。

在实验室实际工作中，应根据危险度评估结果将微生物因子归入某一生物安全水平。在通过危险度评估工作来确立适当的生物安全水平时，要考虑危险度等级以及其他一些因素。例如，归入危险度2级的微生物因子，进行安全工作通常需要二级生物安全水平的设施、仪器、操作和规程。但是，如果特定实验需要发生高浓度的气溶胶时，由于三级生物安全水平通过对实验工作场所内气溶胶实施更高级别的防护，所以更适于提供所必需的生物安全防护。因此，在确定所从事特定工作的生物安全水平时，应根据危险度评估结果来进行专业判断，而不应单纯根据所使用病原微生物所属的某一危险度等级来机械地确定所需的实验室生物安全水平，表7-8、表7-9汇总了四种不同生物安全水平的防护要求及对重要安全设施生物安全柜的选择依据。

表 7-8　不同生物安全水平对设施的要求

设施	生物安全水平			
	一级	二级	三级	四级
实验室隔离	不需要	不需要	需要	需要
房间能够密闭消毒	不需要	不需要	需要	需要

续表

设施		生物安全水平			
		一级	二级	三级	四级
通风	向内的气流	不需要	最好有	需要	需要
	通过建筑系统的通风设备	不需要	最好有	需要	需要
	HEPA 过滤排风	不需要	不需要	需要/不需要	需要
双门入口		不需要	不需要	需要	需要
气锁		不需要	不需要	不需要	需要
带淋浴设施的气锁		不需要	不需要	不需要	需要
通过间		不需要	不需要	需要	—
带淋浴设施的通过间		不需要	不需要	不需要	不需要
污水处理		不需要	不需要	不需要	需要
高压灭菌器	现场	不需要	最好有	需要	需要
	实验室内	不需要	不需要	需要/最好有	需要
	双门	不需要	不需要	需要/最好有	需要
生物安全柜		不需要	最好有	需要	需要
人员安全监控条件		不需要	不需要	最好有	需要

表 7-9 不同保护类型及生物安全柜的选择

保护类型	生物安全柜的选择
个体防护，针对危险度 1~3 级微生物	Ⅰ 级、Ⅱ 级、Ⅲ 级生物安全柜
个体防护，针对危险度 4 级微生物，手套箱型实验室	Ⅲ 级生物安全柜
个体防护，针对危险度 4 级微生物，防护服型实验室	Ⅰ 级、Ⅱ 级生物安全柜
实验对象保护	Ⅱ 级生物安全柜，柜内气流是层流的Ⅲ 级生物安全柜
少量挥发性放射性核素/化学品的防护	Ⅱ 级 B1 型生物安全柜，外排风式Ⅱ 级 A2 型生物安全柜
挥发性放射性核素/化学品的防护	Ⅰ 级、Ⅱ 级 B2 型、Ⅲ 级生物安全柜

3 感染性材料的运输与保藏

国际民航组织《危险物品航空安全运输技术细则》中将感染性物质分为 A、B 两类。《人间传染的病原微生物名录》要求：通过其他交通工具运输的可参照以上标准包装。

A 类：对健康人或动物造成永久性残疾或致命疾病的感染性物质。UN 号 2874。

B 类：不符合列入 A 类标准的感染性物质运输专用名称为诊断标本或临床标本或生命物质 B 类。UN 号 3373。

4 菌毒种保藏储存

医疗卫生、出入境检验检疫、教学和科研机构按规定从事临床诊疗、疾病控制、检疫检验、教学和科研等工作，在确保安全的基础上，可以保管其工作中经常使用的菌（毒）种或样本，其保管的菌（毒）种或样本名单应当报当地卫生行政部门备案。但涉及高致病性病原微生物及行政部门有特殊管理规定的菌（毒）种除外。

菌（毒）种和样本安全保管制度和操作程序主要包括：菌毒种和样本的接收；菌毒种分离；菌毒种鉴定；菌毒种使用、分发；菌毒种销毁；菌毒种丢失、破损或偶发事故。

保存管理的主要要求包括：建立总账及分类账；详细记录菌（毒）种的学名、株名、历史、来源、特性、用途、批号、代数、保存日期和数量等；设菌（毒）种库，专人（双人双锁）管理（可参照剧毒品进行管理）；保存方法：斜面或半固体、冻干、磁珠等；保存设备：一般为低温冰箱或室温。

企业传染病大流行防控体系作为公司业务连续性的重要组成部分，目的是保护员工和家属，识别风险和机会，保证业务持续，为社会负责。

管理策略可基于世界卫生组织（WHO）/中国的风险分级（表 7-10、表 7-11 中任选其一），主要程序包括成立防控小组、书面的防控预案、每年演习 1 次、外部/内部审核。

表 7-10 世界卫生组织（WHO）风险分级

阶段	说　　明
第 1 阶段	在人类中没有发现新的流感病毒亚型。感染人类的流感病毒亚型可能已经在动物身上产生。传染人或者导致人生病的风险低
第 2 阶段	在人类中没有发现新的流感病毒亚型。尽管如此，在动物中循环发生的流感病毒亚型已经大量形成并对人类有较大的风险
第 3 阶段	人类感染了新的病毒亚型，但没有人与人之间传播，或只有少数案例在密切接触的情况下传播
第 4 阶段	在小范围人群内进行有限的人与人传播：传播范围高度局部化，表明这种病毒不太适应人类
第 5 阶段	在大范围人群内传播，但人与人传播仍然限于局部，表明这种病毒正在不断适应人类，但还没有大量流行的重大风险
第 6 阶度	大规模流行；在普通人群中增加和持续传播

表 7-11 中国流感大流行阶段划分和应急反应分级简明表

阶段划分	说　　明	应急反应分级
准备阶段	无新亚型流感病毒报告	无应急反应
	人类标本中分离出新亚型流感病毒，但未产生特性性抗体应答，或虽产生特异性抗体应答却未出现临床症状	蓝色预警，Ⅳ级应急反应
	人类感染新亚型流感病毒并发病，但未发生人传人	黄色预警，Ⅲ级应急反应
	新亚型流感病毒在人与人之间传播，但传播范围相对局限	橙色预警，Ⅱ级应急反应

续表

阶段划分	说明	应急反应分级
大流行阶段	国内新亚型流感病毒在人群中持续快速地传播，或 WHO 宣布发生流感大流行	红色预警，Ⅰ级应急反应
结束阶段	大流行结束	终止应急反应

第四节　实验室生物安全

1　实验室生物安全的重要性

实验室感染（Laboratory Acquired Infections，LAI），实验室操作病原微生物引起的实验室人员和非实验室人员感染统称为实验室感染。

从事病原微生物的实验室人员感染病原微生物的危险性明显高于普通人群（高出 5~7 倍）；微生物泄漏导致环境污染，引起非实验室人员感染；实验室人员对其家庭成员或社区接触者造成的二次感染；早期的实验室感染事件多发生在科研能力相对发达的国家，美国及苏联两大国的报道较多。

实验室感染的事故追踪：

实验室感染的原因：

①80%是不明原因的感染（可能是气溶胶），20%感染的原因是明确的；

②80%是由工作人员粗心和操作失误引起的，20%是由设备故障引起的。

导致感染最多的 4 种实验室事故：

①溢出和泼洒；

②针头和注射器；

③锐器、碎玻璃；

④动物或动物体外寄生虫的咬伤或抓伤。

实验室感染的途径：

①吸入感染：实验操作产生的气溶胶经空气传播；

②摄入感染：在工作地点吃东西、吃东西前不洗手；

③受损皮肤、黏膜污染；

④接种感染：经常与针、刀和碎玻璃等有关。

2　生物安全防护相关概念

2.1　实验室生物安全防护

实验室工作人员所处理的实验对象含有致病的微生物及其毒素时，通过在实验室设计建造、使用个体防护装置、严格遵从标准化操作程序和规程等综合措施，确保实验室工作人员不受实验对象侵染，确保周围环境不受其污染。实验室生物安全防护分为一级防护（屏障）（Primary Barriers）和二级防护（屏障）（Secondary Barriers）。

2.2 一级防护

包括两方面内容：

①生物安全柜（BSC）和类似的设备等；

②个人防护装备。

2.3 二级防护

二级防护是指实验室屏障设施，其建设有 4 种不同的结构。

2.4 生物安全实验室

（1）生物安全实验室简称 BSL（biosafety level）实验室，指通过规范的实验室设计、实验设备的配置、个人防护装备的使用等建造的实验室。

BSL（生物安全水平）根据所处理的微生物及其毒素的危害程度各分为四级。在标准中正式定名为生物安全防护 X 级实验室，可简称 BSL-X 级实验室（或 BL-X 级实验室）。BSL-1 和 BSL-2 实验室称为基础实验室；具有 BSL-3 防护水平的实验室被称为生物安全防护实验室；达到 BSL-4 水平的称为高度生物防护实验室。

（2）美国 CDC/NIH 对微生物指导性分类：

第一类，不引起健康成年人疾病（大肠杆菌、枯草杆菌）；

第二类，可通过破损皮肤、消化道及黏膜暴露等方式引起人类疾病（麻疹病毒、沙门氏菌、弓形体、乙型肝炎病毒等）；

第三类，本土或外来的微生物，通过吸入途径暴露时可以造成严重或潜在致死性疾病（结核分枝杆菌、牛分枝杆菌、鼠疫杆菌、炭疽杆菌、Q 热病原体、HIV、澳大利亚立克次氏体、加拿大立克次氏体）；

第四类，可以引起严重且威胁生命的人类疾病，可通过气溶胶传播，或传播危险性不明的微生物。

（3）我国《病原微生物实验室生物安全管理条例》中病原微生物分类：

第一类，是指能够引起人类或者动物非常严重疾病的微生物，以及我国尚未发现或者已经宣布消灭的微生物；

第二类，是指能够引起人类或者动物严重疾病，比较容易直接或者间接在人与人、动物与人、动物与动物间传播的微生物；

第三类，是指能够引起人类或者动物疾病，但一般情况下对人、动物或者环境不构成严重危害，传播风险有限，实验室感染后很少引起严重疾病，并且具备有效治疗和预防措施的微生物；

第四类，是指在通常情况下不会引起人类或者动物疾病的微生物。

2.5 生物安全柜（BSC）

生物安全柜是直接操作危险性微生物时所用的箱形安全设备，是生物安全实验室必备的装备，保护使用者、环境、样品。

2.6 实验室分区

我国把 BSL-3 和 BSL-4 实验室平面布局明确分为"三区二缓"的结构。"三区"是指把实验室分成污染（C）、潜在（半）污染（B）、清洁（A）三个功能区。"二缓"是指在 A 和 B 之间，B 和 C 之间的区域（小室）。

3　实验室生物安全防护的基本要求

实验室生物安全防护由实验室操作和技术、安全设备和实验室设施组合构成四级生物安全防护水平，一级为最低级防护水平，四级为最高级防护水平。

生物安全实验室选址要求：

BSL-1实验室：无须特殊选址，普通建筑物即可；

BSL-2实验室：在建筑物内考虑设置通风系统；

BSL-3实验室：在建筑物内自成隔离区；

BSL-4实验室：远离城区，独立建筑物，或在建筑物中的独立隔离区。

3.1　一级生物安全防护水平（BSL-1）

（1）BSL-1适合于已知其特征的、在健康成人中不引起疾病的、对实验室工作人员和环境危害性最小的生物因子（对应于我国的第四类危害的微生物）的工作。

（2）包含微生物举例：大肠杆菌、感染性犬肝炎病毒、枯草杆菌等。

（3）BSL-1不需要特殊的一级和二级屏障、除需要洗手池外，依靠标准的微生物操作即可获得基本的防护水平。

3.2　二级生物安全防护水平（BSL-2）

实验室的操作、安全设备和设施适用于操作我国的第三类（少量二类）危害的致病微生物。适合于从未知病原的人身上取血、体液和组织。

工作人员主要危害是皮肤或黏膜破损后接触感染性材料或吞食感染性食物。必须强调对污染的针头或利器的使用要非常谨慎。

微生物操作必须在一级生物安全防护水平的基础之上，增加生物安全柜、高压灭菌器、安全离心机罩帽、防溅罩或面罩等。

BSL-2实验室个体防护：

（1）在实验室中应穿着工作服或罩衫等防护服。离开实验室时，防护服必须脱下并留在实验室内。不得穿着外出。用过的工作服应先在实验室中消毒，然后统一洗涤或丢弃。

（2）当手可能接触感染材料、污染的表面或设备时应戴手套。如可能发生感染性材料的溢出或溅出，宜戴两副手套。不得戴着手套离开实验室。工作完全结束后方可除去手套。一次性手套不得清洗和再次使用。

（3）满足一级实验室（标准微生物操作规程）各款要求。

（4）在此基础上特别注意：制定出入制度，实验室入口贴上生物危险标志，制定实验室特定的生物安全操作规则，每年一次更新培训制度。

3.3　三级生物安全防护水平（BSL-3）

实验室的操作、安全设备和设施适用于操作我国第二类（个别第一类）病原微生物。这些致病微生物对工作人员的主要危害是自身接种（自伤）、吞服和暴露于感染性气溶胶。

有严格的一级防护屏障和二级防护屏障的要求，以防止相邻区域的工作人员、社会和环境暴露于可能的感染性气溶胶。

例如，所有实验室操作应该在生物安全柜或其他密闭容器中操作。这一水平的二级屏障包括实验室的控制入口和为减小感染性气溶胶从实验室释放的特殊通风系统。

3.4 四级生物安全防护水平（BSL-4）

实验室的操作、安全设备和设施适用于操作我国第一类病原微生物。

Ⅲ级生物安全柜或全身正压防护服能够把实验室工作人员与气溶胶的感染性材料完全隔离开。

设施一般是独立建筑物或具有复杂的、特殊的通风系统和防止活的微生物释放到环境中的污物处理系统。

4 生物安全实验室的个人防护装备

个人防护装备是指用于防止工作人员受到物理、化学和生物等有害因子伤害的器材和用品，包括眼睛（安全镜、护目镜）、头面部及呼吸道（口罩、面罩、个人呼吸器、防毒面具、帽子）、躯体（实验服、隔离衣、连体衣等）、手、足（手套、鞋套）、耳（听力保护器等）。

个人防护装置选择原则：实验室工作人员应根据不同级别生物安全水平和工作性质来选择个人防护装置并掌握正确的使用方法。

4.1 洗眼装置

如发生腐蚀性液体或生物危害液体喷溅至工作人员的眼睛时，应该（或在同事的帮助下）在就近的洗眼台（洗眼装置）用大量缓流清水冲洗眼睛表面 15～30min。事后必须立即填写事故报告单并立即报告主管领导。

4.2 淋浴装置和应急消毒喷淋装置

BSL-2 实验室在必要时应有应急喷淋装置；BSL-3 实验室应设置淋浴装置（清洁区），必要时在半污染区设置应急消毒喷淋装置。保持管道的通畅，必须告知工作人员应急消毒喷淋装置的摆放位置，培训其操作方法。

4.3 防护面罩

对整个脸部进行防护必须使用一种标准的防护面罩以罩住整个脸部，或使用口罩加护目镜（或口罩加安全镜）；保护部分面部佩戴安全眼镜或护目镜，但必须戴口罩以保护部分面部或佩戴标准防护面罩。在使用防护面罩时常常同时佩戴安全镜或护目镜或口罩；实验完毕后必须先摘下手套，然后用手卸下防护面罩。

4.4 手套

在实验室工作中要一直保持戴手套状态并选择正确类型和尺寸的手套；将手插入手套后将手套口遮盖实验服袖；戴手套的手要远离面部。

脱手套过程及注意：用一手捏起另一近手腕部处的手套外缘，将手套从手上脱下并将手套外表面翻转入内；用戴着手套的手拿住该手套；用脱去手套的手指插入另一手套腕部处内面；脱下该手套使其内面向外并形成一个由两个手套组成的袋状；戴丢弃在高温消毒袋中并进行消毒处理。

根据（GB 19489—2004）要求：应该安装洗手装置，该装置可以是脚控或红外控制的洗手池，或者配置一个酒精擦手器；洗手是一种减少有害物质暴露的有效措施，要经常洗手。

（1）在处理活体病原材料或动物等生物危害物质后。

（2）在脱去手套之后和离开实验室之前。

（3）在脱卸个人防护装备时发生手部可见的污染时。

（4）在继续脱卸其他个人防护设备之前。

4.5 身体防护装备

防护服包括：实验服、隔离衣、连体衣、围裙以及正压防护服。

（1）在实验室中工作人员应该一直或持续穿上防护服。

（2）清洁的防护服应放置在专用存放处。

（3）污染的防护服应放置在有标志的防漏消毒袋中。

（4）每隔适当的时间应更换防护服以确保清洁。

（5）当防护服已被危险材料污染后应立即更换。

（6）离开实验室区域之前应脱去防护服。

正压防护服：（BSL-4 实验室）一般在 BSL-4 实验室中使用（如埃博拉病毒等）。

（1）具有生命支持系统（超量清洁呼吸气体的正压供气装置）。

（2）防护服内气压相对周围环境为持续正压。

（3）正压防护服的生命支持系统（内置式和外置式）。

4.6 足部防护装置

BSL-2 和 BSL-3 实验室要坚持穿鞋套或靴套；BSL-3 和 BSL-4 实验室要求使用专用鞋。

思考题

1. 简述实验室生物安全防护、生物安全实验室、实验室分区、个人防护装备的概念。

2. 简述生物安全柜、通风柜与超净工作台如何区分。

3. 生物安全实验室根据安全等级不同可分为几个类型？简述各级生物安全实验室的防护水平（我国或 NIH 的病原微生物分级）。

4. 国家根据病原微生物的传染性、感染后对个体和群体的危害程度，将病原微生物分为哪四类？

5. 生物安全实验室的设立单位制订人员培训计划应包括哪些？

6. 生物安全委员会的职责有哪些？

本章思政

参考文献

［1］中华人民共和国国家卫生和计划生育委员会 . WS 233—2017 病原微生物实验室生物安全通用准则［S］. 出版者不详，2017.

［2］国家标准化管理委员会 . GB 19489—2008 实验室 生物安全通用要求［S］. 北京：中国标准出版社，2008.

［3］中华人民共和国住房和城乡建设局 . GB 50346—2011 生物安全实验室建筑技术规范［S］. 北京：中国建筑工业出版社，2011.

第八章
事故与应急

第一节　突发事件与应急管理

1　突发事件与应急管理概述

根据《突发事件应对法》，突发事件是指突然发生，造成或者可能造成严重社会危害，需要采取应急处置措施予以应对的自然灾害、事故灾难、公共卫生事件和社会安全事件。一般而言，突发事件具有以下三个基本特点。

1.1　突发性和紧迫性

突发事件往往是平时积累起来的问题、矛盾、冲突，因长期不能有效解决，在突破一定的临界点时突然迸发。绝大多数突发事件是在人们缺乏充分准备的情况下发生的，使人们的正常生活受到影响，使社会的有序发展受到干扰。

1.2　不确定性

突发事件从始至终都处于不断变化的过程之中，人们很难根据经验对其发展做出清晰判断。即便有些自然灾害通过科技手段和经验知识能够减少某些不确定因素，但是很难确定是哪些不确定因素造成的结果。

1.3　危害性

突发事件的危害性来自多个方面，对公众生命构成威胁、对公共财产造成损失、对各种环境产生破坏、对社会秩序造成紊乱和对公众心理造成障碍。在管理实践中，往往需要区分"风险"与"突发事件"的概念，从而区分"风险管理"与"应急管理"。从本质上看，风险是产生损失的可能性，它是抽象的、尚未发生的，是危险要素与脆弱性共同作用的结果。当风险超出一个系统承受能力范围时，这时灾害或灾难就会发生了，一旦发生风险即演化成为突发事件。

应急管理是针对突发事件而言，其英文名称"Emergency Management"的最初来源是医院，急诊用的就是"Emergeney"。事实上，"应急"和"急诊"之间确实存在着很大的相似性。对于急诊，人们看到的往往是患者的一种或几种病症的外在表现，比如高烧、抽搐等，而并不清楚究竟是何种原因导致这样的表现或是何种类型的疾病，却需要医生在最初的时间内根据症状表现给出治疗方案。类似地，应急管理也一样可能面对未知来源和内在机理的突发事件进行决策，在第一时间集合可能用得上的资源和人员进行紧急应对。这样的应对风险也很大，很可能像急诊一样，仓促间无法对症下药。

简单地说，应急管理是个时间轴的过程。从事前、事发，再到事中、事后的一个完整管理过程。以台风来袭为例，事前管理，即台风即将到来，需要事先预警；事发管理，即台风已经吹到城市，启动应急预案；事中管理，即台风过境，会带来断水断电或者其他影响，需要采取相应的处理措施；事后管理，即台风过境后需要考虑如何恢复。

2　我国的应急管理体系

2018 年 3 月，根据第十三届全国人民代表大会第一次会议批准的国务院机构改革方案，应急管理部设立。应急管理部负责组织编制国家应急总体预案和规划，指导各地区各部门应对突发事件工作，推动应急预案体系建设和预案演练。

建立灾情报告系统并统一发布灾情，统筹应急力量建设和物资储备并在救灾时统一调度，组织灾害救助体系建设，指导安全生产类、自然灾害类应急救援，承担国家应对特别重大灾害指挥部工作，指导火灾、水旱灾害、地质灾害等防治。

在借鉴国外发达国家应急实践的基础上，我国也逐步形成了具有中国特色的应急管理体系，主要由基本管理框架与基本能力框架组成。其中，应急预案、应急体制、应急机制、应急法制（"一案三制"）构成了我国应急管理体系的基本管理框架，而应急资源则构成了我国应急管理体系的基本能力框架。

2.1　应急法制

2007 年 11 月 1 日，《突发事件应对法》施行，这是我国应急管理领域综合性最强、最重要的一部法律，标志着我国应急管理纳入法制化轨道。

2.2　应急体制

我国目前已经建立了统一领导、综合协调、分类管理、分级负责、属地管理为主的应急管理体制。目前，我国的响应层级分为五个层级：国务院；省、自治区、直辖市；设区的市、自治州人民政府；县、自治县、不设区的市、市辖区；乡、民族乡、镇。

2.3　应急机制

经过几年的建设，我国已初步形成了统一指挥、反应灵敏、功能齐全、协调有力、运转高效的应急机制，建立了应急监测预警机制、信息沟通机制、应急决策和协调机制、分级负责与响应机制、社会动员机制、应急资源配置与征用机制、奖惩机制、社会治安综合治理机制、城乡社区管理机制、政府与公众联动机制、国际协调机制等应急机制。

2.4　应急预案

2006 年国务院发布《国家突发公共事件总体应急预案》，标志着中国应急预案框架体系初步形成。我国突发公共事件应急预案体系由总体应急预案、专项应急预案、部门应急预案、地方应急预案、企事业单位应急预案、重大活动应急预案六大类构成，覆盖自然灾害、事故灾难、公共卫生、社会治安事件。

2022 年，《生产经营单位生产安全事故应急预案编制导则》（GB/T 29639—2022）发布并实施。本标准规定了生产经营单位编制生产安全事故应急预案（以下简称应急预案）的编制程序、体系构成以及综合应急预案、专项应急预案、现场处置方案和附件的主要内容。

2.5　应急资源

它是指能够保证突发事件的预防与预警、响应处置、灾后恢复和灾民生活顺利进行的硬件支撑，主要包括应急队伍、应急物资、应急装备、应急工程等可以直接为突发事件预警和应急处置提供物质支持的要素。近年来，我国建成了公安、消防、武警等骨干应急队伍，以防汛抗旱、抗震救灾等专业应急队伍为主体的应急队伍；规划建设了中央级救灾物资储备库，同时各省、自治区、直辖市和大部分市县建立了储备库点，基本覆盖了全国所有多易灾地区；应急装备的研发能力不断提高，应急队伍的装备水平不断提高；国家在防讯抗旱、防震抗震、防风防潮、防沙治沙、生态建设等减灾重点工程设施方面做出了巨大投入，已形成了规模化的自然灾害防护工程体系。

2020 年初的抗击新型冠状病毒感染灾情过程中，各地应急物资的调用、各援鄂医疗队的专业支持、方舱医院工程建设等，都是我国响应突发事件应急资源调用的直接体现，是抗疫工作的最有力保证。

3　突发事件分类分级

国家的突发事件分为四类（自然灾害、事故灾难、公共卫生事件和社会安全事件）、四级（特别重大、重大、较大和一般）和五层（总体应急预案、专项应急预案、部门应急预案、地方应急预案、企事业单位应急预案）。

3.1　突发事件的分类

我国制定了《突发事件应对法》和《国家突发公共事件总体应急预案》，将突发事件定义为：突然发生，造成或者可能造成严重社会危害，需要采取应急处置措施予以应对的自然灾害、事故灾难、公共卫生事件和社会安全事件。我国突发事件的类型及示例见表 8-1。

表 8-1　我国突发事件的类型及示例

类型	示　　例
自然灾害	水旱灾害、气象灾害、地震灾害、地质灾害、海洋灾害、生物灾害和森林草原火灾等
事故灾难	工矿商贸等企业的各类安全事故、交通运输事故、公共设施和设备事故、环境污染和生态破坏事件等
公共卫生事件	传染病疫情、群体性不明原因疾病、食品安全和职业危害、动物疫情，以及其他严重影响公众健康和生命安全的事件
社会安全事件	群体性事件、恐怖袭击事件、经济安全事件和涉外突发事件等

3.2　突发事件的分级

根据突发事件的不同类型及其严重度、可控性和影响范围等情况，《突发事件应对法》将突发事件分为特别重大、重大、较大和一般四个级别。同时，对应各类突发事件可能的危害后果、紧急程度和发展趋势，预警级别也划分成四个等级，并依次用不同的颜色区分，见表 8-2。

表 8-2　我国突发事件的等级与预警分级

突发事件等级	预警级别	预警颜色
Ⅰ级（特别重大）	Ⅰ级（特别重大）	红
Ⅱ级（重大）	Ⅱ级（重大）	橙
Ⅲ级（较大）	Ⅲ级（较大）	黄
Ⅳ级（一般）	Ⅳ级（一般）	蓝

预警信息包括：突发事件的类别、预警级别、起始时间、可能影响的范围、警示事项、应采取的措施、发布机关等。

第二节 企业的应急

1 企业应急预案

事故是指任何意外的并可能或已经造成损失的事件，包括：事故征兆（隐患）、人身伤亡、健康受到损害、设备损坏或财产损失、环境破坏、日常作业被迫中断、治安方面/犯罪行为。

1.1 应急预案编制

事故预防工作需要做好应急预案编制，包括以下应急预案、应急响应、应急演练、应急准备、应急救援等几个方面：

（1）应急预案：为有效预防和控制可能发生的事故，最大程度减少事故及其造成损害而预先制订的工作方案。

（2）应急响应：针对发生的事故，有关组织或人员采取的应急行动。

（3）应急演练：针对可能发生的事故情景，依据应急预案而模拟开展的应急活动。

（4）应急准备：针对可能发生的事故，为迅速、科学、有序地开展应急行动而预先进行的思想准备、组织准备和物资准备。

（5）应急救援：在应急响应过程中，为最大限度地降低事故造成的损失或危害，防止事故扩大，而采取的紧急措施或行动。

1.2 企业应急预案体系

企业应急预案体系主要由综合应急预案、专项应急预案和现场处置方案构成。各企业应根据本单位组织管理体系、场地规模、危险源的性质以及可能发生的事故类型确定应急预案体系，并可根据本单位的实际情况，确定是否编制专项应急预案。风险因素单一的单位可只编写现场处置方案。

（1）综合应急预案：综合应急预案是企业应急预案体系总纲，总体上阐述事故应急工作原则。

综合应急预案主要内容包括：企业的应急组织机构及职责、应急预案体系、事故风险描述、预警及信息报告、应急响应、保障措施、应急预案管理等。

（2）专项应急预案：专项应急预案是企业为应对某一类型或某几种类型事故，或者针对重要生产设施、重大危险源、重大活动等内容而定制的应急预案。专项应急预案内容主要包括：事故风险分析、应急指挥机构及职责、处置程序和措施。

（3）现场处置方案：现场处置方案是企业根据不同事故类型，针对具体的场所、装置或设施所制定的应急处置措施，主要内容包括事故风险分析、应急工作职责、应急处置和注意事项等内容。企业应根据风险评估、岗位操作规程以及危险性控制措施，组织本单位现场作业人员及安全管理等专业人员共同编制现场处置方案。

1.3 应急预案编制过程

应急预案编制过程包括成立应急预案编制工作组、资料收集、风险评估、应急能力评估、编制应急预案、应急预案评审、应急预案演习。

（1）成立应急预案编制工作组：成立应急预案编制工作组时，要结合本单位部门职能和分工，成立以单位主要负责人（或分管负责人）为组长，单位相关部门人员参加的应急预案编制工作组；要明确工作职责和任务分工，制订工作计划，组织开展应急预案编制工作。

（2）资料收集：应急预案编制工作组应收集与预案编制工作相关的法律法规、技术标准、应急预案、国内外同行业企业事故资料，同时收集本单位安全生产相关技术资料、周边环境影响、应急资源等有关资料。

（3）风险评估：分析企业及周边存在的危险因素，确定事故危险源，分析可能发生的事故类型及后果，并指出可能产生的次生、衍生事故，评估事故的危害程度和影响范围，提出风险防控措施。

（4）应急能力评估：在全面调查和客观分析应急队伍、装备、物资等应急资源状况基础上开展应急能力评估，并依据评估结果，完善应急保障措施。

（5）编制应急预案：依据风险评估以及应急能力评估结果，组织编制应急预案；应急预案编制应注重系统性和可操作性，做到与相关部门和单位应急预案相衔接。

（6）应急预案评审：应急预案编制完成后，生产企业应组织评审，评审分为内部评审和外部评审，评审合格后，由主要负责人（或分管负责人）签发实施，并进行备案管理。

企业应急预案的内容：报警和接警处置程序、应急组织机构及职责、初起火灾扑救程序和措施、安全防护救护程序和措施、确认火灾发生后的整体处置程序、应急疏散处置程序、通信联络保障、火灾结束后工作。

（7）应急预案演习：企业应急预案编制后要进行应急预案演习。应急演习是使应急计划在紧急情况下能得以有效实施的重要保障，企业应急组织必须制订相应的应急演习计划，通过各种演习使人员达到以下要求：熟知消防设备、救生设备的使用和存放地点；熟知在应急情况下所担当的工作内容；熟悉紧急情况下的自我保护和自我援助的方法；不断提高心理素质和应急能力。

（8）应急演习方案的制订：应急演习方案的制订包括目的、时间、地点、参加人员、演习重点、演习步骤等。

①目的：演习希望得到的结果要明确；

②时间：安全应急演习的时间应尽可能安排在对工作秩序影响最小，人员相对集中的时候，力求有更多的人员参加演习；

③地点：演习的地点应适合演习内容的需要，而且应时常变换失火或其他紧急情况的地点；

④参加人员：除维护现场企业正常工作的人员外，任何人员都应参加演习，演习方案对演习人员的职责要有所描述；

⑤演习重点：每次演习都应强调一个重点，以此简化演习，演习的重点应根据需要变换；

⑥演习步骤：每项演习方案都应制定出详细的实施步骤，尽量提高其实用性。

（9）应急演习总结与讨论：演习负责人在演习后应组织讨论，分析演习所达到的目的并给予评价。讨论内容包括：检查演习的重点；演习中出现的问题；评定演习是否逼真；

可能发生的其他情况；确定同类演习再次实施时需重点训练的内容。

单位负责人应对演习效果进行评价，对人员应急反应计划执行有缺陷的，应进行培训予以解决，对于应急反应计划存在问题的，由负责单位对应急反应计划进行修订。

各类应急演习后应填写演习人员统计表、应急演习总结表。

2　企业应急处置

通常情况下，一次完整的应急处置包括以下几点：先期处置；快速评估；决策指挥系统；协调联动；信息发布。

2.1　先期处置

事故发生后，首先必须在现场进行统一指挥，并根据事态的性质决定处置方案，通常在事故发生先期的情况下，应急处置人员对现场的很多情况无法获取全面信息，也无法预知会发生什么样的后果，因此需要根据经验，把现场的基本情况统一起来进行分析，同时边处置边报告。

通常处于第一现场的人员即被认定为现场指挥员，而非等待更高层级的管理人员抵达现场再做决定，这样现场处置人员可以及时地对事故灾情进行判定，从而在第一时间采取有效的应急措施。

2.2　快速评估

首先要评估的是事故可能带来哪些损失，事故将产生多大影响。作为领导，通常要面临很多决策，这时候就需要收集很多信息，并基于这些信息进行判断决策。但是，很多情况下因为现场情况的多样性和复杂性，很难收集到完整的信息，这时候就需要根据这些有限的信息来进行相应的决策。

2.3　决策指挥系统

应急首先必须是以安全为前提才能开展，每个人都是一样的，必须首先把这个理念、想法树立在前，确保自身安全，否则就失去了应急本身的意义，反而会导致应急人员的伤害。

2.4　协调联动

在应急指挥系统中有多个不同的角色确保应急的安全顺利开展。各企业都有适配于自身组织架构的应急指挥架构。以图8-1应急指挥官系统为例，总指挥总体协调负责应急工作，分配任务与资源；安全官主要是保证所有人员安全执行任务，确保所有的应急人员能够安全地执行任务；联络官负责将准确的信息对外发布，避免公众对事故的误读，并引发恐慌；执行官负责进行具体的应急处置；安保官负责对区域的警戒，防止无关人员进入事故区域；后勤官负责提供资金、设备、供应商等后勤保障。

在应急救援过程中，通常会涉及多个

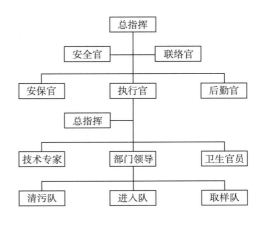

图8-1　应急指挥官系统协调联动

不同部门之间的横向联系：首先是每个部门自己做决定，然后进行信息共享，对其他部门所获取的信息进行分析并讨论，以期寻求共识，最后由上级部门确定联动方案。

2.5 信息发布

任何一个事故发生后，公民是有知情权、参与权、建议权、表达权和监督权的，有权利知晓发生了什么情况。同时，政府有义务公开这些信息。如果发生突发事件，这些突发事件往往会对人身造成伤害和影响，所以政府有义务向市民公告。

第三节 企业防火防爆

企业生产、储存和使用易燃易爆化学物品的建筑场所必须符合国家有关设计防火规范要求，安装防雷保护设施，并定期检测。火灾爆炸危险环境的电气设备必须符合国家电气防爆标准。易产生静电的生产设备与装置，必须按防静电标准设置静电导除设施并定期检测，必须按规定设置消防设施，定期保养、校验和检测。

1 建筑设计防火防爆

建筑设计应满足相关标准要求（如 GB 50016—2014《建筑设计防火规范》、GB 51283—2020《精细化工企业工程设计防火标准》、GB 50160—2018《石油化工企业设计防火规范》等）。新建项目中有关防火防爆的设施，应做到与主体工程同时设计、同时施工、同时投产使用。

建筑物的平面布局、防火间距以及与四周建（构）筑物和设备装置的安全距离符合国家防火设计规范要求，建筑物的耐火等级符合生产和储存物品的火灾危险类别要求，建筑物的装饰装修、防火分隔、防火分区符合消防技术规范的要求。有爆炸危险的非敞开式甲、乙类厂房的泄压比、泄压措施，应符合建筑设计防火规范要求，要充分利用自然通风和机械通风，保证需要的换气次数。

散发比空气重的可燃气体、可燃蒸汽的甲类生产车间以及有粉尘、纤维爆炸危险的乙类生产车间，宜采用不会发生火花的地面。

所有放空管均应引至室外，并高出厂房建、构筑物 2 m 以上，若设在露天设备区内的放空管，应高于附近有人操作的最高设备 2 m 以上。

设备或装置的易爆部位附近，应设置必要的防爆墙。

2 电气防火防爆

电气设备在火灾爆炸区域，是主要的爆炸点火源。规范防爆电气的选用是控制火灾爆炸事故的重要手段。一般根据爆炸危险场所的分区及爆炸性物质的火灾类别，选用相应的电气防爆类型和等级（可参考 GB 3836—2021《爆炸性气体环境用电气设备》系列标准和 GB 12476—2013《可燃性粉尘环境用电气设备》系列标准等）。正确选用电气设备要符合以下要求：

（1）在爆炸危险环境使用的电气设备，在运行过程中，必须具备不引燃周围爆炸性混合物的性能。

（2）根据爆炸危险环境的等级、电气设备的种类和使用的条件，选择相应的电气设备；所选用的防爆电气设备的级别和组别，不应低于该爆炸危险环境内爆炸性混合物的级别和组别。

（3）当存在两种或两种以上爆炸性混合物时，应按爆炸危险程度较高的级别和组别选用。

（4）按规范选择合理的安装位置，保持必要的安全间距是防火防爆的一项重要措施。

（5）在爆炸危险场所，如有良好的通风装置，能降低爆炸性混合物的浓度。

（6）爆炸危险场所的接地（或接零），较一般场所要求高，必须按规定接地。

（7）在防爆区域内，不准在带电状态下分解防爆电气设备进行检修、检查；防爆电器有一定有效期，到期后需要重新检测认定。

3 防雷防静电

企业应当严格遵守 GB 50057—2010《建筑物防雷设计规范》要求安装雷电防御装置，并与主体工程同时设计、同时施工、同时投入使用。主配电设备、高大建筑物和高大设备等必须装设避雷装置，每年雨季前必须对装置检查试验一次。避雷装置单独设置时，其接地电阻不得大于 10Ω；如与电气设备共用，接地电阻不大于 4Ω。防雷装置应当每年检测一次，易燃易爆场所的防雷装置应当每半年检测一次。

静电是常见的点火源，企业可参考 GB 12158—2006《预防静电事故通用导则》预防静电风险。使用易燃易爆化学品的工厂应采用有效的措施减少静电的产生和积聚，使静电荷尽快消散，同时应采用有针对性的方法来控制火花放电、人体放电、电晕放电等不同形式的静电释放。消除静电措施通常包括静电接地、静电屏蔽、液体流速控制、防静电添加剂、人体静电防护等；对于不可避免的静电积聚，必须通过惰化处理来防止引燃，如采用氮气保护方式防止静电事故发生等。防静电措施一般包括：

（1）减少作业场所静电产生：不使用塑料、橡胶等绝缘地面，并尽可能增加作业环境的湿度；减少摩擦起电，在传动装置中，应减少皮带与其他传动件上的打滑现象，限制易燃和可燃液体的流速。

（2）静电接地：静电接地是指把设备通过导体与大地连接构成等电位体，如反应釜、离心机接地。静电接地系统的接地电阻应 $\leqslant 106\Omega$，静电接地体的接地电阻应 $\leqslant 100\Omega$。

（3）固体带电消除：固体静电一般通过降低电阻率、增大湿度、电离、接地金属网等方法消除或减少。为防止塑料摩擦产生静电，不得采用把物料从塑料袋或者塑料容器中直接倾倒出来的操作。

（4）液体静电消除：低电导率液体中出现第二相液体时，将会大大增加静电产生，比如出现水相，在这种情形下就应尽量减少容器和管道内的水。

（5）粉尘带电消除：在粉碎、过筛、输送、倾倒过程中，会使粉体带电，因而需控制粉尘静电。管道内壁应尽量光滑，以减少静电聚集，管道弯头的曲率半径要大，以减少摩擦阻力。粉尘捕集器内使用的除尘布袋，材质应用防静电或导静电织品制作。在允许增加湿度的条件下，可将空气相对湿度增加到 65% 以上，以减少静电。

（6）气体带电消除：易燃易爆气体、水蒸汽及其他气体，如遇到输送管道破裂，当发生泄漏且伴有高压喷射出时，由于速度极快，易产生高电压静电形成火花放电而引起燃烧爆炸。气体放空时高速喷出，也能产生静电，因此各种可燃气体放空需要控制排气压力，管道采用导电性能良好的材质，法兰连接处做好跨接，并在出口安装阻火器。气体冲入易产生静电的液体时，在气泡与液面上会产生双电层，其中一种电荷虽随气泡上升而被带走，但会使下部的绝缘液体仍带有一定量的静电荷。

（7）人体带电消除：高压带电体应增加屏蔽装置，人体应避免接近高速喷射的气体，以防止因静电感应造成危害。生产操作人员，应通过穿能导除静电的鞋、使用静电消散型地面、经常触摸接地金属设备和管道以消除人体运动、摩擦过程中产生、积累的静电。易燃易爆场所的坐椅不宜采用人造革之类的高阻材料制造。静电接地装置和系统进行定期检查，每年至少进行一次全面检测，每一接地体应至少选取 3 个点测试其接地电阻，所有点应≤100Ω。

4　粉尘防爆

可燃性粉尘是指在一定条件下能与气态氧化剂（主要是空气）发生剧烈氧化反应的粉尘。可燃粉尘发生燃烧或爆炸包括五个要素，分别为氧化剂、点火源、可燃性粉尘、封闭性、扩散性，控制和避免这些危害因素是预防粉尘爆炸的有效措施。企业可参考 GB 15577—2018《粉尘防爆安全规程》等标准预防粉尘爆炸风险。

企业应当委托有资质的单位鉴定生产过程中的粉尘是否为可燃性、可爆性粉尘。

粉尘爆炸的影响因素包括：

（1）粉尘种类。

（2）粒径分布：粒径较大的粉尘不易形成粉尘云，因而不易发生爆炸。

（3）含湿量：含湿量大于一定值时，不易发生爆炸。如果是含有易燃溶剂的湿品，粉尘更容易被引燃。

企业根据粉尘的燃爆特性，在涉及粉尘爆炸危险场所的设计中，采用密闭、防爆电气设备、通风除尘、清扫除尘、消除火源、泄爆、抑爆、隔爆、提高设备耐压能力等控制措施，减小粉尘初始爆炸引起的破坏并有效防止粉尘二次爆炸的产生。

粉尘爆炸预防措施主要包括：

（1）控制点火源，严格执行防火防爆的各项规定。

（2）与可燃粉尘直接接触的设备或装置表面温度必须低于可燃粉尘相应最低点燃温度（取适当的安全余量），定期检查和维护电气设备，防止电气设备产生高温表面。

（3）根据可燃性粉尘过程安全评估的措施要求，选择具有防爆性能的电气设备。

（4）处理可燃性粉尘的机械设备应避免产生摩擦、碰撞、机械火花。

（5）禁止在含有高浓度粉尘的场所、设备进行动火作业。

（6）严禁使用工具敲击、撞击物料，有撞击敏感性的物料，禁止进行过筛和磨粉的操作。

（7）注意料铲、维修工具等落入设备内部，在设备转动时容易产生撞击和火花。

（8）惰性化，控制空气/氧气浓度，是有效防止粉尘爆炸的安全措施。反应釜、干燥器、磨粉设备、投料器、隔离器等设备内部有粉状物料时，如果粉尘的最小点火能足够低，或可燃粉尘与易燃溶剂蒸气（或可燃气体）相互接触，就必须对其进行惰性化（最小点火能小于 3mJ 必须惰性化；小于 10mJ 宜采取惰性化），控制氧含量≤5%，特殊物质需要根据其极限氧含量设置控制氧含量；气流粉碎必须使用惰性气体（或贫氧空气）作为粉碎介质，如氮气。

（9）控制粉尘浓度，预防积尘，严禁使用气体吹扫固体物料和粉尘；在有粉尘产生的设备附近，应设置排风系统，通过排风持续降低产尘点位的粉尘浓度，风速和风管设计应保障管道内不产生积尘；使用密闭设备进行操作，避免粉尘散逸到房间、夹层、风管等处并形成积尘；产尘岗位的房间和排风管必须定期进行彻底清理，使用清扫、水冲洗、湿布擦拭等方式，以预防积尘，清理过程不得产生火花；产尘房间（如称量间、过筛间、磨粉间、干燥间等）的通风系统，应设置除尘装置，并按照预防性维修维护的要求进行清理或更换；保持清洁、干净的生产现场；灭火时，应防止形成粉尘云引起爆炸。

5　惰化处理

惰化是指将惰性气体加入可燃性混合气体中，使氧气浓度减少到极限氧浓度（LOC）以下的过程。惰性化对无氧自燃和自分解产品是无效的，同时对热分解物质也是无效的。

常见惰性气体有氮气、二氧化碳、水蒸气。常见惰化方式有真空惰化、压力惰化、压力-真空联合惰化、吹扫惰化、虹吸惰化。当储存或操作温度高于易燃液体的闪点时，应对系统进行惰化。对于其他甲、乙类可燃液体，应根据工艺及环境情况适当考虑惰化。惰性化控制系统通常应该采用在线氧气分析仪，从而可以连续监测氧气浓度，控制氧气浓度低于该介质的极限氧含量。

在点火源存在的操作中，应设置氧含量在线监测。因为惰性化失效就可能导致爆炸；当氧含量达到最大允许氧含量（MPOC）水平以下时，需要防止氧气在操作过程中进入惰性化区域。

企业应制定惰性化测试标准和测试方法，进行惰性化计算和测试，确认惰性化参数；并根据设备和单元操作，制定惰性化方法和标准。

企业应将惰性化要求和参数落实到批记录和生产操作程序中，对于不耐真空和压力的移动设备，应进行惰性化参数的定期监控以保证惰性化的可靠性。

6　消防管理

企业建筑物工程的消防设计、施工必须符合国家消防技术标准，经消防验收合格，由消防机构出具验收合格意见书后，方可投入使用。建筑消防设施包括火灾自动报警系统、消火栓系统、防排烟系统、应急疏散指示、疏散楼梯、防火区域分隔、防火窗、防火门、消防应急池等。应建立消防设施定期检测维保制度，确保消防设施的正常运行，消防设施发生变更需重新报请消防设计审核和消防验收。企业应参照 GB 25201—2010《建筑消防设施的维护管理》等要求对消防设施进行管理。

企业应当建立相应的消防管理组织，制定消防管理制度，主要管理内容包括：组建专职或义务消防队，定期开展应急培训和演练；制定消防设施、器材检查、维护管理规程，开展定期检查；制定、维护厂区消防安全标识、应急救援电话、应急疏散指示等；将消防安全教育纳入企业培训计划中，定期开展消防安全知识培训和考核；制定应急预案，按规定组织应急疏散演练；开展每日防火巡检，及时发现和消除火灾事故隐患，确保安全疏散通道畅通；消防（控制室）值班人员应当经指定机构消防培训，取得相应资质证书，方可上岗操作，必须 24h 在岗。消控室的管理应满足 GB 25506—2010《消防控制室通用技术要求》。

第四节　事故调查

1　事故类别

企业生产安全事故类别分为：

（1）工业生产安全事故，是指在生产场所内从事生产经营活动中发生的企业员工和企业外人员人身伤亡、急性中毒或者直接经济损失的事故，不包括火灾事故和交通事故。

（2）道路交通事故，是指本单位车辆在道路上因过错或者意外造成的人身伤亡或者财产损失的事件。

（3）火灾事故，是指失去控制并对财物和人身造成损害的燃烧现象。以下情况也列入火灾统计范围：民用爆炸物品爆炸引起的火灾；易燃可燃液体、可燃气体、蒸汽、粉尘以及其他化学易燃易爆物品爆炸和爆炸引起的火灾；机电设备因内部故障导致外部明火燃烧需要组织扑灭的事故，或者引起其他物件燃烧的事故；车辆、船舶以及其他交通工具发生的燃烧事故，或者由此引起的其他物件燃烧的事故。

根据事故造成的人员伤亡或者直接经济损失，事故等级分类见表 8-3。

表 8-3　事故类别

事故类别	死亡人数	重伤人数	直接经济损失
特别重大事故	30 人以上	100 人以上	1 亿元以上
重大事故	10~29 人	50~99 人	5000 万元以上 1 亿元以下
较大事故	3~9 人	10~49 人	1000 万元以上 5000 万元以下
一般事故	1~2 人	1~9 人	1000 万元以下

2　事故报告要求

应急处理基本原则：依法、客观公正、合理适当、及时、妥善地处理。

事故发生后按规定及时向上级单位、政府有关部门报告，妥善保护事故现场及有关证据，必要时向相关单位和人员通报。

安全事故的报告等级和部门注意：

（1）轻微伤不用报告。

（2）轻伤以上向安全主管部门报告。

（3）急性中毒事故还要向卫生防疫部门报告。

（4）重大伤亡事故的，应当按照有关规定及时向同级人民政府和上一级教育行政部门报告。

3　事故报告内容

事故报告内容包括：

（1）事故发生单位概况。

（2）事故发生的时间、地点以及事故现场情况。

（3）事故的简要经过。

（4）事故已经造成或者可能造成的伤亡人数（包括下落不明的人数）和初步估计的直接经济损失。

（5）已经采取的措施。

（6）其他应当报告的情况。

事故报告需要注意以下几点：

（1）企业员工伤害事故发生时，应急处理措施包括：紧急救援，医疗到位；及时报告，争取支持与指导；全面安抚，关心到位；查找原因，分清责任；依法承担经济责任；报告事故及处理结果，吸取教训。

（2）在发生地震、洪水、泥石流、台风等自然灾害和重大治安、公共卫生突发事件时，企业应当立即启动应急预案，及时转移、疏散员工；各类企业应采取其他必要防护措施，保障企业员工人身财产安全。

（3）火灾、食物中毒、重大治安等突发事故应急管理措施包括：及时组织员工参与疏散、抢险、救助和防护；采取尽可能的措施保障员工身体健康和人身、财产安全；应当立即启动应急预案。

（4）发生员工伤亡事故时，企业应当及时实施救助，并进行妥善处理；应启动应急预案，必要时联系地方医院等外部资源，组织抢救；属于重大事故的，应当按照有关规定及时逐级上报。

（5）火灾事故报告及救援要求：事故现场有关人员在求援施救的同时，应当立即报告企业负责人；企业负责人再按层级向上级有关部门报告；企业发生火灾事故后，事故现场有关人员应当在第一时间内，拨打火警电话"119"，向消防部门报告和求援施救。

（6）治安（刑事）事故报告及救援要求：事故现场有关人员在求援施救的同时，应当立即报告企业负责人；企业负责人再按层级向上级有关部门报告；企业发生治安事故后，事故现场有关人员应当在第一时间内，拨打报警电话"110"，向公安部门报告和求援施救。

（7）食品中毒事故报告及救援要求：事故现场有关人员在求援施救的同时，应当立即报告企业负责人；企业负责人再按层级向上级有关部门报告；企业发生食品中毒事故后，事故现场有关人员应当拨打急救电话"120"，向卫生防疫部门报告和求援施救。

（8）企业发生意外事故、自然灾害等其他事故后，事故现场有关人员应当立即报告企业负责人；由企业负责人再按层级向上级有关部门报告。

4　事故调查的必要性及意义

在安全管理工作中，对已发生的事故进行调查处理是极其重要的一环。根据事故的特性可知，事故是不可避免的，但可以通过事故预防等手段减少其发生的概率或控制其产生的后果。事故预防是一种管理职能，而事故预防工作在很大程度取决于事故调查。因为通过事故调查获得的相应的事故信息对于认识危险、抑制事故起着至关重要的作用。而且事故调查与处理，特别是重特大事故的调查与处理会在相当的范围内产生较大的影响。因此，事故调查是确认事故经过、查找事故原因的过程，是安全管理工作的一项关键内容，是制定最佳的事故预防对策的前提。

概括起来，事故调查工作对于安全管理的重要性可归纳为以下几个方面：

4.1　是最有效的事故预防方法

事故的发生既有它的偶然件，也有必然性。即如果潜在的事故发生的条件（一般称为事故隐患）存在，什么时候发生事故是偶然的，但发生事故是必然的。因而，只有通过事故调查的方法，才能发现事故发生的潜在条件，包括事故的直接原因和间接原因，找出其发生发展的过程，防止类似事故的发生。例如：某建筑工地叉车司机午间休息时饮酒过量后，又进入工地现场，爬上叉车，使叉车前行一段后从车上摔下，造成重伤。如果按责任处理非常简单，即该司机违章酒后驾车；但试问在其酒后进入工地驾车的过程中，为什么没有人制止或提醒他不要酒后驾车呢？如果在类似情况下有人制止，是否还会发生事故呢？答案是十分明确的。

4.2　为制定安全措施提供依据

事故的发生是有因果性和规律性的，事故调查是找出这种因果关系和事故规律的最有效的方法。只有掌握了这种因果关系和规律性，才能有针对性地制定出相应的安全措施，包括技术手段和管理手段，达到最佳的事故控制效果。

4.3　揭示新的或未被注意的危险

任何系统，特别是具有新设备、新工艺、新产品、新材料、新技术的系统，都在一定程度上存在着某些我们尚未了解或掌握的或被我们所忽视的潜在危险。事故的发生给了我们认识这类危险的机会，事故调查是抓住这一机会的最主要的途径。只有充分认识了这类危险，才有可能防止其产生。

4.4　可以确认管理系统的缺陷

事故是管理不佳的表现形式，而管理系统缺陷的存在也会直接影响到企业的经济效益。事故的发生给了我们将坏事变成好事的机会。即通过事故调查发现管理系统存在的问题，加以改进后，就可以一举多得，既控制事故，又改进管理水平，提高企业经济效益。

4.5　是安全管理系统的重要组成部分

既然事故调查的结果对于进行事故预防和应急计划的制订都有重要价值，那么安全管理系统中当然要具备事故调查处理的职能并真正发挥其作用，否则安全管理工作的目的和对象就会在我们的头脑中变得模糊起来。

5　事故分析

5.1　资料收集

（1）保存仪器设备或电脑中的记录。

（2）收集文件、许可证等。

（3）识别目击证人。

（4）法规、政府部门的特殊要求等。

5.2 资料确认

（1）初始资料的分析与审查。

（2）证人的陈词（非正式谈话所获得）。

（3）与证人详细面谈。

（4）对物件或其他证据进行检测。

（5）对所收集的数据和证据进行排查。

（6）对发生的原因进行描述。

5.3 信息分析

以房间着火引燃有害装饰材料导致人员吸入有毒气体窒息为例分析：

（1）直接原因：

①人的不安全行为：人员没有及时撤离火场，不会使用防护用品；

②物的不安全状态：电线老化发热引起火源；装饰材料易燃且释放有毒烟尘。

（2）系统原因（基本原因）：

①个人因素：人员缺乏防护知识；

②工作因素：材料选用不当（采用了易燃、有害的装饰材料）。

5.4 安全事故的防范和控制

（1）事故整改报告需要突出：

①强调系统原因；

②强调事故中出现的活动和状态；

③弥补系统漏洞；

④清晰地阐述需要采取的措施。

（2）事故整改措施要求：

①可操作、可达到以及可测量；

②能排除或降低风险；

③要与公司整体目标保持一致；

④要明确履行整改措施的责任；

⑤要明确整改措施的优先顺序；

⑥分享事故教训，让每个单位都了解我们已经知晓的问题。

（3）企业安全事故调查结论及整改与跟踪要求：

①有针对性——针对事故原因；

②可度量性——可检测措施的执行情况；

③指定负责人，整改措施落实到责任人员；

④明确整改完成时间。

完成事故报告给企业负责人审核，批准后落实整改措施到有关责任人员，如不批准，修改事故报告。

思考题

1. 我国突发事件的等级与预警分级是怎样的？

2. 我国生产安全事故如何分级？

3. 企业生产安全事故应急预案有哪几类？如何制订应急预案？

4. 疫情下的企业的应急措施有哪些？

5. 某企业综合办公大楼起火，请利用所学知识，思考该如何扑救该起火灾，并且进行事故处理。已知大楼内一部分用于办公区，另一部分用作研发区，区域内有爆炸品、压缩气体管道和易燃腐蚀性有毒溶液，还有用于科研的大量珍贵书籍和计算机资料。

本章思政

参考文献

［1］闪淳昌，薛澜．应急管理概论——理论与实践［M］．北京：高等教育出版社，2012.

［2］李春祥．中国应急管理体系建设研究［J］．河南商业高等专科学校学报，2012（3）：39-41.

生物医药企业EHS管理实务

实务一　EHS 管理体系构建

1　目的

保护环境，改进工作场所的健康性和安全性，改善劳动条件，维护员工合法利益，增强企业凝聚力，完善企业内部管理，提升企业形象，推动企业创造更好的经济效益和社会效益。

2　建立 EHS 管理体系的步骤

EHS 管理体系是按 P（Plan）、D（Do）、C（Check）、A（Action）模式建立的。

对于不同组织，由于其组织特性和原有基础的差异，建立 EHS 管理体系的过程不会完全相同。但总体而言，组织建立 EHS 管理体系应采取以下步骤：

2.1　领导决策

组织建立 EHS 管理体系需要领导者的决策，特别是最高管理者的决策。只有在最高管理者认识到建立 EHS 管理体系必要性的基础上，组织才有可能在其决策下开展这方面的工作。

2.2　成立工作组

当组织的最高管理者决定建立 EHS 管理体系后，首先要从组织上给予落实和保证，通常需要成立一个工作组。

工作组的主要任务是负责建立 EHS 管理体系。工作组的成员来自组织内部各个部门，工作组的成员将成为组织今后 EHS 管理体系运行的骨干力量，工作组组长最好是将来的管理者代表，或者是管理者代表之一。根据组织的规模、管理水平及人员素质，工作组的规模可大可小，可专职或兼职，可以是一个独立的机构，也可挂靠在其他部门。

2.3　人员培训

工作组在开展工作之前，应接受 EHS 管理体系标准及相关知识的培训。同时，组织体系运行需要的内审员，也要进行相应的培训，尤其是关于环境因素和危险源的辨识、风险评价的培训。

2.4　初始状态评审

初始状态评审是建立 EHS 管理体系的基础。组织应为此建立一个评审组，评审组可由组织的员工组成，也可外请咨询人员，或是两者兼而有之。评审组应对组织过去和现在的 EHS 信息、状态进行收集、调查与分析，识别和获取现有的适用于组织的 EHS 法律、法规和其他要求，进行危险源辨识和风险评价。这些结果将作为建立和评审组织的 EHS 方针、制订 EHS 目标和 EHS 管理方案、确定体系的优先项、编制体系文件和建立体系的基础。

2.5 体系策划与设计

体系策划阶段主要是依据初始状态评审的结论，制定 EHS 方针，制定组织的 EHS 目标、指标和相应的 EHS 管理方案，确定组织机构和职责，筹划各种运行程序等。

2.6 EHS 管理体系文件编制

EHS 管理体系具有文件化管理的特征。编制体系文件是组织实施 EHS 管理体系标准，建立与保持 EHS 管理体系并保证其有效运行的重要基础工作，也是组织达到预定的 EHS 目标，评价与改进体系，实现持续改进和风险控制必不可少的依据和见证。

体系文件还需要在体系运行过程中定期、不定期地评审和修改，以保证它的完善和持续有效。

2.7 体系试运行

体系试运行与正式运行无本质区别，都是按所建立的 EHS 管理体系手册、程序文件及作业规程等文件的要求，整体协调地运行。

试运行的目的是要在实践中检验体系的充分性、适用性和有效性。

组织应加强运作力度，并努力发挥体系本身具有的各项功能，及时发现问题，找出问题的根源，纠正不符合项并对体系给予修订，以尽快渡过磨合期。

2.8 内部审核

EHS 管理体系的内部审核是体系运行必不可少的环节。体系经过一段时间的试运行，组织应当具备了检验建立的体系是否符合 EHS 管理体系标准要求的条件，应开展内部审核。

EHS 管理者代表应亲自组织内审。内审员应经过专业知识的培训。如果需要，组织可聘请外部专家参与或主持审核。

内审员在文件预审时，应重点关注和判断体系文件的完整性、符合性及一致性；在现场审核时，应重点关注体系功能的适用性和有效性，检查是否按体系文件要求去运作。

2.9 管理评审

管理评审是职业健康安全管理体系整体运行的重要组成部分。

管理者代表应收集各方面的信息供最高管理者评审。最高管理者应对试运行阶段的体系整体状态作出全面的评判，对体系的适宜性、充分性和有效性作出评价。

依据管理评审的结论，可以对是否需要调整、修改体系作出决定，也可以作出是否实施第三方认证的决定。

3 建立 EHS 管理体系的工作重点

3.1 建立和实施 EHS 管理体系中有三个关键问题

（1）各级领导，特别是一把手的重视和支持是前提条件。另外，EHS 管理体系的建立，需要资源的投入，这就需要最高管理者对改善组织的环境、职业健康安全行为做出承诺，从而使 EHS 管理体系的实施与运行得到充足的资源。

（2）全员参与是关键。

（3）危害和环境因素识别以及风险和环境影响评估是重要环节，也是首要的步骤。

EHS 管理体系实施的目的在于控制各类风险、改善企业的环境和职业健康安全绩效，因而全面识别环境因素和危险源、准确评价重大 EHS 风险成为 EHS 管理体系建立与保持的基础，对评价出的这些重大风险进行控制与管理是 EHS 体系的关键。

危害和环境因素识别的方法有：询问/交谈、现场观察、查阅资料（内外）、分析材料性质和生产条件、工作任务分析、过程分析法、作业单元法。

风险评价是依照现有的专业经验、评价标准和准则，对危害分析结果作出判断的过程。

在进行风险评价时要考虑 10 个方面（员工和周围人群、设备、产品、财产、水、大气、废物、土地、资源、社区和相关方）、3 种状态（正常、异常、紧急）、3 种时态（过去、现在、将来）。

风险评价的方法包括：直接判断法、安全检查表（SCL）、工作安全分析（JSA）、故障假设分析（WI）、预危害性分析（PHA）、危险与可操作性研究（HAZOP）、作业条件危险评价（D＝LEC）等。

3.2　EHS 管理体系文件可以有多种分类方法

最基本的是两种：第一种是分 3 类，即管理手册、程序文件和作业文件；第二种是 4 类，即管理手册、程序程序、作业文件和记录。

管理手册是根据 ISO 14001 和 OHSAS 18001 标准及组织的方针、目标而全面地描述组织 EHS 管理的文件，主要供组织内的中、高层管理人员和提供客户以及第三方审核机构审核时使用，集中表述组织的 EHS 保证能力。

管理手册的内容通常包括如下内容：方针、目标、指标和管理方案；运行、审核或评审工作的岗位职责、权限和相互关系；关于程序文件的说明和查询途径；关于手册的评审、修改和控制规定。

管理手册在深度和广度上可以不同，取决于组织的性质、规模、技术要求及人员素质，以适应组织的需要为前提。

程序文件是根据管理手册的要求，为达到既定的 EHS 方针、目标所需要的程序和对策，来描述实施 EHS 体系要素涉及的各个职能部门活动的文件，供各职能部门使用。程序文件处于 EHS 管理体系文件结构中的第二层，因此，程序文件起到一种承上启下的作用。对上它是管理手册的展开和具体化，使管理手册中原则性和纲领性的要求得到展开和落实。对下它引出相应的支持性文件，包括作业指导书和记录表格等。

作业文件是围绕管理手册和程序文件的要求，描述具体的工作岗位和工作现场如何完成某项工作任务的具体做法，是一个详细的工作文件，主要供个人或小组使用。这类文件有些是在体系运行时根据需要不断产生的，可分为两类：①工作指令指工作指导书、作业指导书、检验指导书等。通常包括三个内容：干什么、如何干和出了问题怎么办；②记录是 EHS 管理体系文件最基础的部分，包括设计、检验、试验、调研、审核、复审的记录和图表，事故、事件记录以及信息反馈记录等。这些都是证明各生产阶段 EHS 是否达到要求和 EHS 管理体系运行有效性的证据，因而它具有可追溯性的特点。

3.3　EHS 管理体系要求企业遵守法律、法规

作为社会要求体现的法律法规在 EHS 管理体系中具有特殊的基础地位。EHS 涉及的相关法律法规非常之多（表 9-1），识别这些法律法规的工作量也非常之大。充分识别 EHS 相关法律法规也是 EHS 管理体系建立的基础。

表 9-1　EHS 法律法规的分类方法

一、综合管理类	十一、通用安全技术类
二、污染物排放控制类	十二、特种设备类
三、水污染防治类	十三、机械安全类
四、大气污染防治类	十四、电气安全类
五、噪声污染防治类	十五、防护用品类
六、固体废弃物污染防治类	十六、劳动用工与工伤管理类
七、能源资源管理类	十七、卫生健康类
八、危险化学品管理类	十八、女工/未成年工保护类
九、建设项目管理类	十九、国际公约
十、消防管理类	二十、其他类

3.4　建立 EHS 管理体系的注意事项

（1）要取得最高管理层对 EHS 管理体系的承诺和支持。

（2）需要企业全体员工共同参与，否则这些工作永远不能深入，只能浮于表面。

（3）防止把体系文件束之高阁。

（4）防止 EHS 管理流于形式，而不遵守 EHS 管理体系的要求。

（5）建立动态的职业安全健康管理体系，调整体系中存在的不适应的功能，实现体系的不断完善。

（6）做好 EHS 体系的全面教育和培训。不仅要对员工进行 EHS 基础知识培训，还要对员工进行岗位作业指导书、操作规程、岗位风险、环境因素削减措施等培训，更要对基层内审员进行 EHS 管理体系内审培训。

（7）环境因素和危险源识别要充分、全面。

（8）管理体系每年至少要进行一次内审、一次外审，以保证体系持续有效运行和改进。

4　环境健康安全一体化管理手册范本

 案例

管理手册范本

实务二 生产安全事故应急预案编制

1 目的

编制应急预案的目的，是避免紧急情况发生时出现混乱，确保按照合理的响应流程采取适当的救援措施，预防和减少可能随之引发的职业健康安全和环境影响。

2 程序

生产经营单位应急预案编制程序包括成立应急预案编制工作组、资料收集、风险评估、应急资源调查、应急预案编制、桌面推演、应急预案评审和批准实施 8 个步骤。

2.1 成立应急预案编制工作组

结合本单位职能和分工，成立以单位有关负责人为组长，单位相关部门人员（如生产、技术、设备、安全、行政、人事、财务人员）参加的应急预案编制工作组，明确工作职责和任务分工，制订工作计划，组织开展应急预案编制工作。预案编制工作组中应邀请相关救援队伍以及周边相关企业、单位或社区代表参加。

2.2 资料收集

应急预案编制工作组应收集下列相关资料：

（1）适用的法律法规、部门规章、地方性法规和政府规章、技术标准及规范性文件。

（2）企业周边地质、地形，环境情况及气象、水文、交通资料。

（3）企业现场功能区划分、建（构）筑物平面布置及安全距离资料。

（4）企业工艺流程、工艺参数、作业条件、设备装置及风险评估资料。

（5）本企业历史事故与隐患、国内外同行业事故资料。

（6）属地政府及周边企业、单位应急预案。

2.3 风险评估

开展生产安全事故风险评估，撰写评估报告，其内容包括但不限于：

（1）辨识生产经营单位存在的危险有害因素，确定可能发生的生产安全事故类别。

（2）分析各种事故类别发生的可能性、危害后果和影响范围。

（3）评估确定相应事故类别的风险等级。

生产安全事故风险评估报告编制大纲：

（1）危险有害因素辨识：描述生产经营单位危险有害因素辨识的情况（可用列表形式表述）。

（2）事故风险分析：描述生产经营单位事故风险的类型、事故发生的可能性、危害后果和影响范围（可用列表形式表述）。

（3）事故风险评价：描述生产经营单位事故风险的类别及风险等级（可用列表形式表述）。

（4）结论建议：得出生产经营单位应急预案体系建设的计划建议。

2.4 应急资源调查

全面调查和客观分析本单位以及周边单位和政府部门可请求援助的应急资源状况、撰写应急资源调查报告，其内容包括但不限于：

（1）本单位可调用的应急队伍、装备、物资、场所。

（2）针对生产过程及存在的风险可采取的监测、监控、报警手段。

（3）上级单位、当地政府及周边企业可提供的应急资源。

（4）可协调使用的医疗、消防、专业抢险救援机构及其他社会化应急救援力量。

生产安全事故应急资源调查报告编制大纲：

（1）单位内部应急资源：按照应急资源的分类，分别描述相关应急资源的基本现状、功能完善程度、受可能发生的事故的影响程度（可用列表形式表述）。

（2）单位外部应急资源：描述本单位能够调查或掌握可用于参与事故处置的外部应急资源情况（可用列表形式表述）。

（3）应急资源差距分析：依据风险评估结果得出本单位的应急资源需求，与本单位现有内外部应急资源对比，提出本单位内外部应急资源补充建议。

2.5 编制

2.5.1 应急预案编制原则和要求

应当遵循以人为本，依法依规、符合实际、注重实效的原则，以应急处置为核心，体现自救互救和先期处置的特点，做到职责明确、程序规范、措施科学，尽可能简明化、图表化、流程化。

应急预案编制格式和要求：

（1）封面：应急预案封面主要包括应急预案编号、应急预案版本号、生产经营单位名称、应急预案名称及颁布日期。

（2）批准页：应急预案应经生产经营单位主要负责人批准方可发布。

（3）目次：应急预案应设置目次，目次中所列的内容及次序如下：

①批准页；

②应急预案执行部门签署页；

③章的编号、标题；

④带有标题的条的编号、标题（需要时列出）；

⑤附件用序号表明其顺序。

2.5.2 应急预案编制工作

包括但不限于：

（1）依据事故风险评估及应急资源调查结果，结合本单位组织管理体系、生产规模及处置特点，合理确立本单位应急预案体系。

（2）结合组织管理体系及部门业务职能划分，科学设定本单位应急组织机构及职责分工。

（3）依据事故可能的危害程度和区域范围，结合应急处置权限及能力，清晰界定本单位的响应分级标准，制定相应层级的应急处置措施。

（4）按照有关规定和要求，确定事故信息报告、响应分级与启动、指挥权移交、警戒疏散方面的内容，落实与相关部门和单位应急预案的衔接。

2.6 桌面推演

按照应急预案明确的职责分工和应急响应程序，结合有关经验教训，相关部门及其人员可采取桌面演练的形式模拟生产安全事故应对过程，逐步分析讨论并形成记录，检验应急预案的可行性，并进一步完善应急预案。桌面演练的相关要求见 AQ/T 9007。

2.7 应急预案评审

2.7.1 评审形式

应急预案编制完成后，生产经营单位应按法律法规有关规定组织评审或论证。参加应急预案评审的人员可包括有关安全生产及应急管理方面的、有现场处置经验的专家。应急预案论证可通过推演的方式开展。

2.7.2 评审内容

应急预案评审内容主要包括：风险评估和应急资源调查的全面性、应急预案体系设计的针对性、应急组织体系的合理性、应急响应程序和措施的科学性、应急保障措施的可行性、应急预案的衔接性。

2.7.3 评审程序

应急预案评审程序包括下列步骤：

（1）评审准备：成立应急预案评审工作组，落实参加评审的专家，将应急预案、编制说明、风险评估、应急资源调查报告及其他有关资料在评审前送达参加评审的单位或人员。

（2）组织评审：评审采取会议审查形式。企业主要负责人参加会议。会议由参加评审的专家共同推选出的组长主持，按照议程组织评审。表决时，应有不少于出席会议专家人数的三分之二同意方为通过。评审会议应形成评审意见（经评审组组长签字），附参加评审会议的专家签字表。表决的投票情况应以书面材料记录在案，并作为评审意见的附件。

（3）修改完善：生产经营单位应认真分析研究，按照评审意见对应急预案进行修订和完善。评审表决不通过的，生产经营单位应修改完善后按评审程序重新组织专家评审，生产经营单位应写出根据专家评审意见的修改情况说明，并经专家组组长签字确认。

2.8 批准实施

通过评审的应急预案，由生产经营单位主要负责人签发实施。

3 应急预案体系

生产经营单位应急预案分为综合应急预案、专项应急预案和现场处置方案。生产经营单位应根据有关法律、法规和相关标准，结合本单位组织管理体系、生产规模和可能发生的事故特点，科学合理确立本单位的应急预案体系，并注意与其他类别应急预案相衔接。

3.1 综合应急预案

综合应急预案是生产经营单位为应对各种生产安全事故而制订的综合性工作方案，是本单位应对生产安全事故的总体工作程序、措施和应急预案体系的总纲。

3.2 专项应急预案

专项应急预案是生产经营单位为应对某一种或者多种类型生产安全事故，或者针对重要生产设施、重大危险源、重大活动防止生产安全事故而制订的专项工作方案。

专项应急预案与综合应急预案中的应急组织机构、应急响应程序相近时，可不编写专项应急预案，相应的应急处置措施并入综合应急预案。

3.3 现场处置方案

现场处置方案是生产经营单位根据不同生产安全事故类型，针对具体场所、装置或者设施所制定的应急处置措施。现场处置方案重点规范事故风险描述、应急工作职责、应急处置措施和注意事项，应体现自救互救、信息报告和先期处置的特点。

事故风险单一、危险性小的生产经营单位，可只编制现场处置方案。

4 综合应急预案内容

4.1 总则

4.1.1 适用范围

说明应急预案适用的范围。

4.1.2 响应分级

依据事故危害程度、影响范围和生产经营单位控制事态的能力，对事故应急响应进行分级。明确分级响应的基本原则，响应分级不必照搬事故分级。

4.2 应急组织机构及职责

明确应急组织形式（可用图示）及构成单位（部门）的应急处置职责。应急组织机构可设置相应的工作小组、各小组具体构成。职责分工及行动任务应以工作方案的形式作为附件。

4.3 应急响应

4.3.1 信息报告

4.3.1.1 信息接报

明确应急值守电话，事故信息接收，内部通报程序，方式和责任人，向上级主管部门、上级单位报告事故信息的流程、内容、时限和责任人，以及向本单位以外的有关部门或单位通报事故信息的方法、程序和责任人。

4.3.1.2 信息处置与研判

（1）明确响应启动的程序和方式。根据事故性质、严重程度、影响范围和可控性，结合响应分级明确的条件，可由应急领导小组作出响应启动的决策并宣布。或者依据事故信息是否达到响应启动的条件自动启动。

（2）若未达到响应启动条件，应急领导小组可作出预警启动的决策，做好响应准备，实时跟踪事态发展。

（3）响应启动后，应注意跟踪事态发展，科学分析处置需求。及时调整响应级别，避免响应不足或过度响应。

4.3.2 预警

4.3.2.1 预警启动

明确预警信息发布渠道、方式和内容。

4.3.2.2 响应准备

明确做出预警启动后应开展的响应准备工作，包括队伍、物资、装备、后勤及通信。

4.3.2.3 预警解除

明确预警解除的基本条件、要求及责任人。

4.3.3 响应启动

确定响应级别，明确响应启动后的程序性工作，包括应急会议召开、信息上报、资源协调、信息公开、后勤及财力保障工作。

4.3.4 应急处置

明确事故现场的警戒疏散、人员搜救、医疗救治、现场监测、技术支持、工程抢险及环境保护方面的应急处置措施，并明确人员防护的要求。

4.3.5 应急支援

明确当事态无法控制情况下，向外部（救援）力量请求支援的程序及要求、联动程序及要求，以及外部（救援）力量到达后的指挥关系。

4.3.6 响应终止

明确响应终止的基本条件、要求和责任人。

4.4 后期处置

明确污染物处理、生产秩序恢复、人员安置方面的内容。

4.5 应急保障

4.5.1 通信与信息保障

明确应急保障的相关单位及人员通信的联系方式和方法，以及备用方案和保障责任人。

4.5.2 应急队伍保障

明确相关的应急人力资源，包括专家、专职应急救援队伍及协议应急救援队伍。

4.5.3 物资装备保障

明确本单位的应急物资和装备的类型、数量、性能、存放位置、运输及使用条件、更新及补充时限、管理责任人及其联系方式，并建立台账。

4.5.4 其他保障

根据应急工作需求而确定的其他相关保障措施（如能源保障、经费保障、交通运输保障、治安保障、技术保障、医疗保障及后勤保障）。

5 专项应急预案内容

5.1 适用范围

说明专项应急预案适用的范围，以及与综合应急预案的关系。

5.2 应急组织机构及职责

明确应急组织形式（可用图示）及构成单位（部门）的应急处置职责。应急组织机构以及各成员单位或人员的具体职责。应急组织机构可以设置相应的应急工作小组，各小组具体构成、职责分工及行动任务建议以工作方案的形式作为附件。

5.3 响应启动

明确响应启动后的程序性工作，包括应急会议召开、信息上报、资源协调、信息公开、后勤及财力保障工作。

5.4 处置措施

针对可能发生的事故风险、危害程度和影响范围，明确应急处置指导原则、制定相应的应急处置措施。

5.5　应急保障

根据应急工作需求明确保障的内容。专项应急预案包括但不限于 5.1～5.4 的内容。

6　现场处置方案内容

6.1　事故风险描述

简述事故风险评估的结果（可用列表的形式列在附件中）。

6.2　应急工作职责

明确应急组织分工和职责。

6.3　应急处置

包括但不限于下列内容：

（1）应急处置程序：根据可能发生的事故及现场情况明确事故报警、各项应急措施启动、应急救护人员的引导、事故扩大及同生产经营单位应急预案的衔接程序。

（2）现场应急处置措施：针对可能发生的事故从人员救护、工艺操作、事故控制、消防、现场恢复等方面制定明确的应急处置措施。

（3）明确报警负责人以及报警电话和上级管理部门、相关应急救授单位的联络方式和联系人员、事故报告基本要求和内容。

6.4　注意事项

包括人员防护和自救互救、装备使用、现场安全等方面的内容。

7　附件

7.1　生产经营单位概况

简要描述本单位地址、从业人数、隶属关系、主要原材料、主要产品、产量，以及重点岗位、重点区域、周边重大危险源、重要设施、目标、场所和周边布局情况。

7.2　风险评估的结果

简述本单位风险评估的结果。

7.3　预案体系与衔接

简述本单位应急预案体系构成和分级情况，明确与地方政府及其有关部门、其他相关单位应急预案的衔接关系（可用图示）。

7.4　应急物资装备的名录或清单

列出应急预案涉及的主要物资和装备名称、型号、性能、数量、存放地点、运输和使用条件、管理责任人和联系电话等。

7.5　有关应急部门、机构或人员的联系方式

列出应急工作中需要联系的部门，机构或人员及其多种联系方式。

7.6　格式化文本

列出信息接报、预案启动、信息发布等格式化文本。

7.7　关键的路线、标识和图纸

包括但不限于：

（1）警报系统分布及覆盖范围。

（2）重要防护目标、风险清单及分布图。

（3）应急指挥部（现场指挥部）位置及救援队伍行动路线。

（4）疏散路线、集结点、警戒范围、重要地点的标识。

（5）相关平面布置、应急资源分布的图纸。

（6）生产经营单位的地理位置图、周边关系图、附近交通图。

（7）事故风险可能导致的影响范围图。

（8）附近医院地理位置图及路线图。

7.8　有关协议或者备忘录

列出与相关应急救援部门签订的应急救援协议或备忘录。

 案例

安全生产事故应急预案案例

实务三　企业环评及环保手续办理

1　目的

按照国家相关环保法律法规的规定，企业在建设前要进行环境影响评价，在建设时应执行环保"三同时"制度（污染防治设施和主体工程要同时设计、同时施工、同时投产），建成后要及时申请项目验收，并取得环保部门颁发的排污许可证方可生产。其流程为：申请办理建设项目环境影响评价文件→委托验收监测→办理建设项目竣工验收→申请排污许可证→办理守法证明。

2　环境影响评价

环境影响评价简称环评，英文缩写 EIA，是指对规划和建设项目实行后可能导致的环境影响进行分析、预测和评估，提出防止或者减轻不良环境影响的对策和措施，进行跟踪监测的方法与制度。通俗说就是分析项目建成投产后可能对环境产生的影响，并提出污染防治对策和措施。

2.1　背景

《中华人民共和国环境影响评价法》（2018 年 12 月 29 日第二次修正）第三条规定"在中华人民共和国领域和中华人民共和国管辖的其他海域内建设对环境有影响的项目，应当依照本法进行环境影响评价"。另外第三十一条规定"建设单位未依法报批建设项目环境影响报告书、报告表，或者未依照本法第二十四条的规定重新报批或者报请重新审核环境影响报告书、报告表，擅自开工建设的，由县级以上环境保护行政主管部门责令停止建设，根据违法情节和危害后果，处建设项目总投资额百分之一以上百分之五以下的罚款，并可以责令恢复原状；对建设单位直接负责的主管人员和其他直接负责人员，依法给予行政处分"。

2.2　分类

国家根据建设项目对环境的影响限度，对建设项目的环境影响评价实行分类受理。建设单位应当按照下列规定组织编制环境影响报告书、环境影响报告表或填报环境影响登记表（以下统称环境影响评价文献）：

（1）也许导致重大环境影响的，应当编制环境影响报告书，对产生的环境影响进行全面评价。

（2）也许导致轻度环境影响的，应当编制环境影响报告表，对产生的环境影响进行分析或者专项评价。

（3）对环境影响很小、不需要进行环境影响评价的，应当填报环境影响登记表。

2.3 实施主体

环评是企业负责实施，责任主体是企业，不单是环评审批的重要依据，更是企业运营、公司环境管理、环保检查的重要依据。

环评需关注：

（1）基本信息对不对。

（2）工艺流程对不对。

（3）建设项目建设地点是否相符。

（4）建设项目平面布置是否与环评平面布置图一致。

（5）建设项目现场生产、储存设备是否与环评一致。

（6）企业的污染源排放点和治理设施对不对、全不全。

如果出现建设地点发生变化、生产工艺发生变化或增长、生产设施发生变化或增长、产能扩大、减少环评等级、越权审批等现象，环评手续会被环保部门判定无效。

3 建设项目竣工环境保护验收

3.1 设立建设合理的环保设施

新环保法第四十一条规定：建设项目中防治污染的设施，应当与主体工程同时设计、同时施工、同时投产使用。

物料储存：固体粉状物料要建设固定储存场合，规定有顶棚、篷盖、防风抑尘、进料出入有布帘等遮挡、喷淋设施。液体物料要有围堰、事故应急导流和事故应急池。无顶棚存放的要做好初期雨水的收集和解决。

上料卸料：粉状物料、挥发性物料要设立收集和解决装置。收集装置的面积、高度、风量要合理，保证有效收集和处置。

生产工艺：要配备合理的解决设施。湿法脱硫不得使用单碱法；脱硝不得使用氧化法；VOCs 使用活性炭吸附要定期更换，做好更换记录，提供更换的活性炭发票，废活性炭作为危险废物处置。每台机械加工设备要做好废机油、废润滑油、废乳化液的独立收集装置，避免洒落地面。

厂区生产车间、储存车间必须进行硬化防渗，出入口设立缓坡等围挡设施，地面冲洗水必须收集解决，不得随意排放。生活废水没有配套污水管网的，要配套建设生活污水解决系统，达成相关标准后，方可用于厂内绿化。

3.2 做好三废治理及产生的副产物、废物的收集处置

废气：废气有组织排放，排放源必须高于 15m，并根据监测规范规定设立人工采样孔，设立固定斜梯。湿法脱硫产生的石膏、干法脱硫的硫酸盐要做好收集、存放处置，外协处置要有协议和台账。催化还原脱硝的催化剂要按照危险废物暂存和转移，接受单位要有危险废物经营处置资质，要有处置协议和转移联单；除尘器集粉尘要做好收集、存放处置，外协处置要有协议和台账。

废水：废水不得直排外界环境，外排由污水解决厂解决的，要有污水管网，不能使用汽车运送，要有污水解决协议。外排废水必须达成相关标准。废水解决产生的污泥，厂内运用的做好运用台账；外协处置的，要做危险废物辨识，属于危险废物的要按照危险废物管理规定进行暂存、转移和处置，接受单位要有危险废物经营处置资质，要有处置协议和

转移联单；属于一般固废的要做好收集，要有外协协议和台账。

一般固废：边角料等一般固废，要有固定场合存放，厂内可循环运用的，做好运用台账，外协处置的要提供外协协议，并做好台账记录。

危险废物：要设立独立的暂存场合，暂存场合的容积要满足危险废物1年产生量的存放需求。暂存场合要密闭，要有异味收集和处置设施，要设立废液导流沟，废液要收集处置。

《环境保护法》第二十七条规定，排放污染物的企业、事业单位，必须依照国务院环境保护行政主管部门的规定申报登记。第三十五条规定，拒报或者谎报国务院环境保护行政主管部门规定的有关污染物排放申报登记事项的，根据情节给予警告或者处以罚款。《大气污染防治法》第十一条、第三十九条，其实施细则第八条，《水污染防治法》第十四条，《固体废物污染环境防治法》第三十一条、第五十九条，《环境噪声污染防治法》第二十四条，《防治陆源污染物污染损害海洋环境管理条例》第六条、第二十六条，《对外经济开放地区环境管理暂行规定》第九条等，都对排污申报登记制度作出了规定。

检查污染排放浓度、污染物排放总量情况，两者是有区别的。例如：对同一种污水而言，污染物总量是指这种污水每年排放的污染物的质量（通常指重量），而污染物浓度是指这种污水所含有害成分的浓度，对于污水而言，一般衡量指标为：pH、COD_{Cr}、BOD_5、氨氮、总磷等；具体的说如果某污水年排放污染物（COD_{Cr} x 吨）分解后的技术术语指标就可以用上述概念来解释，污染物总量的控制是为了避免污水超标排放的另一种方式，意思是本来污染浓度超标，不允许排放，但是被大量清水稀释后，检测就不超标，这样就不会受到环保方面的处罚，但是污染物总量的控制就制止了这类事件的发生。

3.3　保证污染治理设施正常运营

保证污染治理设施正常运营，污染防治设施发生故障，应立即向辖区内环境管理部门报告，并采用应急措施保证达标排放，无备用污染治理设施的，涉及的生产设施应立即停止生产。

（1）《中华人民共和国环境保护法》第二十六条第二款："防治污染的设施不得擅自拆除或者闲置，确有必要拆除或者闲置的，必须征得所在地的环境保护行政主管部门同意。"

（2）《中华人民共和国水污染防治法》第十四条："前款规定的排污单位排放水污染物的种类、数量和浓度有重大改变的，应当及时申报；其水污染物处理设施必须保持正常使用，拆除或者闲置水污染物处理设施的，必须事先报经所在地的县级以上地方人民政府环境保护部门批准。"

（3）《中华人民共和国大气污染防治法》第十二条第二款："前款规定的排污单位排放大气污染物的种类、数量、浓度有重大改变的，应当及时申报；其大气污染物处理设施必须保持正常使用，拆除或者闲置大气污染物处理设施的，必须事先报经所在地的县级以上地方人民政府环境保护行政主管部门批准。"

（4）《中华人民共和国环境噪声污染防治法》第十五条："产生环境噪声污染的企业事业单位，必须保持防治环境噪声污染的设施的正常使用；拆除或者闲置环境噪声污染防治设施的，必须事先报经所在地的县级以上地方人民政府环境保护行政主管部门批准。"

（5）《中华人民共和国固体废物污染环境防治法》第二十四条："禁止擅自关闭、闲置或者拆除工业固体废物污染环境防治设施、场所；确有必要关闭、闲置或者拆除的，必须经所在地县级以上地方人民政府环境保护行政主管部门核准，并采取措施，防止污染环境。"

（6）《中华人民共和国水污染法实施细则》第五条：企业事业单位需要拆除或者闲置污染物处理设施的，必须事先向所在地的县级以上地方人民政府环境保护部门申报，并写明理由。环境保护部门应当自收到申报之日起 1 个月内作出同意或者不同意的决定，并予以批复；逾期不批复的，视为同意。

3.4 设立专员负责环保管理工作

企业根据国家有关法规标准和自身生产经营的特性，形成系统性的管理制度，采取科学有效的管理方法或管理技术，对因企业活动而可能导致的环境破坏与环境污染问题进行有效的控制，以达到环境保护目的。

建立环保档案，将环评手续、例行检测报告、转移台账等相关档案材料整理成册，便于环保例行检查和抽查备查。加强公司员工环保教育，提高环保意识，避免出现人为无意识违反环保规定的行为。

按照《企业事业单位环境信息公开办法》要求，规范、及时、真实公开企业环境信息。

3.5 编制突发环境事件应急预案

《环境保护法》第四十七条规定，企业事业单位应当按照国家有关规定制定突发环境事件应急预案，报环境保护主管部门和有关部门备案。在发生或者可能发生突发环境事件时，企业事业单位应当立即采取措施处理，及时通报可能受到危害的单位和居民，并向环境保护主管部门和有关部门报告。

实务四　危险化学品重大危险源辨识

1　目的

正确辨识危险化学品企业的重大危险源，掌握重大危险源和危险部位，提高单位领导和主管部门对该重大危险源的认识，建立健全对重大危险源的管理制度，及时确定专人负责，动态监测、掌握动向，强化防控措施、加大投入、加快推进技术改造、确保企业不发生群死群伤和重大财产损失的预防措施，实现安全生产。

2　辨识依据

2.1　危险化学品应依据其危险特性及其数量进行重大危险源辨识

具体见表 10-1 和表 10-2。危险化学品的纯物质及其混合物应按 GB 30000.2—2013、GB 30000.3—2013、GB 30000.4—2013、GB 30000.5—2013、GB 30000.7—2013、GB 30000.8—2013、GB 30000.9—2013、GB 30000.10—2013、GB 30000.11—2013、GB 30000.12—2013、GB 30000.13—2013、GB 30000.14—2013、GB 30000.15—2013、GB 30000.16—2013、GB 30000.18—2013 的规定进行分类。危险化学品重大危险源可分为生

产单元危险化学品重大危险源和储存单元危险化学品重大危险源。

2.2　危险化学品临界量的确定方法

（1）在表 10-1 范围内的危险化学品，其临界量应按表 10-1 确定。

（2）未在表 10-1 范围内的危险化学品，应依据其危险性，按表 10-2 确定其临界量；若一种危险化学品具有多种危险性，应按其中最低的临界量确定。

表 10-1　危险化学品名称及其临界量

序号	危险化学品名称和说明	别名	CAS 号	临界量/t
1	氨	液氨；氨气	7664-41-7	10
2	二氟化氧	一氧化二氟	7783-41-7	1
3	二氧化氮	—	10102-44-0	1
4	二氧化硫	亚硫酸酐	7446-09-5	20
5	氟	—	7782-41-4	1
6	碳酰氯	光气	75-44-5	0.3
7	环氧乙烷	氧化乙烯	75-21-8	10
8	甲醛（含量>90%）	蚁醛	50-00-0	5
9	磷化氢	磷化三氢；膦	7803-51-2	1
10	硫化氢	—	7783-06-4	5
11	氯化氢（无水）	—	7647-01-0	20
12	氯	液氯；氯气	7782-50-5	5
13	煤气（CO，CO 和 H_2、CH_4 的混合物等）	—	—	20
14	砷化氢	砷化三氢；胂	7784-42-1	1
15	锑化氢	三氢化锑；锑化三氢；䏿	7803-52-3	1
16	硒化氢	—	7783-07-5	1
17	溴甲烷	甲基溴	74-83-9	10
18	丙酮氰醇	丙酮合氰化氢；2-羟基异丁腈；氰丙醇	75-86-5	20
19	丙烯醛	烯丙醛；败脂醛	107-02-8	20
20	氟化氢	—	7664-39-3	1
21	1-氯-2，3-环氧丙烷	环氧氯丙烷（3-氯-1,2-环氧丙烷）	106-89-8	20
22	3-溴-1，2-环氧丙烷	环氧溴丙烷；溴甲基环氧乙烷；表溴醇	3132-64-7	20
23	甲苯二异氰酸酯	二异氰酸甲苯酯；TDI	26471-62-5	100

续表

序号	危险化学品名称和说明	别名	CAS 号	临界量/t
24	一氯化硫	氯化硫	10025−67−9	1
25	氰化氢	无水氢氰酸	74−90−8	1
26	三氧化硫	硫酸酐	7446−11−9	75
27	3−氨基丙烯	烯丙胺	107−11−9	20
28	溴	溴素	7726−95−6	20
29	乙撑亚胺	吖丙啶；1−氮杂环丙烷；氮丙啶	151−56−4	20
30	异氰酸甲酯	甲基异氰酸酯	624−83−9	0.75
31	叠氮化钡	叠氮钡	18810−58−7	0.5
32	叠氮化铅	—	13424−46−9	0.5
33	雷汞	二雷酸汞；雷酸汞	628−86−4	0.5
34	三硝基苯甲醚	三硝基茴香醚	28653−16−9	5
35	2，4，6−三硝基甲苯	梯恩梯；TNT	118−96−7	5
36	硝化甘油	硝化丙三醇；甘油三硝酸酯	55−63−0	1
37	硝化纤维素［干的或含水（或乙醇）<25%］			1
38	硝化纤维素（未改型的，或增塑的，含增塑剂<18%）			1
39	硝化纤维素（含乙醇≥25%）	硝化棉	9004−70−0	10
40	硝化纤维素（含氮≤12.6%）			50
41	硝化纤维素（含水≥25%）			50
42	硝化纤维素溶液（含氮量≤12.6%，含硝化纤维素≤55%）	硝化棉溶液	9004−70−0	50
43	硝酸铵（含可燃物>0.2%，包括以碳计算的任何有机物，但不包括任何其他添加剂）	—	6484−52−2	5
44	硝酸铵（含可燃物≤0.2%）	—	6484−52−2	50
45	硝酸铵肥料（含可燃物≤0.4%）	—	—	200
46	硝酸钾	—	7757−79−1	1000
47	1，3−丁二烯	联乙烯	106−99−0	5
48	二甲醚	甲醚	115−10−6	50
49	甲烷	天然气	74−82−8（甲烷）8006−14−2（天然气）	50
50	氯乙烯	乙烯基氯	75−01−4	50

续表

序号	危险化学品名称和说明	别名	CAS 号	临界量/t
51	氢	氢气	1333-74-0	5
52	液化石油气（含丙烷、丁烷及其混合物）	石油气（液化的）	68476-85-7 74-98-6（丙烷） 106-97-8（丁烷）	50
53	一甲胺	氨基甲烷；甲胺	74-89-5	5
54	乙炔	电石气	74-86-2	1
55	乙烯	—	74-85-1	50
56	氧（压缩的或液化的）	液氧；氧气	7782-44-7	200
57	苯	纯苯	71-43-2	50
58	苯乙烯	乙烯苯	100-42-5	500
59	丙酮	二甲基酮	67-64-1	500
60	2-丙烯腈	丙烯腈；乙烯基氰；氰基乙烯	107-13-1	50
61	二硫化碳	—	75-15-0	50
62	环己烷	六氢化苯	110-82-7	500
63	1，2-环氧丙烷	氧化丙烯；甲基环氧乙烷	75-56-9	10
64	甲苯	甲基苯；苯基甲烷	108-88-3	500
65	甲醇	木醇；木精	67-56-1	500
66	汽油（乙醇汽油、甲醇汽油）	—	86290-81-5 （汽油）	200
67	乙醇	酒精	64-17-5	500
68	乙醚	二乙基醚	60-29-7	10
69	乙酸乙酯	醋酸乙酯	141-78-6	500
70	正己烷	己烷	110-54-3	500
71	过乙酸	过醋酸；过氧乙酸；乙酰过氧化氢	79-21-0	10
72	过氧化甲基乙基酮（10%<有效氧含量≤10.7%，含 A 型稀释剂≥48%）	—	1338-23-4	10
73	白磷	黄磷	12185-10-3	50
74	烷基铝	三烷基铝	—	1
75	戊硼烷	五硼烷	19624-22-7	1
76	过氧化钾	—	17014-71-0	20

续表

序号	危险化学品名称和说明	别名	CAS 号	临界量/t
77	过氧化钠	双氧化钠；二氧化钠	1313-60-6	20
78	氯酸钾	—	3811-04-9	100
79	氯酸钠	—	7775-09-9	100
80	发烟硝酸		52583-42-3	20
81	硝酸（发红烟的除外，含硝酸>70%）	—	7697-37-2	100
82	硝酸胍	硝酸亚氨脲	506-93-4	50
83	碳化钙	电石	75-20-7	100
84	钾	金属钾	7440-09-7	1
85	钠	金属钠	7440-23-5	10

表 10-2 未在表 10-1 中列举的危险化学品类别及其临界量

类别	符号	危险性分类及说明	临界量/t
健康危害	J（健康危害性符号）	—	—
急性毒性	J1	类别1，所有暴露途径，气体	5
	J2	类别1，所有暴露途径，固体、液体	50
	J3	类别2、类别3，所有暴露途径，气体	50
	J4	类别2、类别3，吸入途径，液体（沸点≤35℃）	50
	J5	类别2，所有暴露途径，液体（除J4外）、固体	500
物理危险	W（物理危险性符号）	—	—
爆炸物	W1.1	不稳定爆炸物 1.1项爆炸物	1
	W1.2	1.2、1.3、1.5、1.6项爆炸物	10
	W1.3	1.4项爆炸物	50
易燃气体	W2	类别1和类别2	10
气溶胶	W3	类别1和类别2	150（净重）
氧化性气体	W4	类别1	50
易燃液体	W5.1	类别1 类别2和3，工作温度高于沸点	10
	W5.2	类别2和3，具有引发重大事故的特殊工艺条件，包括危险化工工艺、爆炸极限范围或附近操作、操作压力大于1.6MPa等	50
	W5.3	不属于W5.1或W5.2的其他类别2	1000
	W5.4	不属于W5.1或W5.2的其他类别3	5000

续表

类别	符号	危险性分类及说明	临界量/t
自反应物质和混合物	W6.1	A 型和 B 型自反应物质和混合物	10
	W6.2	C 型、D 型、E 型自反应物质和混合物	50
有机过氧化物	W7.1	A 型和 B 型有机过氧化物	10
	W7.2	C 型、D 型、E 型、F 型有机过氧化物	50
自燃液体和自燃固体	W8	类别 1 自燃液体 类别 1 自燃固体	50
氧化性固体和液体	W9.1	类别 1	50
	W9.2	类别 2、类别 3	200
易燃固体	W10	类别 1 易燃固体	200
遇水放出易燃气体的物质和混合物	W11	类别 1 和类别 2	200

3　重大危险源的辨识指标

（1）生产单元、储存单元内存在危险化学品的数量等于或超过表 10-1、表 10-2 规定的临界量，即被定为重大危险源。单元内存在的危险化学品的数量根据危险化学品种类的多少区分为以下两种情况：

①生产单元、储存单元内存在的危险化学品为单一品种时，该危险化学品的数量即为单元内危险化学品的总量，若等于或超过相应的临界量，则定为重大危险源。

②生产单元、储存单元内存在的危险化学品为多品种时，按式（10-1）计算，若满足式（10-1），则定为重大危险源：

$$S = q_1/Q_1 + q_2/Q_2 + \cdots + q_n/Q_n \geqslant 1 \tag{10-1}$$

式中：　　　　S——辨识指标；

q_1，q_2，$\cdots$，q_n——每种危险化学品的实际存在量，单位为吨（t）；

Q_1，Q_2，$\cdots$，Q_n——与每种危险化学品相对应的临界量，单位为吨（t）。

（2）危险化学品储罐以及其他容器、设备或仓储区的危险化学品的实际存在量按设计最大量确定。

（3）对于危险化学品混合物，如果混合物与其纯物质属于相同危险类别，则视混合物为纯物质，按混合物整体进行计算。如果混合物与其纯物质不属于相同危险类别，则应按新危险类别考虑其临界量。

（4）危险化学品重大危险源的辨识流程见图 10-1。

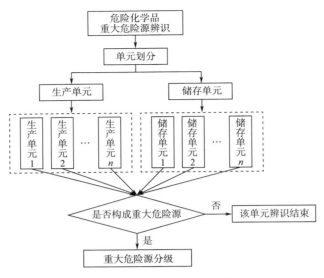

图 10-1　危险化学品重大危险源辨识流程图

4　重大危险源的分级

4.1　重大危险源的分级指标

采用单元内各种危险化学品实际存在量与其相对应的临界量比值，经校正系数校正后的比值之和作为分级指标。

4.2　重大危险源分级指标的计算方法

重大危险源的分级指标按式（10-2）计算。

$$R = \alpha\left[\beta_1(q_1/Q_1) + \cdots + \beta_2(q_2/Q_2) + \cdots + \beta_n(q_n/Q_n)\right] \qquad (10\text{-}2)$$

式中：　　　　R——重大危险源分级指标；

　　　　　　　α——该危险化学品重大危险源厂区外暴露人员的校正系数；

β_1，β_2，$\cdots$，β_n——与每种危险化学品相对应的校正系数；

q_1，q_2，$\cdots$，q_n——每种危险化学品实际存在量，单位为吨（t）；

Q_1，Q_2，$\cdots$，Q_n——与每种危险化学品相对应的临界量，单位为吨（t）。

根据单元内危险化学品的类别不同，设定校正系数 β 值。在表 10-3 范围内的危险化学品，其 β 值按表 10-3 确定；未在表 10-3 范围内的危险化学品，其 β 值按表 10-4 确定。

表 10-3　毒性气体校正系数 β 取值表

名称	校正系数 β	名称	校正系数 β
一氧化碳	2	硫化氢	5
二氧化硫	2	氟化氢	5
氨	2	二氧化氮	10
环氧乙烷	2	氰化氢	10
氯化氢	3	碳酰氯	20
溴甲烷	3	磷化氢	20
氯	4	异氰酸甲酯	20

表 10-4 未在表 10-3 中列举的危险化学品校正系数 β 取值表

类别	符号	β 校正系数
急性毒性	J1	4
	J2	1
	J3	2
	J4	2
	J5	1
爆炸物	W1.1	2
	W1.2	2
	W1.3	2
易燃气体	W2	1.5
气溶胶	W3	1
氧化性气体	W4	1
易燃液体	W5.1	1.5
	W5.2	1
	W5.3	1
	W5.4	1
自反应物质和混合物	W6.1	1.5
	W6.2	1
有机过氧化物	W7.1	1.5
	W7.2	1
自燃液体和自燃固体	W8	1
氧化性固体和液体	W9.1	1
	W9.2	1
易燃固体	W10	1
遇水放出易燃气体的物质和混合物	W11	1

根据危险化学品重大危险源的厂区边界向外扩展 500m 范围内常住人口数量，按照表 10-5 设定暴露人员校正系数 α 值。

表 10-5 暴露人员校正系数 α 取值表

厂外可能暴露人员数量	校正系数 α	厂外可能暴露人员数量	校正系数 α
100 人以上	2.0	1~29 人	1.0
50~99 人	1.5	0 人	0.5
30~49 人	1.2		

4.3 重大危险源分级标准

根据计算出来的 R 值，按表 10-6 确定危险化学品重大危险源的级别。

表 10-6 重大危险源级别和 R 值的对应关系

重大危险源级别	R 值	重大危险源级别	R 值
一级	$R \geqslant 100$	三级	$50 > R \geqslant 10$
二级	$100 > R \geqslant 50$	四级	$R < 10$

实务五 生物医药类企业危险废物规范化管理

1 目的

开展危险废物规范化管理工作，是危险废物污染防治的基础性工作，是强化危险废物日常监管的重要措施。对督促危险废物产生单位和经营单位落实危险废物相关管理制度、规定，提高管理水平，规范危险废物贮存、转移、利用、处置活动，减少环境风险和污染隐患，具有重要意义。

2 危险废物的判定

（1）《中华人民共和国固体废物污染环境防治法》对危险废物的定义为：列入国家危险废物名录或根据国家规定的危险废物鉴别标准和鉴别方法认定的具有危险特性的固体废物。危险废物的判定和鉴别标准主要有《国家危险废物名录》（2016 版）、《固体废物鉴别标准通则》（GB 34330—2017）及《危险废物鉴别标准》（GB 5085.1—2007 ~ GB 5085.7—2007）。

（2）环评文件中涉及有副产品内容的，应严格对照《固体废物鉴别标准通则》及《危险废物鉴别标准》，依据其产生来源、利用和处置过程等进行鉴别，禁止以副产品的名义逃避监管。

（3）对环评文件中要求开展危险废物特性鉴别的，建设单位在项目建设完成后必须及时开展废物属性鉴别工作，将鉴别结论和环境管理要求纳入验收范围。鉴别为危险废物的，纳入危险废物管理。

生物医药类企业涉及危险废物主要类型为 HW01 医疗废物、HW02 医药废物、HW03 废药物、药品等（表 10-7、表 10-8）。

表 10-7 生物医药类企业涉及国家危险废物名录

废物类别	行业来源	废物代码	危险废物	危险特性
HW01 医疗废物	卫生	841-001-01	感染性废物	In
		841-002-01	损伤性废物	In
		841-003-01	病理性废物	In
		841-004-01	化学性废物	T/C/I/R
		841-005-01	药物性废物	T

续表

废物类别	行业来源	废物代码	危险废物	危险特性
HW02 医药废物	生物药品制品制造	276-001-02	利用生物技术生产生物化学药品、基因工程药物过程中产生的蒸馏及反应残余物	T
		276-002-02	利用生物技术生产生物化学药品、基因工程药物（不包括利用生物技术合成氨基酸、维生素、他汀类降脂药物、降糖类药物）过程中产生的废母液、反应基和培养基废物	T
		276-003-02	利用生物技术生产生物化学药品、基因工程药物（不包括利用生物技术合成氨基酸、维生素、他汀类降脂药物、降糖类药物）过程中产生的废脱色过滤介质	T
		276-004-02	利用生物技术生产生物化学药品、基因工程药物过程中产生的废吸附剂	T
		276-005-02	利用生物技术生产生物化学药品、基因工程药物过程中产生的废弃产品、原料药和中间体	T
HW03 废药物、药品	非特定行业	900-002-03	销售及使用过程中产生的失效、变质、不合格、淘汰、伪劣的化学药品和生物制品（不包括列入《国家基本药物目录》中的维生素、矿物质类药，调节水、电解质及酸碱平衡药），以及《医疗用毒性药品管理办法》中所列的毒性中药	T

表 10-8　生物医药类企业涉及医疗废物分类目录

类别	特征	常见组分或者废物名称
感染性废物	携带病原微生物，具有引发感染性疾病传播危险的医疗废物	1. 被病人血液、体液、排泄物污染的物品 2. 医疗机构收治的隔离传染病人或者疑似传染病人产生的生活垃圾 3. 病原体的培养基、标本和菌种、毒种保存液 4. 各种废弃的医学标本 5. 废弃的血液、血清 6. 使用后的一次性使用医疗用品及一次性医疗器械视为感染性废物
病理性废物	诊疗过程中产生的人体废弃物和医学实验动物尸体等	1. 手术及其他诊疗过程中产生的废弃的人体组织、器官等 2. 医学实验动物的组织、尸体 3. 病理切片后废弃的人体组织、病理蜡块等
损伤性废物	能够刺伤或者割伤人体的废弃的医用锐器	1. 医用针头、缝合针 2. 各类医用锐器，包括：解剖刀、手术刀、备皮刀、手术锯等 3. 载玻片、玻璃试管、玻璃安瓿等

续表

类别	特征	常见组分或者废物名称
药物性废物	过期、淘汰、变质或者被污染的废弃的药品	1. 废弃的一般性药品，如：抗生素、非处方类药品等 2. 废弃的细胞毒性药物和遗传毒性药物 3. 废弃的疫苗、血液制品等
化学性废物	具有毒性、腐蚀性、易燃易爆性的废弃的化学物品	1. 医学影像室、实验室废弃的化学试剂 2. 废弃的过氧乙酸、戊二醛等化学消毒剂 3. 废弃的汞血压计、汞温度计

3 危险废物鉴别程序

3.1 危险废物的鉴别

（1）依据法律规定和 GB 34330—2017，判断待鉴别的物品、物质是否属于固体废物，不属于固体废物的，则不属于危险废物。

（2）经判断属于固体废物的，则首先依据《国家危险废物名录》鉴别。凡列入《国家危险废物名录》的固体废物，属于危险废物，不需要进行危险特性鉴别。

（3）未列入《国家危险废物名录》，但不排除具有腐蚀性、毒性、易燃性、反应性的固体废物，依据 GB 5085.1—2007、GB 5085.2—2007、GB 5085.3—2007、GB 5085.4—2007、GB 5085.5—2007 和 GB 5085.6—2007，以及 HJ 298—2019 进行鉴别。凡具有腐蚀性、毒性、易燃性、反应性中一种或一种以上危险特性的固体废物，属于危险废物。

（4）对未列入《国家危险废物名录》且根据危险废物鉴别标准无法鉴别，但可能对人体健康或生态环境造成有害影响的固体废物，由国务院生态环境主管部门组织专家认定。

3.2 危险废物混合后判定规则

（1）具有毒性、感染性中一种或两种危险特性的危险废物与其他物质混合，导致危险特性扩散到其他物质中，混合后的固体废物属于危险废物。

（2）仅具有腐蚀性、易燃性、反应性中一种或一种以上危险特性的危险废物与其他物质混合，混合后的固体废物经鉴别不再具有危险特性的，不属于危险废物。

（3）危险废物与放射性废物混合，混合后的废物应按照放射性废物管理。

3.3 危险废物利用处置后判定规则

（1）仅具有腐蚀性、易燃性、反应性中一种或一种以上危险特性的危险废物利用过程和处置后产生的固体废物，经鉴别不再具有危险特性的，不属于危险废物。

（2）具有毒性危险特性的危险废物利用过程产生的固体废物，经鉴别不再具有危险特性的，不属于危险废物。除国家有关法规、标准另有规定的外，具有毒性危险特性的危险废物处置后产生的固体废物，仍属于危险废物。

（3）除国家有关法规、标准另有规定的外，具有感染性危险特性的危险废物利用处置后，仍属于危险废物。

3.4 危险废物变更（表 10-9）

（1）对已通过环评审批尚未验收的项目，企业应按照《建设项目危险废物环境影响评价指南》及《国家危险废物名录》等进行自查，对实际产生的危险废物属性、种类、产生量、贮存设施等与环评不一致的情形，属于重大变动的，按现行审批权限重新报批该项目环境影响评价文件；不属于重大变动的，编制《建设项目变动环境影响分析》，纳入竣工环境保护验收管理。

（2）对已验收项目，运行过程中产生不符合经审批的环境影响评价文件情形且不属于重大变动的，建设单位应当组织环境影响后评价，采取改进措施，并报审批部门备案；属于重大变动的，应重新申报环评。

表 10-9　危险废物发生变更

已通过环评尚未验收	不属于重大变动	编制《建设项目变动环境影响分析》
	属于重大变动	重新报批环评
已验收项目	不属于重大变动	组织环境影响后评价
	属于重大变动	重新申报环评

4　危险废物处置流程

（1）产废企业在转移危险废物前，向生态环境部门申报危险废物转移计划。转移危险废物时，按照《危险废物转移联单管理办法》有关规定，落实转移网上申报制度，并如实填写转移联单中产生单位栏目。新《固体废物污染环境防治法》第二十二条规定，转移固体废物出省、自治区、直辖市行政区域贮存、处置的，应当向固体废物移出地的省、自治区、直辖市人民政府生态环境主管部门提出申请。转移固体废物出省、自治区、直辖市行政区域利用的，应当报固体废物移出地的省、自治区、直辖市人民政府生态环境主管部门备案。

（2）转移联单保存齐全（联单保存期限为五年；贮存危险废物的，其联单保存期限与危险废物贮存期限相同）。

（3）转移的危险废物，需全部委托给持相应危险废物经营许可证的单位进行收集、贮存、利用、处置等活动。省内具有危险废物经营许可证的单位名称可以在"江苏省危险废物动态管理信息系统"查询。

（4）危险废物产生单位需与具有相应危险废物处理资质的经营单位签订处理协议，且保证委托危废处置时协议在有效期内。

5　企业危险废物日常管理

（1）自建的危险废物贮存设施及危险废物利用、处置设施依法进行环评，并依照环评完成"三同时"验收（要求环评及批复、验收及批文等资料齐全，保存完整）。此外，也要确保危险废物贮存设施的规划建设手续、安评手续、消防手续齐全。

（2）收集、贮存、运输、利用、处置危险废物的设施、场所及危险废物的容器和包装物必须设置危险废物识别标志。

（3）不能将危险废物混入非危险废物中贮存。按照危险废物特性分类进行收集，不能混合贮存性质不相容而未经安全性处置的危险废物，装载危险废物的容器完好无损。

（4）危险废物贮存设施、场所符合《危险废物贮存污染控制标准》《危险废物收集贮存运输污染控制技术规范》的有关要求。贮存场所现场应完善"防风、防雨、防晒、防雷、防扬散、防流失、防渗漏、泄漏液体收集、废气收集导出及净化处理等"设施并配备出入库记录表。

（5）按照有关要求定期对利用处置设施污染物排放进行环境监测，并符合排放标准要求。

（6）制定意外事故的防范措施和应急预案（有综合篇章或危险废物专章），并向所在地县级以上地方人民政府环境保护行政主管部门备案，并留有备案证明。每年一次开展应急预案演练，每三年更新应急预案并重新备案，且应当对本单位工作人员进行培训。

（7）根据《省生态环境厅关于印发江苏省危险废物贮存规范化管理专项整治行动方案的通知》（苏环办〔2019〕149 号）要求，危险废物产生单位和经营单位均应在关键位置设置在线视频监控。

6 危险废物现场检查项目（表 10-10）

表 10-10 危险废物现场检查项目

检查项目及内容	检查方法	检查依据
1. 落实企业法人环境污染治理责任制度，在企业适当场所的显著位置张贴污染防治责任信息，表明危险废物产生环节、危险特性、去向及责任人员	资料检查（查看相关管理制度）、现场询问、现场核查	《固体废物污染环境防治法》第七十八条
2. 贮存设施依法进行环境影响评价，完成"三同时"验收	资料检查（查看环评批复、验收批复、报告等）危险废物贮存设施的设置、管理要求依法进行环评，并依照环评完成验收	《固体废物污染环境防治法》第十七条、第十八条
3. 自建利用、处置设施依法进行环境影响评价，完成"三同时"验收	资料检查（查看环评批复、验收批复、报告等）相关环评中应详细说明自建利用设施的利用工艺、可利用危险废物种类、数量，产品质量标准、污染防治措施等情况，自建焚烧、填埋处置设施分别应符合焚烧、填埋相关技术规范要求	《固体废物污染环境防治法》第十七条、第十八条
4. 制定危险废物管理计划，包括减少危险废物产生量和危害性的措施，以及危险废物贮存、利用、处置措施	资料检查（查看危险废物管理计划）	《固体废物污染环境防治法》第七十八条
5. 管理计划报产生危险废物的单位所在地生态环境主管部门备案	资料检查（由企业提供已经进行备案的证明材料）	《固体废物污染环境防治法》第七十八条
6. 企业应如实、规范记录危险废物产生、贮存、利用、处置台账，并长期保存	资料检查、现场核查（查看危险废物入库、出库、贮存台账，自建有利用、处置设施的还应有利用、处置台账，并与系统申报数据、转移联单等校核）	《江苏省固体废物污染环境防治条例》第二十八条

检查项目及内容	检查方法	检查依据
7. 通过国家危险废物信息管理系统向所在地生态环境主管部门申报危险废物的种类、产生量、流向、贮存、处置等有关资料	资料检查（由企业提供已经申报登记的证明材料和相应的其他证明材料）	《固体废物污染环境防治法》第七十八条
8. 申报事项有重大变化的，应当及时申报	资料检查，核实产生单位危险废物实际产生种类、数量与环评文件相符性，环评文件是否存在错评、漏评，特别是错误定性为副产品逃避监管等情况	《固体废物污染环境防治法》第七十八条
9. 收集、贮存、运输、利用、处置危险废物的设施、场所，必须设置危险废物识别标志	现场核查（依据《危险废物贮存污染控制标准》（GB 18597—2001）附录A所示标签、《危险废物识别标识设置规范》设置危险废物识别标志）	《固体废物污染环境防治法》第七十七条
10. 收集、贮存危险废物，应当按照危险废物特性分类进行。禁止混合收集、贮存、运输、处置性质不相容而未经安全性处置的危险废物	现场核查	《固体废物污染环境防治法》第八十一条
11. 禁止将危险废物混入非危险废物中贮存	现场核查	《固体废物污染环境防治法》第八十一条
12. 贮存危险废物应当采取符合国家环境保护标准的防护措施。危险废物贮存设施、场所符合《危险废物贮存污染控制标准》《危险废物收集贮存运输污染控制技术规范》的有关要求。贮存场所现场应配备出入库记录表	现场核查，查看出入库记录。出入库记录表应详细记录危险废物名称、代码、入库日期、来源、包装形式、数量、出库日期、出库去向（发生转移的记录转移联单号）、出库数量、交接人和贮存量等信息	《危险废物收集贮存运输污染技术规范》6.3～6.5条款
13. 转移危险废物的，应当按照国家有关规定填写、运行危险废物电子或者纸质转移联单	资料检查（查看批准的转移计划，转移联单，并结合环评文件、台账记录、网上转移申报系统等材料进行核对）	《固体废物污染环境防治法》第八十二条
14. 转移危险废物的，按照《危险废物转移联单管理办法》有关规定，如实填写转移联单中产生单位栏目，跨省转移的应加盖公章	资料检查（查看转移联单填报情况，跨省转移的危险废物转移联单应有相应审批材料）	《危险废物转移联单管理办法》第六条
15. 转移联单保存齐全（联单保存期限为五年；贮存危险废物的，其联单保存期限与危险废物贮存期限相同）	资料检查（查看对应保存期限内转移联单）	《危险废物转移联单管理办法》第十条
16. 禁止将危险废物提供或者委托给无许可证的单位或者其他生产经营者从事收集、贮存、利用、处置活动	资料检查（可与申报登记数据及其证明材料，以及转移联单等进行核对）	《固体废物污染环境防治法》第八十条

检查项目及内容	检查方法	检查依据
17. 危险废物产生单位与具有相应危险废物处理资质的经营单位签订处理协议，且协议在有效期内	资料检查（核查合同有效性及危险废物接收单位的危险废物经营许可证复印件）	《固体废物污染环境防治法》第八十条
18. 产生、收集、贮存、运输、利用、处置危险废物的单位，应当依法制定意外事故的防范措施和应急预案，并向所在地生态环境主管部门和其他负有固体废物污染环境防治监督管理职责的部门备案	资料检查（查看应急预案及其备案表、演练记录）、现场询问	《固体废物污染环境防治法》第八十五条，《危险废物贮存污染控制标准》4.4 条款
19. 危险废物产生单位应当对本单位工作人员进行培训	资料检查（查看培训方案、记录、报告等资料）	《危险废物收集、贮存、运输技术规范》HJ 2025—2012）4.3 条款、《危险废物集中焚烧处置工程建设技术规范》（HJ/T 176—2005）10.4 条款、《危险废物填埋污染控制标准》（GB 18598—2001）7.2 条款规定
20. 按照有关要求定期对利用处置设施污染物排放进行环境监测，并符合《危险废物焚烧污染控制标准》《危险废物填埋污染控制标准》《危险废物集中焚烧处置工程建设技术规范》等相关标准要求	对照相关标准查看环境监测报告、现场核查	《固体废物污染环境防治法》第八十一条

7 新《固体废物污染环境防治法》中产生危险废物企业需要注意的红线问题

7.1 制订危废管理计划

新《固体废物污染环境防治法》第七十八条规定：产生危险废物的单位，首先要按照国家有关规定制订危险废物管理计划；其次，危险废物管理计划应当报产生危险废物的单位所在地生态环境主管部门备案。危险废物管理计划的内容，应当包括减少危险废物产生量和降低危险废物危害性的措施以及危险废物贮存、利用、处置措施。

如果没有制订危险废物管理计划或者申报危险废物有关资料的，就要按照新《固体废物污染环境防治法》第一百一十二条对产生危险废物的单位进行处罚，即由生态环境主管部门责令改正，处 10 万～100 万元的罚款，没收违法所得；情节严重的，报经有批准权的人民政府批准，可以责令停业或者关闭。

7.2 建立危废管理台账

新《固体废物污染环境防治法》第七十八条规定：产生危险废物的单位，应当建立危险废物管理台账，如实记录有关信息，并通过国家危险废物信息管理系统向所在地生态环境主管部门申报危险废物的种类、产生量、流向、贮存、处置等有关资料。

如果没有建立危险废物管理台账并如实记录的，就要按照新《固体废物污染环境防治法》第一百一十二条第（二）项对产生危险废物的单位进行处罚，即由生态环境主管部门责令改正，处 10 万~100 万元的罚款，没收违法所得；情节严重的，报经有批准权的人民政府批准，可以责令停业或者关闭。

7.3　不得将危废提供或者委托给无危废许可证者

新《固体废物污染环境防治法》第八十条规定：产生危险废物的单位，禁止将危险废物提供或者委托给无许可证的单位或者其他生产经营者从事收集、贮存、利用、处置活动。

如果将危险废物提供或者委托给无许可证的单位或者其他生产经营者从事经营活动的，就要按照新《固体废物污染环境防治法》第一百一十二条第（四）项进行处罚，即由生态环境主管部门对产生危险废物的单位处以所需处置费用 3~5 倍的罚款，所需处置费用不足 20 万元的，按 20 万元计算。

造成严重环境污染后果，尚不构成犯罪的，还要按照新《固体废物污染环境防治法》第一百二十条的规定，由公安机关对法定代表人、主要负责人、直接负责的主管人员和其他责任人员处 10~15 日的拘留；情节较轻的，处 5~10 日的拘留。

无危险废物许可证从事收集、贮存、利用、处置危险废物经营活动，严重污染环境的，根据最高人民法院、最高人民检察院《关于办理环境污染刑事案件适用法律若干问题的解释》第六条的规定，按照《刑法》第三百三十八条"污染环境罪"定罪处罚；同时构成《刑法》第二百二十五条"非法经营罪"的，依照处罚较重的规定定罪处罚。

明知他人无危险废物许可证，向其提供或者委托其收集、贮存、利用、处置危险废物，严重污染环境的，根据最高人民法院、最高人民检察院《关于办理环境污染刑事案件适用法律若干问题的解释》第七条的规定，以共同犯罪论处。

7.4　不得擅自倾倒或堆放危险废物

新《固体废物污染环境防治法》第七十九条：产生危险废物的单位，应当按照国家有关规定和环境保护标准要求贮存利用、处置危险废物，不得擅自倾倒、堆放。

如果擅自倾倒、堆放危险废物的，就要按照新《固体废物污染环境防治法》第一百一十二条第（三）项进行处罚，即由生态环境主管部门对产生危险废物的单位处以所需处置费用 3~5 倍的罚款，所需处置费用不足 20 万元的，按 20 万元计算。

造成严重环境污染后果，尚不构成犯罪的，还要按照新《固体废物污染环境防治法》第一百二十条的规定，由公安机关对法定代表人、主要负责人、直接负责的主管人员和其他责任人员处 10~15 日的拘留；情节较轻的，处 5~10 日的拘留。

非法排放、倾倒危险废物达到三吨（含三吨）以上的，则已经构成犯罪，按照《刑法》第三百三十八条"污染环境罪"定罪处罚，处 3 年以下有期徒刑或者拘役，并处或者单处罚金；后果特别严重的，处 3~7 年有期徒刑，并处罚金。

特别要注意的是，根据 2017 年 1 月 1 日生效施行的最高人民法院、最高人民检察院《关于办理环境污染刑事案件适用法律若干问题的解释》（法释〔2016〕29 号），通过暗管、渗井、渗坑、裂隙、溶洞、灌注等逃避监管的方式排放、倾倒、处置危险废物的，或者两年内曾因非法排放、倾倒、处置危险废物受过两次以上行政处罚后又再犯的，都被认定为"严重污染环境"，即要按照《刑法》第三百三十八条"污染环境罪"定罪，处 3 年以下有期徒刑或者拘役，并处或者单处罚金；后果特别严重的，处 3 ~ 7 年有期徒刑，并处罚金。

7.5 转移危废的要求

新《固体废物污染环境防治法》第八十二条规定：转移危险废物，要按照国家有关规定填写、运行危险废物电子或者纸质转移联单。如果是跨省转移危废的，要向危废移出地省级环保部门申请。移出地省级环保部门及时商经接受地省级环保部门门同意后，在规定期限内批准转移该危险废物，并将批准信息通报相关省级环保部门和交通运输部门。未经批准的，不得转移。

如果未按照国家有关规定填写、运行危险废物转移联单或者未经批准擅自转移危险废物的，就要按照新《固体废物污染环境防治法》第一百一十二条对产生危险废物的单位进行处罚，即由生态环境主管部门责令改正，处 10 万 ~ 100 万元的罚款，没收违法所得；情节严重的，报经有批准权的人民政府批准，可以责令停业或者关闭。

7.6 运输危险废物的要求

新《固体废物污染环境防治法》第八十三条规定：运输危险废物，首先要遵守国家有关危险货物运输管理的规定，并采取防止污染环境的措施。其次，禁止将危险废物与旅客在同一运输工具上载运。

运输危险废物要遵守国家有关危险货物运输管理的规定，即《危险货物道路运输安全管理办法》（交通运输部令 2019 年第 29 号），这个办法是交通运输部、工业和信息化部、公安部、生态环境部、应急管理部、市场监督管理总局等六个部委，于 2019 年 11 月 10 日联合发布，自 2020 年 1 月 1 日起施行。《国家危险废物名录》中明确的在转移和运输环节实行豁免管理的危险废物，不适用该办法，由生态环境等主管部门依据职责管理。

如果在运输过程中沿途丢弃、遗撒危险废物的，就要按照新《固体废物污染环境防治法》第一百一十二条第（十一）项进行处罚，即由生态环境主管部门对产生危险废物的单位处以所需处置费用 3 ~ 5 倍的罚款，所需处置费用不足 20 万元的，按 20 万元计算。

如果将危险废物与旅客在同一运输工具上载运的，就要按照新《固体废物污染环境防治法》第一百一十二条第（八）项进行处罚，即由生态环境主管部门责令改正，处 10 万 ~ 100 万元的罚款，没收违法所得；情节严重的，报经有批准权的人民政府批准，可以责令停业或者关闭。

7.7 制定意外事故防范措施和应急预案

新《固体废物污染环境防治法》第八十五条规定：产生危险废物的单位，要制定意外事故的防范措施和应急预案，并向所在地生态环境主管部门和其他负有固体废物污染环境防治监督管理职责的部门备案。

如果没有制定危险废物意外事故防范措施和应急预案的，就要按照新《固体废物污染环境防治法》第一百一十二条第（十二）项进行处罚，即由生态环境主管部门责令改正，处 10 万 ~ 100 万元的罚款，没收违法所得；情节严重的，报经有批准权的人民政府批准，可以责令停业或者关闭。

7.8 生态环境污染担责

本次修订的新《固体废物污染环境防治法》在第五条明确了"污染担责"原则，要求产生固体废物和危险废物的单位和个人，应采取措施防止或者减少固体废物和危险废物对环境的污染，对所造成的环境污染依法承担责任。

新《固体废物污染环境防治法》第一百一十三条规定：危险废物产生者未按照规定处置其产生的危险废物被责令改正后拒不改正的，由生态环境主管部门组织代为处置，处置费用由危险废物产生者承担；拒不承担代为处置费用的，处代为处置费用1~3倍的罚款。

新《固体废物污染环境防治法》第八十六条要求：因发生事故或者其他突发性事件，造成危险废物严重污染环境的单位，应当立即采取有效措施消除或者减轻对环境的污染危害，及时通报可能受到污染危害的单位和居民，并向所在地生态环境主管部门和有关部门报告，接受调查处理。

同时，在第一百一十八条明确规定，造成污染环境事故的，除依法承担赔偿责任、处以罚款、责令限期采取治理措施外，对于造成重大或者特大污染环境事故的，还可以报经有批准权的人民政府批准，责令关闭。

造成一般或者较大污染环境事故的，按照事故造成的直接经济损失的1~3倍计算罚款；造成重大或者特大污染环境事故的，按照事故造成的直接经济损失的3~5倍计算罚款，并对法定代表人、主要负责人、直接负责的主管人员和其他责任人员处上一年度从本单位取得的收入50%以下的罚款。

实务六　企业安全可视化创建

1　目的

可视化管理是现场管理的一个重要管理改善工具，是能够使现场所发生的情况一目了然，并能够尽早采取相应对策的精益管理机制或者方法，通常会结合6S管理、看板管理一同进行，根据生产现场情况开展综合性的现场管理改善工作。

安全可视化的主要目的是使判断标准一目了然，防止人为失误，从而支持事先预防各类隐患和浪费。

2　安全可视化理念

2.1　定义

安全可视化利用形象直观、色彩适宜的各种视觉感知信息来组织现场生产活动，达到提高安全绩效目的的一种管理方式。它是以视觉信号为基本手段，以公开化为基本原则，尽可能地将安全管理要求和意图让大家看得见，借以推动自主管理、自我控制。所以安全可视化是一种公开化的管理方式，也可称为"看得见的安全管理"。

2.2　特征

安全可视化具有以下特征：

（1）一目了然，传达有关安全必备的信息。

（2）触目惊心，提醒或警告有关者，以免受到伤害。

（3）见贤思齐，提供有关者现成的好榜样，以便作为模范，而达到效仿的目的。

2.3 基本规范

安全可视化具有以下特征：

（1）统一：即实施标准化，消除五花八门的杂乱现象。

（2）鲜明：即各种视觉显示信号要清晰，位置适宜，现场人员都能看得见、看得清。

（3）实用：即不摆花架子，少花钱、多办事，讲究实效。

（4）严格：即现场所有人员都必须严格遵守和执行有关规定，有错必纠，赏罚分明。

（5）简约：即各种视觉显示信号应一目了然。

2.4 参照的规范要求

（1）GB 2894—2008《安全标志及其使用导则》。

（2）GB/T 2893.5—2020《图形符号安全色和安全标志》。

（3）GB 7231—2003《工业管道的基本识别色、识别符号和安全标识》。

（4）GB 4387—2008《工业企业厂内铁路、道路运输安全规程》。

（5）DB32/T 3616—2019 江苏省地方标准《企业安全操作规程编制指南》。

（6）GB/T 33000—2016《企业安全生产标准化基本规范》。

（7）AQ 3047—2013《化学品作业场所安全警示标志规范》。

（8）GB 15630—1995《消防安全标志设置要求》。

3 安全可视化创建步骤和方法（表10-11）

表10-11 安全可视化创建步骤

序号	项目	要点
1	清洁清扫、整理整顿	对整个区域进行划分，设备设施定置定位。报废品、合格品和不良品等物流定置定位，安全通道畅通等，整个车间干净、整洁、有序，以便下一步安全可视化的实施
2	识别安全可视化的对象	组成安全可视化工作小组（由安全、生产、设备、环境等专业人员组成），带上相机，从进企业的大门开始，对厂区、道路、办公楼、食堂、宿舍、车间、仓库、现场设备设施装置等，从安全方面进行诊断，有可视化的但不符合要求（国标或行标）、应有没有的、有但需进的（或存在问题的）。现场诊断、识别后，小组将图片进行评审，列出必定必须要做的安全可视化对象，形成《安全可视化清单》（清单内容包括：部门、地点、安全可视化名称、数量、安全可视化的内容、计算制作日期、内制或外协、责任人、预算、进度及备注等，清单用excel），明确要做的先后顺序、数量，以及初步预算
3	安全可视化设计与制作	设计的依据，必须符合本企业安全可视化适用的国标、行标、地标、企标（提示：当企标与行业或国标冲突时，以国标为准），所有设计都应逐一评审，如评审设计图的内容（内容应准确，充分考虑此安全可视化是给谁看的）、图形标志（必须规范应用标准）、尺寸、字体、颜色、材料、预计安装的位置等，原则是：符合标准、内容准确、设计美观、用材合理（材料与费用关系很大）
4	按设计图对现场安全可视化进行实施	实施时注意安全的位置、高度、牢固性，应设置在相应的且醒目的位置，方便人员查看。安装后，应及时拍图片，安全可视化整体的图片，以及局部的图片，作为安全可视化标准的实例素材

续表

序号	项目	要点
5	形成安全可视化标准并做好培训	将前面的设计稿和安装后的图片，梳理编制，形成安全可视化标准，安全可视化标准应包括：文件管理栏、标题、规格、材质、色彩、字体、图例、实例等。将制造好的安全可视化，根据内容，针对对应的岗位培训到位，让人员明白、熟悉安全可视化的目的和用途，并强调哪些是必须遵守的
6	形成安全可视化的定期检查制度与改进	将安全可视化的维持及人员执行情况，纳入企业的日常检查与考核，让安全可视化标准落到实处，发挥安全可视化的作用，实现达到安全可视化的目的

4 安全标志标识与地标线

4.1 安全标识

用以表达特定安全信息的标志，由图形符号、安全色、几何形状（边框）或文字构成。安全标志是向工作人员警示工作场所或周围环境的危险状况，指导人们采取合理行为的标志。安全标志能够提醒工作人员预防危险，从而避免事故发生；当危险发生时，能够指示人们尽快逃离，或者指示人们采取正确、有效、得力的措施对危害加以遏制。安全标志不仅类型要与所警示的内容相吻合，而且设置位置要正确合理，否则就难以真正充分发挥其警示作用。

4.1.1 警告标志

共有 39 个，《安全标志及其使用导则》（GB 2894—2008）规定警告标志共有 39 个：注意安全、当心火灾、当心爆炸、当心腐蚀、当心中毒、当心感染、当心触电、当心电缆、当心自动启动、当心机械伤人、当心塌方、当心冒顶、当心坑洞、当心落物、当心吊物、当心碰头、当心挤压、当心烫伤、当心伤手、当心夹手、当心扎脚、当心有犬、当心弧光、当心高温表面、当心低温、当心磁场、当心电离辐射、当心裂变物质、当心激光、当心微波、当心叉车、当心车辆、当心火车、当心坠落、当心障碍、当心跌落、当心滑倒、当心落水、当心缝隙。

4.1.2 禁止标志

共有 40 个，《安全标志及其使用导则》（GB 2894—2008）规定禁止标志共有 40 个：禁止吸烟、禁止烟火、禁止带火种、禁止用水灭火、禁止放置易燃物、禁止堆放、禁止启动、禁止合闸、禁止转动、禁止叉车和厂内机动车辆逆行、禁止乘人、禁止靠近、禁止入内、禁止推动、禁止停留、禁止通行、禁止跨越、禁止攀登、禁止跳下、禁止伸出窗外、禁止倚靠、禁止坐卧、禁止蹬踏、禁止触摸、禁止伸入、禁止饮用、禁止抛物、禁止戴手套、禁止穿化纤服、禁止穿带钉鞋、禁止开启无线移动通信设备、禁止携带金属物或手表、禁止佩戴心脏起搏器者靠近、禁止植入金属材料者靠近、禁止游泳、禁止滑冰、禁止携带武器及仿真武器、禁止携带托运易燃及易爆物品、禁止携带托运有毒物品及有害液体、禁止携带托运放射性及磁性物品。

4.1.3 指令标志

共有 16 个，《安全标志及其使用导则》（GB 2894—2008）规定的指令标志共有 16 个：必须戴防护眼镜、必须佩戴遮光护目镜、必须戴防尘口罩、必须戴防毒面具、必须戴护耳器、必须戴安全帽、必须戴防护帽、必须系安全带、必须穿救生衣、必须穿防护服、必须戴防护手套、必须穿防护鞋、必须洗手、必须加锁、必须接地、必须拔出插头。

4.1.4 提示标志

共有 8 个，《安全标志及其使用导则》（GB 2894—2008）规定提示标志共有 8 个：紧急出口、避险处、应急避难场所、可动火区、击碎板面、急救点、应急电话、紧急医疗站。

4.1.5 标识配色说明（表 10-12）

表 10-12　标识配色说明

分类	颜色	样式	说明	安装要求
警告标志	黄、黑、白	当心机械伤人	黄色：传递注意、警告的信息 警告标志的含义是警告人们可能发生的危险 警告标志的几何图形是黑色的正三角形、黑色符号和黄色背景	国标《安全标志及其使用导则》（GB 2894—2008）9.5： 多个标志在一起设置时，应按警告、禁止、指令、提示类型的顺序，先左后右，先上后下地排列 室外安装建议尺寸：$L \times H = 40\text{cm} \times 50\text{cm}$ 车间内建议 $20\text{cm} \times 25\text{cm}$ 标志牌设置的高度，应尽量和人眼的视线高度相一致。悬挂式和柱式的环境信息标志牌的下缘距地面的高度不宜小于 2m；局部信息标志的设置高度应视具体情况确定
禁止标志	红、黑、白	禁止烟火	红色：传递禁止、停止、危险或提示消防设备、设施的信息 禁止标志的含义是不准或制止人们的某些行动 禁止标志的几何图形是带斜杠的圆环，其中圆环与斜杠相连，用红色；图形符号用黑色，背景用白色	
指示标志	蓝、白	必须戴安全帽	蓝色：传递必须遵守规定的指令性信息 指令标志的含义是必须遵守。是强制人们必须做出某种动作或采用防范措施的图形标志。指令标志的几何图形是圆形，蓝色背景，白色图形符号 指令标志的几何图形是圆形，蓝色背景，白色图形符号	
提示标志	绿、黑、白	紧急出口	绿色：传递安全的提示性信息 提示标志是向人们提供某种信息（如标明安全设施或场所等）的图形标志。提示标志的几何图形是方形，绿色背景，白色图形符号及文字	

4.2　管道标识（表10-13）

表10-13　管道标识

目的	介质管道可视化，直接了解管道介质			
对象	工厂所有的能源介质管道			
参照规范	GB 7231—2003《工业管道的基本识别色、识别符号和安全标识》			
分类	介质	颜色	色号	基本识别色
	水	绿	艳绿	G03
	水蒸气	红	大红	R03
	空气	灰	淡灰	B03
	气体	黄	中黄	Y07
	酸或碱	紫	紫	P02
	可燃液体	棕	棕	YR05
	其他液体	黑	黑	—
	氧	淡蓝	淡蓝	PB06
	压缩空气	灰	淡灰	—
	消防水	红	大红	—
	氨气	黄	向日葵黄	—
	氮气	黄	中黄	—
	冷却水	绿	艳绿	—
	液化天然气	黄	郁金黄	—
	氧气	蓝	淡蓝	—
说明	一般情况下能看到原色的管道都不使用色环。如果防结露管道已经包装看不到管道原色，管道必须使用色环，色环颜色为管道颜色 色环设计标准： 1. 色环颜色参照"主要管道颜色管理标准" 2. 字体颜色根据色环颜色决定。文字和箭头统一用黑色或白色 3. 规格：150mm×25mm 4. 粘贴位置为管道正面明显处，管道转弯的地方、穿墙处、管道交叉处和直管每隔5～10m处张贴			
示例				

4.3 地标线标识（表 10-14）

表 10-14 地标线标识

目的	对现场进行颜色、分类管理，使现场规范化			
对象	生产车间所有现场			
	项目	规格	名称	图例
分类	现场电气柜	50mm	红色实线	
	消防设施	50mm		
	危险区域	50mm		
	大型设备	100mm	黄色或白色实线	
	中小型设备	50mm		
	货架	50mm		
	一般物品	50mm		
	清扫工具	50mm		
	工作区域	50mm		
	安全通道	50~100mm	黄色实线	
	楼梯	150mm		
	可移动物品区	50mm		
	厂内道路中心线	100mm	黄色实线或虚线	—
	门的轨迹	50mm	黄色虚线	
	安全警示区	50mm（45°）	黄黑线	
	楼梯口	50mm（45°）		
	沟盖板	50mm（45°）		
	防磕头、绊跤	50mm（45°）		
	生产区域安全通道、专用通道	—	—	
说明	1. 按管理要求在相应的地方刷不同颜色的油漆或地胶线 2. 划线的具体形状参照后面章节的相关规定			

5 厂区环境可视化设置

5.1 厂（园）区入口安全宣传栏设置（表 10-15）

表 10-15 安全宣传栏设置

目的	进入厂（园）区能迅速了解厂区疏散方向、各区域风险等级、入厂须知等基本信息
对象	设置在厂门进门口显著的位置

续表

序号	宣传栏版块	说明
1	进厂安全须知	进工厂须遵守的基本安全准则和对应的警示标识
2	园区、厂区简介	园区、厂区的基本简介+航拍图（此项非必须）
3	安全生产方针、目标和理念	企业安全生产方针、目标和安全理念
4	较大风险公告栏	对该厂（园）区存在的较大风险进行公示
5	安全风险四色图、紧急疏散图	可分两张图设计，也可合并为一张图
6	隐患整改公示（非必须）	对厂（园）区排查的隐患及整改情况进行公示
7	应急联系电话	插卡式通知栏（A4 纸）
说明	1. 宣传栏尺寸、版式、材料不限，根据企业实际情况来设计 2. 须设置在厂（园）区入口显著位置 3. 宣传栏的门建议使用液压推杆，可定期更换宣传栏内容 4. 建议整理好内容后，由广告公司进行设计、排版、制作和安装	

5.2 厂区道路可视化设置（表 10-16）

表 10-16 道路可视化设置

目的	设置人行道、车行道、斑马线和各类交通标识，防止发生厂内交通事故	
对象	厂区内道路	
说明	尺寸、材料、版式根据现场实际情况来确定	
序号	项目	设置要求
1	消防车道划线	消防车道、防火间距、疏散通道安全出口等区域应保持整洁通畅，消防车道尺寸根据主次干道宽度确定
2	室外消防栓标志牌	室外消火栓周边一米，应无任何碍物，对不易发现的地方，应设"消火栓"指示牌
3	人行道、车行道划线	厂区道路应设置人行道、车行道斑马线和指示箭头，人行道划线白色实线，车行道中心线为黄色线或实线（实线为不可借道）
4	人行道标识	人行道标识，企业根据现场实际设置，提醒人员请走人行道
5	斑马线警示标识	斑马线为白色，过斑马线前应设置黄色地面警示标识，提醒过马路"一停二看三通过"
6	凸面镜	在厂区道路转角有视觉盲区的地点设置凸面镜，确保交通安全
7	导向牌	在超过 5 个独立建筑物的厂（园）区内，设置导向牌，方便外来人及时到达目的地
8	限速牌	在车行道、车间入口设置限速标识，主干道 ≤30km/h；其他道路：15km/h；道口、交叉口、装卸作业、下坡道等 ≤10km/h；进出厂房、仓库、车间大门等 ≤5km/h

续表

序号	项目	设置要求
9	限高牌	架空管道、车间入口等区域设置限高标识
10	紧急集合点	在厂区安全的地点设置紧急集合点
11	停车场划线	在固定停车场设置车位划线
12	停车场标识	在机动车停车场设置停车场标识

5.3 生产作业场所可视化设置（表10-17）

表10-17 生产作业场所可视化设置

1 作业场所 "四上墙"			
序号	标识名称	设置位置	作用
1.1	岗位安全操作规程（包括但不限于以下内容：总则、作业范围内容、岗位存在的主要危险有限因素、作业前准备、正常作业操作方法、异常现象处理、应急处置、持续更新要求）	作业现场	员工掌握岗位安全操作规程，避免违章操作
1.2	岗位风险告知卡	设备部位作业现场危险区域	岗位风险进行告知，作业人员掌握岗位存在的风险并采取相应的管控措施
1.3	职业病危害告知卡	现场存在职业病危害场所	对现场存在的职业病危害进行告知，并采取相应的职业病防范措施
1.4	岗位危急处置卡	作业现场危险区域	应急处置流程，第一时间应急响应
2 进车间看板 "三张图"			
序号	标识名称	设置位置	作用
2.1	车间疏散及风险四色图	车间入口看板	进入车间及时了解车间疏散方向、安全出口、车间存在的风险岗位及等级
2.2	进车间安全须知		能迅速地了解进车间基本安全规范
2.3	车间较大风险公示		及时了解车间存在的较大风险、所处位置、事故类型和管理责任人等

3　车间应急"三明确"			
序号	标识名称	设置位置	作用
3.1	明确车间安全通道和车行道	地面划线 大区域：大型生产车间及大型仓库的主通道线使用100mm的线宽 小区域：中小型仓库和小型房间的主通道线使用50mm的线宽 通道≥0.8m	划分安全通道、机动车道，确保车间人员通行安全
3.2	明确消防设施	消防设施（红色标志，1m内设警戒，正上方设消防器材、使用方法等明显字样）	消防设置周边1m禁止有障碍物
3.3	明确危化品品种和存量（危化品周知卡、危化品SDS、危险化学品风险告知牌、出入库使用记录）	危化品使用和存储场所	危化品使用和储存场所规范化设置
4　物品物件"三定位"			
序号	标识名称	设置位置	作用
4.1	防护用品定位摆放	安全帽、绝缘用具、防护用品存放处	防止防护用品丢失、老化
4.2	设备物料定位摆放	设备、物料区域	晨间整理整顿，规范化管理
4.3	常用移动工具定位摆放	手推车、拖车、液压车、登高车	现场规范化管理
5　设备设施"六有"			
序号	标识名称	设置位置	作用
5.1	机械、电气设施有防护	机械设备有防护，电气设施有检测	防止发生机械伤害事和触电事故
5.2	特种设备、安全附件有检验	特种设备、安全附件	定期进行检验，防止发生特种设备安全事故
5.3	设备设施有点检	现场设备设施	设备现场准备状态提示卡，并对每台设备定时做好点检盒维护保养
5.4	检维修作业有挂牌	开关、断路器等能量源位置	设备检维修进行断电、上锁、能源隔断、挂牌，进行能量锁定和警示标示

续表

5 设备设施"六有"			
序号	标识名称	设置位置	作用
5.5	危化区域有警告	有限空间、涉爆粉尘、液氨使用、金属熔融等危险区域设置警示牌	警示、警告作用，让从业人员了解危险场所危害和管理措施
5.6	自动化设备有连锁	易发生机械伤害、起重伤害的危险部位，如机械手四周防护栏入口联锁装置（限位开关）、升降平台入口（行程开关）、起重机械联锁装置（限重、限高）、数控车床移动门联锁（限位）、大型压机联锁（光栅）等	采取可靠的机械联锁和电气联锁技术管控措施，防止发生机械伤害、起重伤害事故等

6 车间现场"十设置"			
序号	标识名称	设置位置	作用
6.1	防磕头标识	防止磕头线标注在人行通道高度不足 1.8m 的障碍物上	防止磕碰导致事故发生
6.2	防绊跤线	防止绊跤线标注在其人行通道地面上高差 300mm 以上的管线或其他障碍物上	防止绊倒导致事故发生
6.3	防止踏空线	防止踏空线为楼梯第一个阶梯涂刷黄色，色条宽为 150mm	统一标准和规范现场，提示和警示现场人员的安全
6.4	楼梯防滑标识	楼梯第一个阶梯设置 50mm 黄色警示线，并张贴警示标识	
6.5	配电房防鼠板	防鼠板	
6.6	进车间安全标识	车间大门口（外）	警示作用
6.7	公办公室、仓库、车间、各控制室等的门	1. 以门口的门轴为中心画半圆，半径为一扇门的宽度 2. 半圆的边为虚线 3. 虚线的实体线为 100mm×50mm，每段间隙为 50mm 4. 虚线的颜色为黄色	通过标识门开时的旋转轨迹以保证门开关顺畅，明确门开关的范围

6 车间现场"十设置"			
序号	标识名称	设置位置	作用
6.8	配电箱门	配电箱门设置"当心触电"警示标识	起到警示作用
6.9	开关箱	电器盒内控制开关标识： 1. 确定各标识控制什么 2. 量好区域大小，根据区域确定标识大小，将标识塑封 3. 将制作完毕的标识用双面胶或海绵胶附着在控制开关下方	明确各个电路，防止误操作
6.10	压力表状态贴纸	标识方法： 正常范围贴附绿色荧光胶带，需要采取对策的指针最大值/最小值用红色荧光纸贴示，根据情况也可把胶带贴在玻璃外面	根据仪表盘的大小可适当调整线宽，红、黄、绿三色带线宽相同，以不遮挡仪表刻度为基准

实务七 基因编辑动物模型 CRO 企业危害风险分级管控

1 概述

1.1 编制目的和依据

1.1.1 编制目的

为全面防范和化解企业安全生产风险，推动落实企业安全生产主体责任，规范企业安全生产风险报告工作，依据《江苏省工业企业安全生产风险报告规定》（江苏省人民政府令第 140 号）、《江苏省工业企业较大以上安全生产风险目录（第一批）》《江苏省工业企业较大以上安全生产风险目录（第二批）》《江苏省工业企业较大以上安全生产风险目录（第三批）》《江苏省工业企业较大以上安全生产风险目录（第四批）》及《关于印发〈苏州市工业企业安全生产风险报告工作实施方案〉的通知》（苏安办〔2021〕13 号）编制本报告。

1.1.2 编制依据

为编制本报告，根据企业实际情况，收集了国家现行安全生产相关法律法规、技术文件、技术规范和技术标准，具体如下：

（1）国家法律。

①《中华人民共和国安全生产法》（中华人民共和国主席令第 88 号，2021 年 9 月 1 日施行）；

②《中华人民共和国消防法》（第十三届全国人民代表大会常务委员会第二十八次会议，2021 年 4 月 29 日修订施行）；

③《中华人民共和国劳动法》（中华人民共和国主席令第 24 号，2018 年 12 月 29 日修订施行）；

④《中华人民共和国职业病防治法》（中华人民共和国主席令第 24 号，2018 年 12 月 29 日修订施行）；

⑤《中华人民共和国特种设备安全法》（中华人民共和国主席令第 4 号，2014 年 1 月 1 日施行）；

⑥《中华人民共和国突发事件应对法》（中华人民共和国主席令第 69 号，2007 年 11 月 1 日施行）。

（2）国务院行政法规及文件。

①《中华人民共和国监控化学品管理条例》（国务院令第 190 号令，2011 年 1 月 8 日修订）；

②《生产安全事故报告和调查处理条例》（国务院令第 493 号，2007 年 6 月 1 日起施行）；

③《特种设备安全监察条例》（国务院令第 549 号，2009 年 1 月 24 日施行）；

④《工伤保险条例》（国务院令第 586 号，2011 年 1 月 1 日施行）；

⑤《危险化学品安全管理条例》（国务院令第 591 号，2011 年 12 月 1 日起施行）；

⑥《国务院办公厅关于进一步开展安全生产隐患排查治理工作的通知》（国办发明电〔2008〕15 号）。

（3）部委及行业规章、规定。

①《仓库防火安全管理规则》（公安部令第 6 号）；

②《特种作业人员安全技术培训考核管理规定》（国家安全生产监督管理总局令第 30 号，2015 年修订）；

③《安全生产培训管理办法》（国家安全生产监督管理总局令第 44 号，2015 年修订）；

④《工作场所职业卫生监督管理规定》（国家安全生产监督管理总局令第 47 号，自 2012 年 6 月 1 日起施行）；

⑤《职业病危害项目申报办法》（国家安全生产监督管理总局令第 48 号，自 2012 年 6 月 1 日起施行）；

⑥《用人单位职业健康监护监督管理办法》（国家安全生产监督管理总局令第 49 号，自 2012 年 6 月 1 日起施行）；

⑦《化学品物理危险性鉴定与分类管理办法》（国家安全监管总局令第 60 号）；

⑧《危险化学品目录》（2015 版）；

⑨《工贸行业重大生产安全事故隐患判定标准》（安监总管四〔2017〕129 号）。

（4）国家标准。

①《企业职工伤亡事故分类》（GB 6441—1986）；

②《生产过程危险和有害因素分类与代码》（GB/T 13861—2009）；

③《安全色》（GB 2893—2008）；

④《安全标志及其使用导则》（GB 2894—2008）；

⑤《危险化学品重大危险源辩识》（GB 18218—2018）；

⑥《工作场所职业病危害警示标识》（GBZ 158—2003）。

（5）地方法规、规定。

①《江苏省安全生产条例》（江苏省第十一届人民代表大会常务委员会公告第 17 号，2016 年 7 月 24 日省人大通过施行）；

②《江苏省劳动保护条例》（2004 年 6 月 17 日第四次修正施行）；

③《江苏省特种设备安全监察条例》（江苏省人民代表大会常务委员会公告第25 号）；

④《江苏省劳动防护用品配备标准（2007 版）》（苏安监〔2007〕196 号）；

⑤《关于深入开展安全生产隐患排查治理工作的通知》（苏府办〔2008〕35 号）；

⑥《江苏省生产经营单位安全生产事故隐患排查治理工作规范》（苏安办〔2008〕21 号，2008 年 4 月 8 日）；

⑦《江苏省工业企业安全生产风险报告规定》（江苏省人民政府令第 140 号）；

⑧《江苏省工业企业较大以上安全生产风险目录（第一批）》；

⑨《江苏省工业企业较大以上安全生产风险目录（第二批）》；

⑩《江苏省工业企业较大以上安全生产风险目录（第三批）》；

⑪《江苏省工业企业较大以上安全生产风险目录（第四批）》；

⑫《关于印发〈苏州市工业企业安全生产风险报告工作实施方案〉的通知》（苏安办〔2021〕13 号）。

1.2　编制范围

本报告适用于本公司范围内的安全风险辩识管控和报告。

1.3　总体要求

本报告的总体要求有：

（1）建立健全安全风险辩识管控制度，将风险辩识纳入全员安全生产责任制内容。

（2）每年不少于一次开展安全风险辩识。

（3）按照不同安全风险等级实施分级管控。

落实安全风险报告责任，按照《江苏省工业企业安全生产风险报告规定》要求开展首次报告、定期报告以及变更报告，切实防范化解安全生产风险。

（1）首次报告。根据《苏州市工业企业安全生产风险报告工作实施方案》，应当在公司建设项目竣工验收合格后三十日内完成首次安全风险报告，并完成"江苏省工业企业安全生产风险报告系统"。

（2）定期报告。

①每年不少于一次开展安全风险辩识；

②在每年第一季度完成安全风险定期报告。

（3）变更报告。

①企业有新的较大以上安全风险；

②原报告的较大以上安全风险等级发生变化的。

若有上述情况，应在确定或者调整安全风险等级后十五日内进行变更报告。

2　企业概况

（略）

3 风险辨识评估和分级管控

本报告的编制程序参考安全风险管控工作程序。

安全风险管控工作程序一般包括：成立工作机构、策划与准备、培训人员、安全风险辨识、安全风险评估、制定管控措施、编制安全风险管控清单、安全风险分级管控、形成安全风险分级管控运行机制、安全风险公告警示、安全风险管控运行评估和持续改进，流程图见图 10-2。

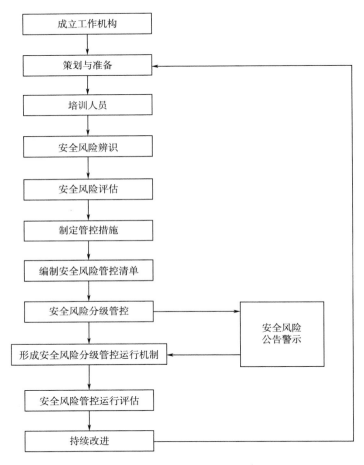

图 10-2 安全风险管控工作程序

3.1 工作机构

成立由企业负责人、分管负责人、安全管理人员和专业技术人员组成的工作领导机构，按工艺或区域成立专业工作小组，全面开展安全风险辨识、安全风险评估、安全风险分级等工作，履行逐级、逐岗明确安全风险管控职责，主要负责人全面负责组织安全风险分级管控工作，为该项工作的开展提供必要的人力、物力、财力支持，分管负责人及各岗位人员负责分管范围内的安全风险分级管控工作。S 公司安全风险分析工作领导小组的成员见表 10-18。

表 10-18　S公司安全风险分析工作领导小组的成员

分工	姓名	部门/职务	职责	备注
组长	＊＊＊	董事长	项目进度、资源提供、重大问题审定	
副组长	＊＊＊	首席运营官	协助组长，推进项目进度、资源提供、问题协调	
成员	＊＊＊	安全部/安全员	组织人员协调，协助组长、副组长，协调培训指导、风险清单	
	＊＊＊	生物信息与分子生物学部/经理	部分风险清单辨识	
	＊＊＊	种子中心/经理	部分风险清单辨识	
	＊＊＊	质量保障部/经理	部分风险清单辨识	
	＊＊＊	工程部/主管	部分风险清单辨识	
	＊＊＊	动物健康管理部/主管	部分风险清单辨识	
	＊＊＊	行政部/经理	部分风险清单辨识	

为确保公司安全生产风险辨识管控工作顺利开展，工作领导小组组长全面负责安全生产风险辨识管控工作，负责督导及审核安全生产风险辨识管控工作开展情况；副组长及小组成员履行安全生产经营活动的风险识别、风险评价及风险管控具体工作。具体职责如下：

领导小组工作职责：

（1）建立公司安全生产风险辨识管控管理机构，落实人员。

（2）制定公司安全生产风险辨识管控相关制度、工作程序。

（3）制定公司安全生产风险辨识管控相关培训、考核。

（4）负责将公司安全风险辨识管控纳入全员安全生产责任制，提高全员安全生产风险辨识管控意识和能力。

（5）审核、发布公司安全生产风险报告。

（6）开展公司安全生产风险辨识管控文化建设。

（7）开展公司安全生产风险辨识管控效果评价、考核、奖惩。

（8）协调解决公司安全生产风险辨识管控工作中存在的问题。

组长职责：

（1）对公司安全风险辨识管控全面负责，组织落实安全风险辨识管控和报告工作。

（2）负责建立、实施、保持和持续改进安全风险辨识管控所需的资源，确定人员职责。

（3）贯彻政府关于安全生产风险辨识有关文件、精神和要求。

（4）组织、监督、指导、考核安全生产风险辨识管控工作的开展、培训及各项措施的监督落实。

（5）组织编制符合要求、满足公司实际生产经营活动的《安全生产风险报告》。

（6）定期召开安全生产风险辨识管控工作会议，解决问题、固化成果、健全档案，预防和消除事故风险。

副组长职责：

（1）确定安全生产实际的辨识方法和程序，明确分级管控职责分工及其责任制考核奖惩办法。

（2）协助组长组织各部门进行安全生产风险辨识管控知识宣贯和培训。

（3）协助组长组织制定安全生产风险辨识管控工作方案和有关体系文件。

（4）协助组长指导和监督安全生产风险辨识管控工作小组开展情况。

（5）参与组织对全公司风险辨识管控效果评审。

（6）协助组长将安全生产风险辨识管控工作纳入全员安全生产责任制，对安全生产绩效考核，确保实现"全员、全过程、全方位、全天候"的风险管控。

成员职责：

（1）按照"管业务必须管安全"的原则，各成员做好本部门、本岗位的危险源识别、风险分级管控工作。

（2）组织本部门安全生产风险辨识管控知识宣贯、培训、考评。

（3）根据本部门风险辨识管控结果，制定相应管控措施并在较大以上风险区域制作悬挂风险管控标识牌。

（4）负责落实本部门安全生产风险管控措施，定期检查、评估安全风险管控效果。

（5）建立安全风险管控常态机制、加强动态管理，每年对风险辨识管控效果至少进行一次评估，根据评估结果及时调整风险管控措施。

（6）若遇有法规变动、重要岗位人员变动、工艺变更、原料、设备、产品变动等及时进行变更管理、对变更后的情况进行风险辨识评估，制定风险管控措施，确保变更安全。

3.2 策划与准备

本公司在开展安全风险辨识前，收集了相关资料，包括：

（1）相关法律、法规、政策规定、标准和规范。

（2）相关设备、设施的法定检测报告。

（3）详细的工艺、装置、设备说明书和工艺流程图。

（4）设备试运行方案、操作运行规程、维修措施、应急处置措施。

（5）工艺物料或危险化学品安全技术说明书。

（6）本企业及相关行业事故资料。

为了防范化解公司安全生产风险，推动落实公司安全生产主体责任，加强和规范安全生产风险的辨识管控，根据《中华人民共和国安全生产法》《江苏省安全生产条例》《江苏省工业企业安全生产风险报告规定》等法律法规，特制定安全生产风险辨识管控工作方案。

3.2.1 实施计划

3.2.1.1 成立工作组（202×年×月×日前）

公司成立安全风险辨识管控工作领导小组，由主要负责人任组长，安全负责人任副组长，各部门经理为组员。工作领导小组全面负责整体策划、组织、协调、推进工作，统一组织安全风险辨识管控工作。

3.2.1.2 准备阶段（202×年×月×日前）

对参与公司开展生产安全风险辨识的人员进行专业知识培训；对公司所有生产经营区域场所和作业活动，从厂址、总平面布置、道路运输、建构筑物、生产工艺、物流、设备设施、作业活动、安全管理等方面进行梳理；制定安全生产风险辨识管控的方法和程序，明确分级管控职责分工及其责任制考核奖惩办法；准备相关工具，如测距仪、劳动防护用品和气体检测仪等；制定安全风险辨识管控工作实施的具体时间安排。

3.2.1.3 实施阶段（202×年×月×日前）

第一阶段：建立健全制度性文件（202×年×月×日前完成）。

（1）安全生产风险辨识管控制度。

（2）安全生产风险辨识管控职责。

（3）安全生产风险辨识管控方法和程序。

（4）安全生产风险辨识责任制考核奖惩办法。

第二阶段：根据制度性文件要求，开展安全生产风险辨识管控工作，输出相应的工作成果（202×年×月×日前完成）。

（1）生成安全生产风险辨识管控清单。

（2）制定公司安全生产风险管控措施。

（3）制作较大以上安全风险公告栏。

（4）制作较大以上岗位安全风险告知卡。

（5）制作公司安全生产风险四色分布图。

（6）建立公司安全风险档案。

（7）较大以上风险单独公布并填报信息系统及时报告。公司对以下方面重点进行风险辨识：

①生产工艺流程。

②主要设备设施及其安全防护。

③涉及易燃易爆、有毒有害危险因素的作业场所。

④有限（受限）空间以及有限（受限）空间作业。

⑤爆破、吊装、危险场所动火作业、大型检维修等危险作业。

⑥其他容易发生生产安全事故的风险点。

⑦可能造成职业病危害的所有工作地点或设施。

符合《江苏省工业企业较大以上安全风险目录》（第一批）（第二批）所列情形的，公司将其确定为较大以上安全风险。公司将一、二级重大危险源或者发生火灾、爆炸等事故可能造成十人以上人员死亡的较大以上安全风险，确定为重大安全风险。

公司对未列入安全风险目录的其他安全风险，经评估确定为较大以上安全风险的，一并纳入较大以上安全风险进行管理。

有下列情形之一的，公司及时组织开展针对性的安全风险辨识，确定或者调整安全风险等级，更新安全风险管控清单：

（1）生产工艺流程、主要设备设施、主要生产物料发生改变的。

（2）有新建、改建、扩建项目的。

（3）行业领域内发生较大以上生产安全事故或者典型生产安全事故，对安全风险有新认知的。

（4）本公司发生生产安全事故的。

（5）安全风险目录修订调整涉及本公司的。

（6）法律、法规、规章和国家标准、行业标准、地方标准对安全风险辨识管控有新要求的。

对辨识出的安全风险，根据安全风险特点，从组织、技术、管理、应急等方面逐项制定管控措施，按照不同安全风险等级实施分级管控，将安全风险管控责任逐一落实到公司、车间、班组和岗位。

第三阶段：在前两个阶段成果的基础上，建立安全风险管控清单并持续更新；编制公司安全生产风险报告；利用信息化管理对较大以上安全风险实施动态监控，提高安全风险管控水平。

安全风险管控清单应当列明安全风险名称、所处位置（场所、部位、环节）、可能导致的事故类型及其后果、主要管控措施、管控责任部门和责任人。

对存在较大以上安全风险的生产系统、作业场所、设备设施、危险岗位，通过隔离安全风险源、采取技术手段、实施个体防护、设置监控预警设备等针对性措施加强管控，回避、降低和监测安全风险。

3.2.2　工作要求

各部门要高度重视风险辨识管控工作，部门负责人要及时掌握工作动态，协调解决存在问题；按照工作实施计划严格落实各时间节点工作，认真组织编制各类文件。

3.3　培训

对主要负责人、各级管理人员和作业人员进行安全风险管控教育培训，并纳入年度培训计划。培训内容应包括相关法律法规、规章制度、标准规范、操作规程及岗位涉及的安全风险辨识、安全风险分析、安全风险评估、安全风险管控等知识和技能。

分层次、分阶段开展安全风险辨识管控相关内容的培训，提高全员安全风险辨识管控意识和管控能力，保证从业人员了解本岗位安全风险基本情况，熟悉安全风险管控措施，掌握事故应急处置要点。

3.3.1　安全生产风险辨识管控教育培训计划

为宣贯落实上级部门关于安全生产风险辨识管控文件精神，提升公司全员安全风险辨识管控水平，推进公司安全生产风险辨识管控工作顺利推进，结合公司实际，特制订年度风险辨识管控教育培训计划。

（1）教育培训目的：为强化员工安全风险管理意识，提高全员安全风险辨识管控意识和管控能力，保证从业人员了解本岗位安全风险基本情况，熟悉安全风险管控措施，掌握事故应急处置要点。

（2）培训对象：全体员工。

（3）培训内容。

①上级部门关于开展安全生产风险辨识管控工作的文件，宣贯相关文件精神；

②相关法律法规、规章制度、标准规范、操作规程及岗位涉及的安全风险辨识、安全

风险分析、安全风险评估、安全风险管控等知识和技能；

③安全生产风险辨识、风险评价方法和程序：作业危害分析法（JHA）、安全检查表法（SCL）、风险矩阵（LS）、作业条件危险性分析（LEC）概念、应用范围及具体使用程序；

④安全生产风险辨识管控建设持续改进对策、好的经验做法学习交流；

⑤其他需要补充学习的内容。

（4）培训实施。

①本培训由公司安全部组织；

②培训过程要留有相关记录（如培训照片、培训影像、课件、签到表等），关键知识点必须进行考核；

③培训人员必须全部考评合格；

④培训人员需熟悉安全风险管控措施，掌握事故应急处置要点；

⑤培训教育计划见表 10-19。

表 10-19　培训教育计划表

序号	培训级别	培训频次	组织部门	参加人员	培训方式	培训学时	培训讲师
1	公司级	每年至少一次	生产部	全员	现场授课	4	安全管理员
2	部门级	每季度至少一次	部门	部门人员	现场授课	4	部门负责人
3	班组级（岗位）	每月至少一次	班组	班组人员	现场授课	4	班组长

3.3.2　安全风险辨识和评估的方法

风险辨识和评估的方法有作业条件危险性分析法（LEC）、工作危害分析法（JHA）、安全检查表分析法（SCL）、风险矩阵分析法（LS）、风险程度分析法（MES）等方法，各公司应根据各自的实际情况选择使用。

本公司使用的是作业条件危险性分析法（LEC）。

3.3.3　培训教育

公司制订安全生产风险辨识管控教育培训计划，明确培训学时、培训内容、参加人员、考核方式、相关奖惩等。

公司分层次、分阶段组织全员进行安全生产风险辨识管控相关的培训。

3.4　安全风险辨识

风险特指安全风险，即发生危险事件或有害暴露的可能性，与随之引发的人身伤害、健康损害或财产损失的严重性的组合。

$$风险 = 事故可能性 \times 事故严重程度$$

本公司参照《企业职工伤亡事故分类》（GB 6441—1986）和《生产过程危险和有害因素分类与代码》（GB/T 13861—2009）的要求，对生产经营过程中存在的安全风险进行全面、系统的辨识。

3.4.1 安全风险辨识单元划分

安全风险辨识单元宜划分为场所/区域/设备/设施/部位、作业活动两类。

区域/场所/设备/设施/部位的辨识单元划分应遵循大小适中、范围清晰、功能独立、便于分类、易于管理的原则，应具有明显的特征界限。

作业活动的辨识单元划分应涵盖生产经营全过程中所有常规和非常规状态的作业活动。

 案例

S 公司安全风险辨识单元划分见表 10-20。

表 10-20 安全风险辨识单元划分表

序号	位置	风险单元名称	序号	位置	风险单元名称
1		实验室作业	20		外后勤
2		实验室安全设施	21		内后勤
3		实验室环境	22		货运车辆
4		办公区域	23		特种设备叉车
5		更衣室	24		手动运输工具
6		淋浴房	25		危化品仓库
7		风淋室	26		危废仓库
8		车间走道	27		仓库
9		动物房	28		蒸汽发生器/分汽包
10	×× ×× ××	质量	29	×× ×× ××	蒸汽管网
11		危险废物	30		配电房
12		应急物资	31		消防设备设施
13		低温消毒仓/臭氧熏蒸室	32		检维修作业
14		洗衣房	33		相关方作业
15		举升平台	34		厂区/厂房环境
16		脏垫料处置平台	35		停车场
17		洗笼机	36		外勤管理
18		灭菌柜	37		周边环境
19		自动灌装机			

3.4.2 风险辨识内容

（1）生产工艺。生产工艺的风险辨识应根据生产工艺流程，按班组（或岗位）逐步辨识和分析生产、存储和使用过程中潜在的危险、有害因素。

案例

S公司主要涉及生产工艺流程如图 10-3～图 10-7 所示。

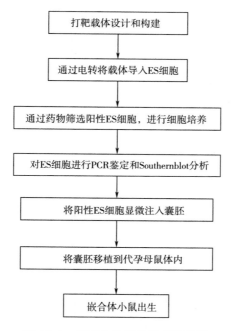

图 10-3 模式生物服务技术流程图

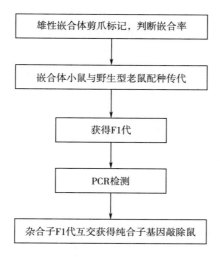

图 10-4 获得嵌合体及之后纯化流程图

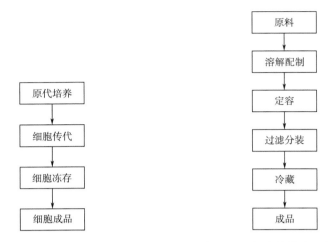

图 10-5　干细胞实验流程图　　　图 10-6　细胞培养基配制流程图

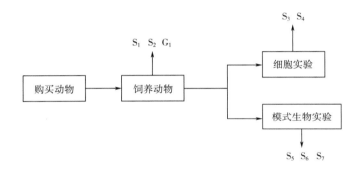

图 10-7　SPF（无特定病原体）级大小鼠饲养流程图（S 为固废，G 为废气）

具体流程简述如下：

从公司涉及工艺流程上看，并没有危险性特别大的工艺，在工艺过程中的一些辅助作业，如有限空间、危险化学品使用、特种设备操作、特种作业施工、危险废物处理等，在此过程中可能会发生一下中毒和窒息、灼烫、物体打击、车辆伤害、其他伤害等事故。

（2）原辅料。原辅材料的风险辨识应涵盖企业生产经营过程中涉及的所有原辅材料、半成品、成品。公司原辅料清单列表，见表 10-21。

表 10-21　主要原、辅材料一览表

序号	名称及规格	包装规格	用量	来源及贮运方式

公司原辅料、产品中涉及的危险化学品，根据《危险化学品重大危险源辨识》（GB 18218—2018），判断公司危险化学品的储存是否达到重大危险源判定的临界值，是否构成危险化学品重大危险源。

（3）设备设施。设备设施的风险辨识应涵盖企业生产过程中涉及的所有生产设备、公用辅助设备设施，包括环保治理设施。公司主要设备设施清单列表，见表10-22。

表10-22　设备一览表

序号	设备名称	规格	数量	备注

公司设备设施中，梳理危险性较大的设备，如叉车、灭菌柜、手持式移动工具等，主要可能产生的危险有害因素，如机械伤害、物体打击、触电、火灾、其他爆炸、中毒窒息等。

（4）作业环境。作业环境应涵盖企业所有作业场所，突出涉及易燃易爆、有毒有害危险因素的作业场所。公司主要建（构）筑物清单列表，见表10-23。

表10-23　建（构）筑物一览表

序号	建筑物名称	占地面积/m²	建筑面积/m²	层数	火灾危险类别	耐火等级	备注

（5）人员行为。人员行为应涵盖企业的常规作业和非常规作业，范围应包括但不限于生产工艺过程、公用辅助设施和环保设施运行、设备设施保养及检维修、特殊作业及相关方在本企业内开展的作业活动，突出动火作业、有限空间作业、高处作业等。

案例：S公司岗位及作业清单见表10-24 S公司风险评估分级汇总表。

（6）管理体系。管理体系应涵盖企业安全相关的所有管理制度、操作规程等。回顾本公司的安全生产责任、安全生产管理制度以及操作规程，已涵盖安全生产风险评估的相关内容。

3.4.3　辨识重点方向

（1）生产工艺流程。

（2）主要设备设施及其安全防护。

（3）涉及易燃易爆、有毒有害危险因素的作业场所。

（4）有限（受限）空间以及有限（受限）空间作业。

（5）爆破、吊装、危险场所动火作业、大型检维修等危险作业。

（6）其他容易发生生产安全事故的风险点。

3.4.4　辨识的更新

《江苏省工业企业安全生产风险报告规定》明确当发生下列情形时，公司应及时更新风险辨识与管控清单：

（1）生产工艺流程、主要设备设施、主要生产物料发生改变的。

（2）有新建、改建、扩建项目的。

（3）行业领域内发生较大以上生产安全事故或者典型生产安全事故，对安全风险有新认知的。

（4）本企业发生生产安全事故的。

（5）安全风险目录修订调整涉及本企业的。

（6）法律、法规、规章和国家标准、行业标准、地方标准对安全风险辨识管控有新要求的。

3.4.5 风险辨识方法

风险辨识是安全风险分级管控的前提和基础，其目的是要识别出企业生产活动中存在的各种危险有害因素、可能导致的事故类型及其原因、影响范围和潜在后果。根据需要，选择有效、可行的风险评价方法进行风险评价。常用的评价方法有：

（1）工作危害分析（JHA）。

（2）安全检查表分析（SCL）。

（3）预危险性分析（PHA）。

（4）危险与可操作性分析（HAZOP）。

（5）失效模式与影响分析（FMEA）。

（6）故障树分析（FTA）。

（7）事件树分析（ETA）。

（8）作业条件危险性分析（LEC）等。

可采用作业条件危险性评价法按照企业在生产经营过程中发生生产安全事故的可能性及其后果的严重程度，将安全风险等级从高到低划分为重大安全风险、较大安全风险、一般安全风险和低安全风险四个级别。较大安全风险和重大安全风险统称为较大以上安全风险。

较大以上安全风险的评估方法以固有风险评估为原则，即根据危险有害因素发生的可能性和后果严重程度，在不考虑已采取控制措施的前提下，确定风险的大小和等级。

作业条件危险性评价法（格雷厄姆—金尼法）是作业人员在具有潜在危险性环境中进行作业时的一种危险性半定量评价方法。

 案例

S 公司风险分级管控制度

3.5 风险评估分级

可采用作业条件危险性分析法（LEC）结合《江苏省工业企业较大以上安全风险目录（第一批）》和自身风险实际，评估计算每项危害因素的风险大小，据此确定风险等级，列出安全生产风险辨识清单。存在以下情形的，应直接判定为重大安全风险：

（1）构成危险化学品一、二级重大危险源的场所和设施。

（2）粉尘涉爆单班作业 10 人（含）以上的粉尘涉爆场所。

（3）作业人数 10 人（含）以上涉及高炉、转炉以及煤气柜的场所和设施。

（4）作业人数 10 人（含）以上涉及 10 吨以上电炉、熔炼炉且采用起重机吊运熔融金属的场所和设施。

（5）作业人数 10 人（含）以上涉及深井铸造的场所。

（6）作业人数 10 人（含）以上涉及重点监管化工工艺、场所及设施。

（7）作业人数 10 人（含）以上涉及爆炸品及具有爆炸性的化学品的场所和设施。

（8）作业人数 10 人（含）以上涉及使用剧毒化学品的场所。

（9）其他发生火灾、爆炸等事故可能造成十人以上人员死亡的较大以上安全风险。

存在以下情形的，应直接判定为较大安全风险：

（1）符合《江苏省工业企业较大以上安全生产风险目录（第一批）》所列情形，经评估未构成重大安全风险的。

（2）构成危险化学品三、四级重大危险源的场所和设施。

（3）对未列入安全风险目录的其他安全风险，经风险评估确定为较大以上安全风险的。

案例：S 公司风险评估分级汇总表（表 10-24～表 10-26）。

3.6　风险分级管控

针对辨识出的每一项安全风险，公司从管理、培训、技术和应急、个体防护等方面综合考虑，制定完善有效的管控措施；单独的措施不足以有效管控安全风险时，应考虑选择多种措施组合使用，并确定实施这些措施的优先顺序。

表 10-24～表 10-26

可以通过消除、终止、替代、隔离等措施消减风险，也可以通过改造、修理等工程技术手段或个体防护手段降低风险，制定管控措施时，应与各岗位、车间和部门相关人员进行交流，充分论证，确保管控措施的合规性、可行性和有效性。

案例：S 公司风险分级管控汇总表（表 10-24～表 10-26）。

4　风险档案和告知

4.1　风险档案

企业应当建立安全风险档案。安全风险档案包括安全风险管理制度、管控清单、风险分布图、变更情况、报告确认材料等内容。

其中，较大以上安全风险资料应当单独立卷，内容包括安全风险名称、等级、所处位置、管控措施和变更情况等。

4.2　风险告知

公司建立安全风险公告制度，并通过教育培训、公示公告、警示标牌等方式告知作业人员安全风险相关内容。

 案例

S 公司较大以上安全风险管控
包保责任制及管控措施

S 公司安全风险公告制度

实务八　药物非临床评价 CRO 企业危害风险分级管控

1　总则

1.1　实施目的

为了防范化解公司安全生产风险，推动落实公司安全生产主体责任，加强和规范公司安全生产风险的辨识管控，预防和消除生产安全事故。

1.2　实施依据

为了确保公司生产经营符合安全的要求，保障劳动者在劳动过程中的安全与健康，生产经营活动过程必须符合国家相关法规、标准的规定。

案例：Z 公司风险辨识、管控依据的主要的法律法规，技术规范、规程、标准及技术文件如下：

（1）《中华人民共和国安全生产法》（2014 年修订）。

（2）《中华人民共和国消防法》（2019 年修订）。

（3）《江苏省安全生产条例》（2016 版）。

（4）《江苏省工业企业安全生产风险报告规定》（江苏省人民政府令第 140 号）。

（5）《江苏省工业企业较大以上安全风险目录》（第一批）。

（6）《江苏省工业企业较大以上安全风险目录》（第二批）。

（7）《国家安全监管总局关于印发开展工贸企业较大危险因素辨识管控提升防范事故能力行动计划的通知》（安监总管四〔2016〕31 号）。

（8）《化工和危险化学品生产经营单位重大生产安全事故隐患判定标准（试行）》（安监总管三〔2017〕121 号）。

（9）《标本兼治遏制重特大事故工作指南的通知》（安委办〔2016〕3 号）。

（10）《江苏省防范遏制重特大事故构建双重预防机制实施办法》（苏安办〔2016〕103 号）。

（11）《进一步加强企业安全风险分级管控和隐患排查治理双重预防机制建设工作意见》（苏安监〔2017〕60 号）。

（12）《苏州市开展防范遏制重特大事故工作方案》（苏安办〔2016〕129 号）。

（13）《苏州市实施遏制重特大事故工作指南构建安全风险分级管控和隐患排查出理双重预防机制工作方案》（苏安办〔2016〕166 号）。

（14）《关于加快推进全市企业安全风险分级管控和隐患排查治理双重预防机制的通知》（苏安办〔2017〕194 号）。

（15）《关于印发〈苏州市工业企业安全生产风险报告工作实施方案〉的通知》（苏安办〔2021〕13 号）。

（16）《工贸行业较大危险因素辨识与防范指导手册》（2016 版）。

（17）《工贸行业重大生产安全事故隐患判定标准（试行）》（安监总管四〔2017〕129 号）。

（18）《关于进一步做好危险化学品安全风险排查工作的通知》（苏安办〔2017〕109 号）。

（19）《化学品生产单位特殊作业安全规范》（GB 30871—2014）。

（20）《生产安全事故应急预案管理办法》（2019 版）。

（21）《重大火灾隐患判定方法》（GB 35181—2017）。

（22）《有限空间作业安全操作规范》（DB32/T 3848—2020）。

1.3 公司概况

1.3.1 公司基本情况（略）

1.3.2 主要评价服务能力

案例：Z公司的主要评价服务能力见表 10-27。

表 10-27 主要产品及产能情况表

序号	产品名称	年完成量/项
1	主要药效学评价	＊＊＊＊
2	药代/毒代动力学评价	＊＊＊＊
3	安全性评价	＊＊＊＊
4	其他评价	＊＊＊＊

1.3.3 主要生产工艺

药物评价服务企业主要进行新药的非临床（临床前）评价研究，即对新药进行安全性毒理学评价和药理、药效学评价（包括药代动力学和毒代动力学研究），对其疗效、代谢和毒性进行系统的研究，主要包括以下四个内容：

1.3.3.1 主要药效学评价

根据药物的作用机制和适应症，建立合适的动物模型（手术、药物、照射、肿瘤等），使用药物治疗，观察对疾病的治疗效果；观察的指标包括生理指标和实验室检查。

1.3.3.2 药代动力学（毒代动力学）评价

选择合适的动物给与供试药物（标记或非标记），定时取血液或组织样品，分析样品中的药物和代谢产物的浓度（含量），通过数学模型计算代谢参数，以评价药物在动物体内的代谢过程，指导临床用药。

1.3.3.3 毒理学评价

选择合适的动物单次或长时间给与大剂量供试药物，观察动物对药物反应，并进行生理学指标、血液学、血生化、病理学等检查，判断药物对动物（或其子代动物）的毒性特点，指导临床研究。

1.3.3.4 其他评价

其他评价包括，药物筛选，对候选新药的药理作用、代谢特点及毒性进行初步观察，中试服务等。

1.3.4 主要生产、存储物料（表 10-28）

表 10-28 主要生产、存储物料

序号	名称	年用量	最大储存量	存放位置	是否属于危化品	备注
	略					

1.3.5 危险废物（表 10-29）

表 10-29 危险废物储存情况清单

序号	名称	年产废物量	最大存在量	存放地点	危险性	备注
1	医疗垃圾			危废仓库	T	
2	废液			废液仓库	T	

1.3.6 主要设备设施（表 10-30）

表 10-30 主要设备设施表

序号	设备名称	规格型号	数量/台	布置区域	备注
生产设备					
	略				
特种设备及安全附件					
公用辅助设备设施					

2 组织机构

2.1 安全生产风险辨识管控领导小组

企业将安全风险辨识管控纳入企业主要负责人（含法定代表人、实际控制人，下同）安全生产职责和全员安全生产责任制内容，建立健全安全风险管理制度，加强安全风险辨识管控。建立安全生产风险辨识管控领导小组，成员包括企业主要负责人，分管负责人，各部门负责人及重要岗位人员，并明确其应履行的职责。

2.2 安全风险辨识管控职责

为确保企业安全生产风险辨识管控工作顺利开展，工作领导小组组长全面负责安全生产风险辨识管控工作，负责督导及审核安全生产风险辨识管控工作开展情况；副组长及小组成员履行安全生产经营活动的风险识别、风险评价及风险管控具体工作。具体职责如下：

2.2.1 领导小组工作职责

（1）建立公司安全生产风险辨识管控管理机构，落实人员。

（2）制定公司安全生产风险辨识管控相关制度、工作程序。

（3）制定公司安全生产风险辨识管控相关培训、考核。

（4）负责将公司安全风险辨识管控纳入全员安全生产责任制，提高全员安全生产风险辨识管控意识和能力。

（5）审核、发布公司安全生产风险报告。

（6）开展公司安全生产风险辨识管控文化建设。

（7）开展公司安全生产风险辨识管控效果评价、考核、奖惩。

（8）协调解决公司安全生产风险辨识管控工作中存在的问题。

2.2.2　组长职责

（1）对公司安全风险辨识管控全面负责，组织落实安全风险辨识管控和报告工作。

（2）负责建立、实施、保持和持续改进安全风险辨识管控所需的资源，确定人员职责。

（3）贯彻政府关于安全生产风险辨识有关文件、精神和要求。

（4）组织、监督、指导、考核安全生产风险辨识管控工作的开展、培训及各项措施的监督落实。

（5）组织编制符合要求、满足公司实际生产经营活动的《安全生产风险报告》。

（6）定期召开安全生产风险辨识管控工作会议，解决问题、固化成果、健全档案，预防和消除事故风险。

2.2.3　副组长职责

（1）确定安全生产实际的辨识方法和程序，明确分级管控职责分工及其责任制考核奖惩办法。

（2）协助组长组织各部门进行安全生产风险辨识管控知识宣贯和培训。

（3）协助组长组织制定安全生产风险辨识管控工作方案和有关体系文件。

（4）协助组长指导和监督安全生产风险辨识管控工作小组开展情况。

（5）参与组织对全公司风险辨识管控效果评审。

（6）协助组长将安全生产风险辨识管控工作纳入全员安全生产责任制，对安全生产绩效考核，确保实现"全员、全过程、全方位、全天候"的风险管控。

2.2.4　成员职责

（1）按照"管业务必须管安全"的原则，各成员做好本部门、本岗位的危险源识别、风险分级管控工作。

（2）组织本部门安全生产风险辨识管控知识宣贯、培训、考评。

（3）根据本部门风险辨识管控结果，制定相应管控措施并在较大以上风险区域制作悬挂风险管控标识牌。

（4）负责落实本部门安全生产风险管控措施，定期检查、评估安全风险管控效果。

（5）建立安全风险管控常态机制、加强动态管理，每年对风险辨识管控效果至少进行一次评估，根据评估结果及时调整风险管控措施。

（6）若遇有法规变动、重要岗位人员变动、工艺变更、原料、设备、产品变动等及时进行变更管理、对变更后的情况进行风险辨识评估，制定风险管控措施，确保变更安全。

2.3　安全风险辨识管控工作方案

为了防范化解公司安全生产风险，推动落实公司安全生产主体责任，加强和规范安全生产风险的辨识管控，根据《中华人民共和国安全生产法》《江苏省安全生产条例》《江苏省工业企业安全生产风险报告规定》等法律法规，制订企业安全生产风险辨识管控工作方案。

案例

Z 公司企业安全生产风险辨识管控工作方案

一、实施计划

（一）成立工作组（202×年×月×日前）

公司成立安全风险辨识管控工作领导小组，由主要负责人任组长，安全负责人任副组长，各部门经理为组员。工作领导小组全面负责整体策划、组织、协调、推进工作，统一组织安全风险辨识管控工作。

（二）准备阶段（202×年×月×日前）

对参与公司开展生产安全风险辨识的人员进行专业知识培训；对公司所有生产经营区域场所和作业活动，从厂址、总平面布置、道路运输、建构筑物、生产工艺、物流、设备设施、作业活动、安全管理等方面进行梳理；制定安全生产风险辨识管控的方法和程序，明确分级管控职责分工及其责任制考核奖惩办法；准备相关工具，如测距仪、劳动防护用品和气体检测仪等；制定安全风险辨识管控工作实施的具体时间安排。

（三）实施阶段（202×年×月×日前）

第一阶段：建立健全制度性文件（202×年×月×日前完成）。

（1）安全生产风险辨识管控制度。

（2）安全生产风险辨识管控职责。

（3）安全生产风险辨识管控方法和程序。

（4）安全生产风险辨识责任制考核奖惩办法。

第二阶段：根据制度性文件要求，开展安全生产风险辨识管控工作，输出相应的工作成果（202×年×月×日前完成）。

（1）生成安全生产风险辨识管控清单。

（2）制定公司安全生产风险管控措施。

（3）制作较大以上安全风险公告栏。

（4）制作较大以上岗位安全风险告知卡。

（5）制作公司安全生产风险四色分布图。

（6）建立公司安全风险档案。

（7）较大以上风险单独公布并填报信息系统及时报告。

公司对以下方面重点进行风险辨识：

（1）生产工艺流程。

（2）主要设备设施及其安全防护。

（3）涉及易燃易爆、有毒有害危险因素的作业场所。

（4）有限（受限）空间以及有限（受限）空间作业。

（5）爆破、吊装、危险场所动火作业、大型检维修等危险作业。

（6）其他容易发生生产安全事故的风险点。

（7）可能造成职业病危害所有工作地点或设施。

符合《江苏省工业企业较大以上安全风险目录》（第一批）（第二批）所列情形的，

公司将其确定为较大以上安全风险。公司将一、二级重大危险源或者发生火灾、爆炸等事故可能造成十人以上人员死亡的较大以上安全风险，确定为重大安全风险。

公司对未列入安全风险目录的其他安全风险，经评估确定为较大以上安全风险的，一并纳入较大以上安全风险进行管理。

有下列情形之一的，公司及时组织开展针对性的安全风险辨识，确定或者调整安全风险等级，更新安全风险管控清单：

（1）生产工艺流程、主要设备设施、主要生产物料发生改变的。

（2）有新建、改建、扩建项目的。

（3）行业领域内发生较大以上生产安全事故或者典型生产安全事故，对安全风险有新认知的。

（4）本公司发生生产安全事故的。

（5）安全风险目录修订调整涉及本公司的。

（6）法律、法规、规章和国家标准、行业标准、地方标准对安全风险辨识管控有新要求的。

对辨识出的安全风险，根据安全风险特点，从组织、技术、管理、应急等方面逐项制定管控措施，按照不同安全风险等级实施分级管控，将安全风险管控责任逐一落实到公司、车间、班组和岗位。

第三阶段：在前两个阶段成果的基础上，建立安全风险管控清单并持续更新；编制公司安全生产风险报告；利用信息化管理对较大以上安全风险实施动态监控，提高安全风险管控水平。

安全风险管控清单应当列明安全风险名称、所处位置（场所、部位、环节）、可能导致的事故类型及其后果、主要管控措施、管控责任部门和责任人。

对存在较大以上安全风险的生产系统、作业场所、设备设施、危险岗位，通过隔离安全风险源、采取技术手段、实施个体防护、设置监控预警设备等针对性措施加强管控，回避、降低和监测安全风险。

二、工作要求

各部门要高度重视风险辨识管控工作，部门负责人要及时掌握工作动态，协调解决存在问题；按照工作实施计划严格落实各时间节点工作，认真组织编制各类文件。

3　全员培训

3.1　安全生产风险辨识管控教育培训计划

为宣贯落实上级部门关于安全生产风险辨识管控文件精神，提升企业全员安全风险辨识管控水平，推进公司安全生产风险辨识管控工作顺利推进，结合企业实际，制订年度风险辨识管控教育培训计划。

案例

Z公司年度风险辨识管控教育培训计划

一、教育培训目的

为强化员工安全风险管理意识，提高全员安全风险辨识管控意识和管控能力，保证从业人员了解本岗位安全风险基本情况，熟悉安全风险管控措施，掌握事故应急处置要点。

二、培训对象

全体员工。

三、培训内容

（1）上级部门关于开展安全生产风险辨识管控工作的文件，宣贯相关文件精神。

（2）相关法律法规、规章制度、标准规范、操作规程及岗位涉及的安全风险辨识、安全风险分析、安全风险评估、安全风险管控等知识和技能。

（3）安全生产风险辨识、风险评价方法和程序：作业危害分析法（JHA）、安全检查表法（SCL）、风险矩阵（LS）、作业条件危险性分析（LEC）的概念、应用范围及具体使用程序。

（4）安全生产风险辨识管控建设持续改进对策、好的经验做法学习交流。

（5）其他需要补充学习的内容。

四、培训实施

（1）本培训由公司安全部门组织。

（2）培训过程要留有相关记录（如培训照片、培训影像、课件、签到表等），关键知识点必须进行考核。

（3）培训人员必须全部考评合格。

（4）培训人员需熟悉安全风险管控措施，掌握事故应急处置要点。

（5）培训教育计划见表10-31。

表 10-31　培训教育计划表

序号	培训级别	培训频次	组织部门	参加人员	培训方式	培训学时	培训讲师
1	公司级	每年至少一次	安全部	全员	现场授课	4	外聘专家/主要负责人
2	部门级	每季度至少一次	部门	部门人员	现场授课	4	EHS 主管
3	班组级（岗位）	每月至少一次	班组	班组人员	现场授课	4	部门负责人

3.2　安全生产风险辨识管控培训内容

3.2.1　基本概念

3.2.1.1　危险源

危险源是指生产及其相关活动过程中可能导致死亡、伤害、职业病、财产损失、工作环境破坏或这些情况组合的根源或状态。指一个系统中具有潜在能量和物质释放危险的、可造成人员伤害、在一定的触发因素作用下可转化为事故的部位、区域、场所、空间、岗位、设备及其位置。

危险化学品重大危险源是指长期地或临时地生产、储存、使用和经营危险化学品，且危险物品的数量等于或超过临界量的单元。

3.2.1.2 危险有害因素

危险有害因素是指能对人造成伤亡，对物造成突发性损坏或影响人的身体健康导致疾病，对物造成慢性损坏的因素。包括：人的因素（在生产活动中，来自人员自身或人为性质的危险和有害因素）、物的因素（机械、设备、设施、材料等方面存在的危险和有害因素）、环境因素（生产作业环境中的危险和有害因素）、管理因素（管理和管理责任缺失所导致的危险和有害因素）（引自 GB/T 13861—2009《生产过程危险和有害因素分类与代码》）。

3.2.1.3 安全风险辨识内容

风险源辨识范围应覆盖公司内所有的区域场所，应组织全员从地理区域、自然条件、交通环境、作业环境、工艺流程、设备设施、原辅材料、作业活动等各方面存在的风险源进行全面、系统的辨识。

3.2.1.4 安全风险

发生危险事件或有害暴露的可能性，与随之引发的人身伤害、健康损害或财产损失的严重性的组合。

3.2.1.5 安全生产事故的类型

一般可以参照《企业职工伤亡事故分类标准》（GB 6441—1986），综合考虑起因物、引起事故的诱导性原因、致害物、伤害方式等，将安全生产事故分为 20 类：

①物体打击；②车辆伤害；③机械伤害；④起重伤害；⑤触电；⑥淹溺；⑦灼烫；⑧火灾；⑨高处坠落；⑩坍塌；⑪冒顶片帮；⑫透水；⑬放炮；⑭瓦斯爆炸；⑮火药爆炸；⑯锅炉爆炸；⑰容器爆炸；⑱其他爆炸；⑲中毒和窒息；⑳其他伤害。

3.2.1.6 安全生产风险点

安全生产风险点是指伴随安全生产风险的部位、设施、场所和区域，以及在特定部位、设施、场所和区域实施的伴随安全生产风险的作业过程，或以上两者的组合。例如，危险化学品库、罐区是风险点；在罐区进行的作业、防火区域内进行动火作业等也是安全生产风险点。

3.2.1.7 安全风险辨识

识别风险源的存在并确定其分布和特性的过程。

3.2.1.8 安全风险评估

运用定性或定量的统计分析方法对风险源导致的安全风险进行分析、确定其严重程度，对现有控制措施的充分性、可靠性加以考虑，以及对其是否可接受予以确定的全过程。

3.2.1.9 安全风险分级

安全风险分级是指通过采用科学、合理方法对危险源所伴随的风险进行定量或定性评估，根据评估结果划分等级，进而实现分级管理。

对安全风险等级从高到低划分为重大风险、较大风险、一般风险和低风险，并分别用红、橙、黄、蓝四种颜色标示。对采用 5 级分级的安全风险评估方法，可建立级别对应关系［例如，将安全风险最低的两级（5 级、4 级风险）都定为"低风险"级别］，以适应评估和管理的要求。

3.2.1.10 安全风险管控

识别生产经营活动中存在的风险源，并运用定性或定量的风险评估方法确定其风险严重程度，进而确定风险控制的优先顺序和风险控制措施，以达到改善安全生产环境、减少和杜绝生产安全事故的目标而采取的措施和规定。

3.2.1.11　隐患排查治理

对照风险管控措施的有效落实情况，公司依据国家法律法规、标准和公司管理制度，采取一定的方式和方法，对本单位的事故隐患进行排查并消除和控制隐患的工作过程。

3.2.2　安全生产风险辨识管控的基本概念

3.2.2.1　什么是安全生产风险辨识管控？

安全生产风险辨识管控就是构筑防范生产安全事故的两道防火墙。第一道是管风险，以安全生产风险辨识和管控为基础，从源头上系统辨识风险、分级管控风险，努力把各类风险控制在可接受范围内，杜绝和减少事故隐患；第二道是治隐患，以隐患排查和治理为手段，认真排查风险管控过程中出现的缺失、漏洞和风险控制失效环节，坚决把隐患消灭在事故发生之前（图10-8）。可以说，安全风险管控到位就不会形成事故隐患，隐患一经发现及时治理就不可能酿成事故，要通过安全生产风险辨识管控的工作机制，切实把每一类风险都控制在可接受范围内，把每一个隐患都治理在形成之初，把每一起事故都消灭在萌芽状态。

3.2.2.2　什么是安全风险分级管控？

公司安全风险分类分级管控应遵循"分类、分级、分层、分专业"的方法，按照风险越高管控层级越高的基本原则开展。较大以上风险工艺、环节、设备设施要实施重点管理。

3.2.2.3　风险分级管控的基本原则是什么？

风险分级管控应遵循风险越高管控层级越高的原则，上一级负责管控的风险，下一级必须同时负责管控，并逐级明确每一级的具体管

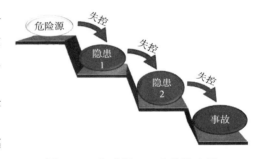

图 10-8　危险源——事故演变图

控措施。对于操作难度大、技术含量高、风险等级高、可能导致严重后果的作业活动应重点进行管控。公司应根据风险分级管控的基本原则和组织机构设置情况，合理确定各级风险的管控层级。

重大风险：公司、部门（车间）、班组、岗位管控。

较大风险：部门（车间）、班组、岗位管控。

一般风险：班组、岗位管控。

控低风险：岗位管控。

3.2.2.4　什么是安全风险控制措施？

安全风险控制措施是指为将安全生产风险降低至可接受程度，公司针对安全风险而采取的相应控制方法和手段（图10-9）。

包括：①工程技术措施；②管理措施；③培训教育措施；④个体防护措施；⑤应急处置措施等。

3.2.2.5　安全风险分布图绘制

根据风险评估结果，公司制作安全风险四色分布图，将生产设施、作业场所等区域存

在的不同等级风险，使用红、橙、黄、蓝四种颜色，标示在总平面布置图或地理坐标图中。公司对存有较大以上安全风险的场所、设备设施、作业工序设立安全警示标志，其中对存在较大以上安全风险的重点区域或设备设施应增设安全风险警示牌。

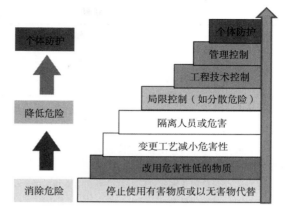

图 10-9　风险控制措施采取顺序

3.2.3　安全风险辨识和评估的方法

风险辨识和评估的方法有作业条件危险性分析法（LEC）、工作危害分析法（JHA）、安全检查表分析法（SCL）、风险矩阵分析法（LS）、风险程度分析法（MES）等方法，各公司应根据各自的实际情况选择使用。

3.3　培训教育

公司制订安全生产风险辨识管控教育培训计划，明确培训学时、培训内容、参加人员、考核方式、相关奖惩等。

公司分层次、分阶段组织全员进行安全生产风险辨识管控相关的培训。

案例：

见表 10-32～表 10-34。

表 10-32　培训记录表（A）

培训级别	公司级		培训频次	每年至少一次
培训主题	安全生产风险辨识管控		培训人数	全员
地点	会议室		主讲人	外聘专家
培训时间			学时	4

培训主要内容：

1. 企业安全生产风险辨识的意义、开展风险辨识的步骤、危险源、风险的概念，以及如何进行生产风险辨识和管控

2. 公司哪些工作场所存在哪些危险因素，针对不同的危险因素可能会发生何种类型事故，公司和员工应如何采取有效的防控措施进行防范

3. 公司每个较大危险因素场所/环节/部位分别落实相应的人员负责

4. 隐患排查治理工作要求

5. 安全生产风险辨识管控的运行要求

参加培训教育人员签名（签名见附页）

评价项目	评价结果			
（1）培训人员对培训项目了解程度如何	□优	□好	□尚可	□差
（2）培训内容实用性是否能使培训人员满意	□优	□好	□尚可	□差
（3）培训时间是否适当、培训教材是否合理	□优	□好	□尚可	□差
（4）培训能否有助于工作效率的提高	□优	□好	□尚可	□差
（5）培训是否能达到增强责任性和安全知识	□优	□好	□尚可	□差

表 10-33　培训记录表（B）

培训级别	部门级		培训频次	每季度至少一次
培训主题	部门风险管控、隐患治理培训		培训人数	
地点	会议室		主讲人	EHS 主管
培训时间			学时	4

培训主要内容：

　　各部门哪些工作场所存在哪些危险因素，针对不同的危险因素可能会发生何种类型事故，车间各层级应如何采取有效的防控措施进行防范

　　各部门每个危险因素场所/环节/部位分别落实相应的人员负责

　　隐患排查治理工作要求

　　安全生产风险辨识管控的运行要求

参加培训教育人员签名（签名见附页）

评价项目	评价结果			
（1）培训人员对培训项目了解程度如何	□优	□好	□尚可	□差
（2）培训内容实用性是否能使培训人员满意	□优	□好	□尚可	□差
（3）培训时间是否适当、培训教材是否合理	□优	□好	□尚可	□差
（4）培训能否有助于工作效率的提高	□优	□好	□尚可	□差
（5）培训是否能达到增强责任性和安全知识	□优	□好	□尚可	□差

表 10-34　培训记录表（C）

培训级别	班组、岗位级		培训频次	每月至少一次
培训主题	班组、岗位安全生产风险辨识管控培训		培训人数	
地点	会议室		主讲人	
培训时间			学时	4

培训主要内容：

　　本班组哪些工作场所存在哪些危险因素，针对不同的危险因素可能会发生何种类型事故，员工应如何采取有效的防控措施进行防范

　　日常隐患排查治理工作要求

参加培训教育人员签名（签名见附页）

评价项目	评价结果			
（1）培训人员对培训项目了解度如何	□优	□好	□尚可	□差
（2）培训内容实用性是否能使培训人员满意	□优	□好	□尚可	□差
（3）培训时间是否适当、培训教材是否合理	□优	□好	□尚可	□差
（4）培训能否有助于工作效率的提高	□优	□好	□尚可	□差
（5）培训是否能达到增强责任性和安全知识	□优	□好	□尚可	□差

4　制度文件

4.1　安全风险辨识管控制度

4.1.1　目的

为了建立安全风险辨识管控长效机制，保证风险辨识管控的正常运行，强化安全生产主体责任，加强事故隐患监督管理，有效防止和减少各类事故的发生，保障员工生命财产安全，根据安全生产相关法律法规，制定制度。

4.1.2　适用范围

适用于公司风险辨识控制、预防和消除安全生产事故实施监督检查（详见 2.2）。

4.1.3　术语和定义（略）

4.1.4　风险辨识管控程序

4.1.4.1　风险辨识准备

风险辨识工作方案、风险辨识培训、开展风险辨识。

4.1.4.2　风险辨识

根据《江苏省工业企业安全生产风险报告规定》（江苏省人民政府令第 140 号）的要求，对照标准及各生产单元（部位、区域、设备设施、场所等）的危险特性进行排查，辨识危险特性建立登记表。

4.1.4.3　风险分级

采用作业条件危险性分析法（LEC 法）或风险矩阵法（LS 法），将安全风险级别分为红、橙、黄、蓝四色，对排查出来的危险有害因素通过科学的计算方法确定其风险等级。

4.1.4.4　风险管控及建立安全监管档案

对辨识的危险因素，建立因素辨识与防范控制措施登记表，实行一风险源一档，并按照风险等级对监管档案实施差异化分类管理。并针对排查确定的单元安全风险类别和等级，制定相应的管控措施，将风险管控责任逐一落实至公司的各层级（公司、部门、班组、岗位）和具体的责任人。

风险分级管控应遵循风险越高管控层级越高的原则，上一级负责管控的风险，下一级必须同时负责管控，并逐级明确每一级的具体管控措施。对于操作难度大、技术含量高、风险等级高、可能导致严重后果的作业活动应重点进行管控。公司应根据风险分级管控的基本原则和组织机构设置情况，合理确定各级风险的管控层级。

重大风险：公司、部门、班组、岗位管控。

较大风险：部门、班组、岗位管控。

一般风险：班组、岗位管控。

低风险：岗位管控。

4.1.4.5　风险信息更新

要对风险防控进行跟踪验证，定期进行风险辨识，涉及新的风险信息，对产生新的风险危害进行补充评价，对原有风险评价中的措施进行修订、更新。根据以下情况变化对风险管控的影响，及时针对变化范围开展风险分析，更新风险管控体系相关内容：

（1）生产工艺流程、主要设备设施、主要生产物料发生改变的。

（2）有新建、改建、扩建项目的。

（3）行业领域内发生较大以上生产安全事故或者典型生产安全事故，对安全风险有新认知的。

（4）本公司发生生产安全事故的。

（5）安全风险目录修订调整涉及本公司的。

（6）法律、法规、规章和国家标准、行业标准、地方标准对安全风险辨识管控有新要求的。

4.1.4.6　监督与考核

按照公司《安全奖惩制度》相关条款对风险辨识管控执行情况进行监督与考核。

4.2　风险辨识管控作业指导书

4.2.1　前期准备

4.2.1.1　成立组织机构

（1）以正式文件（红头文件+公章）明确风险辨识管控领导机构。

（2）领导机构组成人员包括公司主要负责人、分管负责人、各部门负责人以及重要岗位人员。

（3）公司主要负责人担任主要领导职务，全面负责风险辨识管控。

（4）明确公司主要负责人、分管负责人、各部门负责人以及重要岗位人员在风险辨识管控中应履行的职责。

（5）在安全生产管理制度中增加安委会（安全领导小组）"风险辨识管控"的相关职责。

（6）制订风险辨识管控实施方案，并在方案中明确分工、工作目标、实施步骤、工作任务、进度安排等。

4.2.1.2　编制指导性文件

（1）编制安全生产风险分级管控制度或作业指导书。

（2）编制 9 个清单，包括：①作业活动清单；②设备设施清单；③主要危险物料清单；④工作危害分析表；⑤风险分级管控清单；⑥较大以上风险清单；⑦安全风险四色分布图；⑧岗位风险告知卡；⑨重大风险告知栏。

（3）风险辨识管控奖惩管理制度或奖惩管理制度包含风险辨识管控相关内容。

4.2.1.3　全员培训教育

（1）制订风险辨识管控培训计划（明确学时、培训内容、参加人员、考核方式、相关奖惩等）。

（2）分层次、分阶段组织培训。

（3）全员培训（分级结果）。

（4）培训结束进行考核，考核结果计入培训档案。

4.2.2　风险分级管控

4.2.2.1　风险点排查确定

①建立作业活动清单；②设备设施清单；③危险物料清单。

4.2.2.2　危险源辨识分析

（1）对作业活动清单逐个进行危险源辨识分析，形成作业活动分析评价记录；单元划分：根据作业场所、工艺、设施的不同，编制作业活动表，内容包括厂址、总图运输、建构筑物、工艺流程、设备运行、作业人员、作业环境和安全管理等，科学划分作业单元。按生产工艺流程的阶段、地理区域、装置、作业任务、生产（服务）阶段或部门划分，也可结合起来进行划分。

（2）对设备设施逐个进行危险源分析，形成设备设施风险评价记录。

风险辨识：运用安全检查表法（SCL）、作业危害分析法（JHA）进行风险辨识，组织全体员工参与辨识与作业活动有关的所有危险因素，并参照《企业职工伤亡事故分类》（GB 6441—1986），综合考虑起因物、引起事故的诱导性原因、致害物、伤害方式等，确定安全风险类别。

生产现场的危险源辨识应覆盖公司地上和地下以及承包商占用的场所和区域的所有作业环境、设备设施、生产工艺、危险物质、作业人员及作业活动；应考虑过去、现在、将来3种时态和正常、异常、紧急3种状态。

4.2.2.3　风险评估

（1）结合公司安全生产实际制定风险评价准则，运用风险矩阵法（LS）、作业条件危险性分析法（LEC）进行风险评估。

（2）参与评价人员应熟知公司评价准则，合理评价，评价级别准确。

（3）参考《工贸行业较大危险因素辨识与防范指导手册（2016版）》《工贸行业重大生产安全事故隐患判定标准（2017版）》《江苏省工业企业较大以上安全风险目录（第一批）》《江苏省工业企业较大以上安全风险目录（第二批）》进行风险确定。

（4）涉及危险化学品的公司应按照《危险化学品重大危险源辨识》GB 18218—2018的要求进行危化品重大危险源辨识和分级。

（5）对以下方面重点进行风险辨识：

①生产工艺流程；

②主要设备设施及其安全防护；

③涉及易燃易爆、有毒有害危险因素的作业场所；

④有限（受限）空间以及有限（受限）空间作业；

⑤爆破、吊装、危险场所动火作业、大型检维修等危险作业；

⑥其他容易发生生产安全事故的风险点。

（6）符合安全风险目录所列情形的，将其确定为较大以上安全风险。

应当将一、二级重大危险源或者发生火灾、爆炸等事故可能造成十人以上人员死亡的较大以上安全风险，确定为重大安全风险。

（7）风险评估：结合公司实际，选择风险评估方法［风险矩阵法（LS法）或作业条件危险性分析法（LEC法）］，并对所有风险做出定量评估。依据各评估方法的风险可容许要求，确定出不可容许的风险内容。安全风险等级从高到低划分为重大风险、较大风险、一般风险和低风险，分别用红、橙、黄、蓝四种颜色标示。

4.2.2.4　控制措施

（1）工程技术措施。包括技术控制措施、工程控制措施、防护缺陷控制措施等。通常采用的技术与工程措施有：

①消除：通过对装置、设备设施、工艺等的设计尽可能从根本上消除危险源和危险有害因素，如采用电能制冷代替液氨制冷、使用安全电压等；

②替代：用低危险性替代高危险性，适应技术进步，如用水性漆代替溶剂型漆等；

③预防：当消除危险源和危险有害因素有困难时，可采取预防性技术措施，预防危险

危害发生，如在电气线路中安装漏电保护装置等；

④密闭：将危险源控制在密闭的范围内，如锂电池注液作业采用手套箱作业，粉尘作业密闭尘源，加油站卸油采用油气回收装置等；

⑤隔离：通过隔离带、栅栏、警戒绳等将人与危险区域隔开，如碎冰机等传动装置防护套、砂轮机的防护罩等；

⑥移开或改变方向：如使用防火挡板，改变切割作业产生火花的溅射方向；

⑦报警：在易发生故障和危险性较大的地方，设置声、光或声光组合报警装置，如店铺内设置烟感或温感、警铃等探测和报警装置。

（2）个体防护措施。个体防护包括按要求配备防护用品，如安全帽、安全带、防护服、耳塞、听力防护罩、防护眼镜、防护手套、绝缘鞋和呼吸器等。

（3）管理措施。管理措施包括建立组织体系、明确责任体系、建立制度体系，定期开展安全风险研判，进行风险监控、安全技术检测等。

（4）培训教育措施。人员培训教育包括人员上岗资格要求、上岗前的三级教育培训要求、继续教育培训要求等。

（5）应急处置措施。应急管理措施包括制定应急预案和现场处置方案、配备应急器材、应急值班、应急疏散、应急演练等。

4.2.2.5　风险分级管控

（1）结合公司机构设置情况，合理确定各等级风险的管控层级；要对安全风险分级、分层、分类、分专业进行管理，逐一落实公司、车间、班组和岗位的四级管控责任。

（2）根据风险分级管控原则，确定风险点、危险源的管控层级，落实管控责任。

（3）根据确定的风险点、风险级别编制风险四色风险分布图（总图、各车间或建筑），见图10-10。

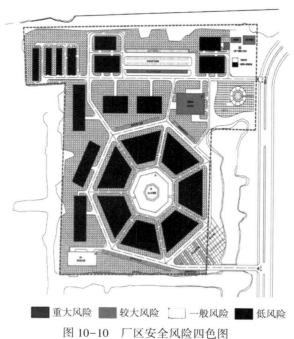

■重大风险　■较大风险　□一般风险　■低风险

图10-10　厂区安全风险四色图

（4）编制风险分级管控清单，由公司主要负责人审定发布。

4.2.2.6　风险告知

（1）在公司主要进入口、各车间（楼层）、主要设备设置风险告知图。

（2）对存在较大以上安全风险的工作场所设置警示标志（图10-11）。

（3）应组织各层级、各岗位进行风险评价结果的告知培训。

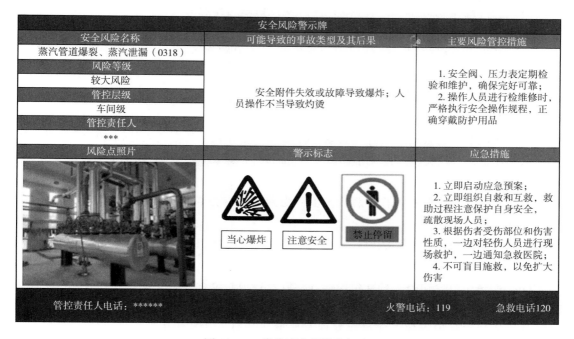

安全风险警示牌		
安全风险名称	可能导致的事故类型及其后果	主要风险管控措施
蒸汽管道爆裂、蒸汽泄漏（0318）	安全附件失效或故障导致爆炸；人员操作不当导致灼烫	1. 安全阀、压力表定期检验和维护，确保完好可靠； 2. 操作人员进行检维修时，严格执行安全操作规程，正确穿戴防护用品
风险等级		
较大风险		
管控层级		
车间级		
管控责任人		
***		
风险点照片	警示标志	应急措施
	当心爆炸　注意安全　禁止停留	1. 立即启动应急预案； 2. 立即组织自救和互救，救助过程注意保护自身安全，疏散现场人员； 3. 根据伤者受伤部位和伤害性质，一边对轻伤人员进行现场救护，一边通知急救医院； 4. 不可盲目施救，以免扩大伤害
管控责任人电话：******		火警电话：119　　急救电话120

图10-11　岗位安全风险告知卡

4.3　文件发放签收表（表10-35）

表10-35　文件发放签收表

文件名称	风险辨识管控文件汇编		文件编号	
分发部门	份数	签名	日期	备注
略				

5　责任考核

公司设立《风险辨识管控考核奖惩制度》。

5.1　目的

为进一步加强公司对风险点的辨识管控，保证安全管理工作的全面落实，科学控制作业场所的潜在危险因素，切实保障员工的身体健康和公司的财产安全，按照上级的要求，特制定本制度。

5.2　适用范围

本制度适用于公司所属各车间和部门。

5.3 风险辨识管控考核奖惩

（1）各部门成立风险辨识管控工作小组，并明确成员职责分工，违者处罚部门负责人500元。

（2）各部门制定全员培训计划，并按计划进行培训、考核、评价。违者处罚责任人200元。对考核不合格人员处罚200元，并持续进行培训，直至培训合格为止。

（3）全员按作业指导书要求参与制定风险点台账、作业活动清单、设备设施清单，全员参与分析危险源辨识，部门汇总完成风险分级管控清单及重大风险管控清单，由部门负责人组织审核后上报公司。经公司组织评审后，不合格项小于或等于10项的给予部门5000元奖励，不合格项大于10项的每多1项处罚1000元。

（4）风险分析未做到全员参与（包括风险分析阶段及风险分析讨论、评审阶段），处罚责任人100元。

（5）风险分级管控讨论、评审会议，凡无故不参加人员，责任人处罚100元。对在风险辨识管控工作表现突出，避免了事故发生的部门，对安全生产提出合理化建议并采纳，收到显著效果的部门或个人，经公司安委会研究，给予部门或个人100~500元的奖励。

（6）在风险辨识管控工作中表现突出，受到上级有关部门的表彰，给予一次性100~1000元奖励。

（7）严格执行安全生产法律、法规、安全生产责任制和公司风险辨识管控制度，履行安全生产责任制规定职责，违者处罚200元。

（8）严格执行公司各工种安全操作规程以及各项安全管理制度，在对于一般性违章行为，以部门为考核单位，发现违章现象按《安全生产奖惩制度》规定处罚。

（9）在风险辨识管控工作过程发现有严重违章行为，其后果严重的，按《安全生产奖惩制度》规定加重处罚。

（10）对于在风险辨识管控工作中，未认真风险辨识管控而造成事故的直接责任者，根据经济损失大小按经济责任制进行考核处罚，造成严重后果的，交公司或司法机关处理，事故的其他责任者和责任部门，根据公司有关规定，视情节轻重分别给予行政或经济处罚。

5.4 考核频次

（1）安全管理部每月按照公司《安全目标责任书》《安全生产目标制度》《工作考核制度》等内容对各车间（部门）风险辨识管控工作开展情况进行考核，并与工资相挂钩。

（2）各车间每月根据公司有关规章制度对职责范围内的风险辨识管控执行情况进行奖惩（表10-36），并与工资相挂钩。

表 10-36　风险辨识管控奖惩登记表

序号	时间	被奖惩单位或个人	奖惩原因及依据	金额（元）		被奖惩单位或个人签字
				奖	惩	
1						
2						

6　风险辨识分级管理

6.1　风险点确定

风险点确定范围包括：①规划、设计和建设、投产、运行等阶段；②常规和异常活动；③事故及潜在的紧急情况；④所有进入作业场所的人员的活动；⑤原材料、产品的运输和使用过程；⑥作业场所的设施、设备、车辆、安全防护用品；⑦人为因素，包括违反操作规程和安全生产规章制度；⑧丢弃、废弃、拆除与处置；⑨气候、地震及其他自然灾害等。

表 10-37 ~ 表 10-39 分别为作业活动，主要设施设备，主要生产、储存物料清单。

表 10-37　作业活动清单

序号	作业活动名称	序号	作业活动名称
1	动物日常饲养	11	有限空间作业
2	动物房卫生清理	12	检维修作业
3	动物实验（采血、检验、安乐死）	13	物料运输作业
4	笼具维修	14	物料装卸作业
5	动物尸体焚烧	15	办公活动
6	化学试剂存放区	16	储存作业
7	危废暂存	17	动火作业
8	污水处理	18	临时用电作业
9	供气作业（天然气）	19	高处作业
10	供气作业（蒸汽）		

表 10-38　主要设备设施清单

序号	设备名称	规格型号	数量/台	布置区域	备注
生产设备					
	略				
特种设备及安全附件					
	略				
公用辅助设备设施					
	略				

表 10-39 主要生产、储存物料清单

序号	名称	年用量	最大储存量	存放位置	是否属于危化品	备注
	略					

6.2 危险分析和风险辨识

按照《企业职工伤亡事故分类标准》（GB 6441—1986），综合考虑起因物、引起事故的诱导性原因、致害物、伤害方式将事故类型分为：01 物体打击；02 车辆伤害；03 机械伤害；04 起重伤害；05 触电；06 淹溺；07 灼烫；08 火灾；09 高处坠落；010 坍塌；011 冒顶片帮；012 透水；013 放炮；014 火药爆炸；015 瓦斯爆炸；016 锅炉爆炸；017 容器爆炸；018 其他爆炸；019 中毒和窒息；020 其他伤害。

分析生产过程的危险有害因素可采用《生产过程危险和有害因素分类与代码》（GB/T 13861—2022），包括人的因素，如心理和生理性因素、行为性因素；物的因素，如物理性、化学性、生物性因素；环境因素，如室内外作业环境、地下作业环境等因素；管理因素，如安全管理机构、责任制、规章制度等因素。

常用的风险辨识、评价方法有：工作危害分析（JHA）；安全检查表分析（SCL）；预危险性分析（PHA）；危险与可操作性分析（HAZOP）；风险矩阵分析法（LS）；风险程度分析法（MES）；作业条件危险性分析（LEC）等方法。

我公司采用的风险评价方法为作业条件危险性评价法和风险矩阵法（LS）。

6.2.1 作业条件危险性评价法（LEC）

作业条件危险性分析评价法简称 LEC。L（likelihood）表示事故发生的可能性，E（exposure）表示人员暴露于危险环境中的频繁程度，C（consequence）表示一旦发生事故可能造成的后果。给三种因素的不同等级分别确定不同的分值，再以三个分值的乘积 D（danger，危险性）来评价作业条件危险性的大小，即：$D = L \times E \times C$。D 值越大，说明该作业活动危险性越大、风险越大。表 10-40 ~ 表 10-43 分别为 L、E、C、D 的判断准则，表 10-44 为安全风险辨识分级清单举例。

表 10-40 事件发生的可能性（L）判断准则

分值	事故、事件或偏差发生的可能性
10	完全可以预料（在设备设施中时常发生）
6	相当可能；或危害的发生不能被发现（没有监测系统）；或在现场没有采取防范、监测、保护、控制措施；或在正常情况下经常发生此类事故、事件或偏差（可能在设施使用寿命中至少发生一次）
3	可能，但不经常；或危害的发生不容易被发现；现场没有检测系统或保护措施（如没有保护装置、没有个人防护用品等），也未作过任何监测；或未严格按操作规程执行；或在现场有控制措施，但未有效执行或控制措施不当；或危害在预期情况下发生（可能在设施使用寿命中发生一次）
1	可能性小，完全意外；或危害的发生容易被发现；现场有监测系统或曾经作过监测；或过去曾经发生类似事故、事件或偏差；或在异常情况下发生过类似事故、事件或偏差（在设施使用寿命中有 1/10 的发生概率）
0.5	很不可能，可以设想；危害一旦发生能及时发现，并能定期进行监测（在其他地方曾经发生过类似事件）

续表

分值	事故、事件或偏差发生的可能性
0.2	极不可能；有充分、有效的防范、控制、监测、保护措施；或员工安全卫生意识相当高，严格执行操作规程（工业领域尚未发生过类似事件）
0.1	实际不可能（工业中不可能发生的事件）

表 10-41　暴露于危险环境的频繁程度（E）判断准则

分值	频繁程度	分值	频繁程度
10	连续暴露	2	每月一次暴露
6	每天工作时间内暴露	1	每年几次暴露
3	每周一次或偶然暴露	0.5	非常罕见地暴露

表 10-42　发生事故事件偏差产生的后果严重性（C）判断准则

分值	法律法规及其他要求	人员伤亡	直接经济损失/万元	停工	公司形象
100	严重违反法律法规和标准	10 人以上死亡，或 50 人以上重伤	5000 以上	公司停产	重大国际、国内影响
40	违反法律法规和标准	3 人以上 10 人以下死亡，或 10 人以上 50 人以下重伤	1000 以上	装置停工	行业内、省内影响
15	潜在违反法规和标准	3 人以下死亡，或 10 人以下重伤	100 以上	部分装置停工	地区影响
7	不符合上级或行业的安全方针、制度、规定等	丧失劳动力、截肢、骨折、听力丧失、慢性病	10 万以上	部分设备停工	公司及周边范围
2	不符合公司的安全操作程序、规定	轻微受伤、间歇不舒服	1 万以上	1 套设备停工	引人关注，不利于基本的安全卫生要求
1	完全符合	无伤亡	1 万以下	没有停工	形象没有受损

表 10-43　风险等级判定准则及控制措施（D）

风险值	风险等级	实施管控措施
>320	重大风险	立即补充管控措施，以期降低风险级别，定期检查、测量及评估
160~320	较大风险	立即或近期补充管控措施，定期检查、测量及评估
70~160	一般风险	建立目标、建立操作规程，加强培训及沟通
0~70	低风险	完善管控措施

表 10-44 安全风险辨识分级清单

序号	安全风险名称	所处位置（场所、部位、环节）	可能导致的事故类型及其后果	作业条件危险性分析				风险等级	备注
				L	E	C	D		
1	动物日常饲养	动物房	其他伤害	0.5	6	7	21	低风险	
2	动物房卫生清理	动物房	其他伤害	0.5	3	7	10.5	低风险	
3	动物实验（采血、检验、安乐死）	实验室	其他伤害	0.5	6	7	21	低风险	
4	笼具维修	动物房	触电、火灾	3	3	15	135	一般风险	
5	动物尸体焚烧	焚烧炉	火灾、其他爆炸	6	3	15	270	较大风险	
6	化学试剂存放区	仓库	火灾	3	3	15	135	一般风险	
7	危废暂存	危废仓库、废液仓库	火灾、中毒和窒息	6	2	15	180	较大风险	
8	污水处理	污水处理站	淹溺、中毒和窒息	6	2	15	180	较大风险	
9	供气作业（天然气）	天然气调压计量柜	其他爆炸	6	3	15	270	较大风险	
10	供气作业（蒸汽）	分汽包、蒸汽管道	灼烫、其他爆炸	6	3	15	270	较大风险	
11	有限空间作业	焚烧炉、管井、下水道	其他爆炸、中毒和窒息	6	2	15	180	较大风险	
12	检维修作业	厂房	火灾、触电、其他伤害	3	3	15	135	一般风险	
13	物料运输作业	厂区	车辆伤害、火灾	3	3	15	135	一般风险	
14	物料装卸作业	仓库	车辆伤害、火灾	3	3	15	135	一般风险	
15	办公活动	办公区域	其他伤害	0.5	6	2	6	低风险	
16	储存作业	实验室、仓库	火灾	3	3	2	18	低风险	
17	动火作业	厂房	火灾	3	2	15	90	一般风险	
18	临时用电作业	厂房	触电、高处坠落、火灾	3	2	15	90	一般风险	
19	高处作业	厂房	高处坠落	3	2	15	90	一般风险	
20	电气线路和用电设备	办公区域	物体打击	3	3	15	135	一般风险	
21	低压电气线路	厂房	触电、火灾	3	3	15	135	一般风险	
22	低压临时线路	厂房	触电、火灾	3	3	15	135	一般风险	
23	员工聚集场所	厂房	火灾、其他伤害	0.5	6	2	6	低风险	
24	建构筑物安全通道	厂房	火灾	0.5	6	2	6	低风险	
25	建构筑物灭火器配置	厂房	火灾、其他爆炸	0.5	6	2	6	低风险	
26	消防通道	厂房	火灾	0.5	6	2	6	低风险	
27	劳动防护用品使用	劳动防护	职业病	0.5	6	2	6	低风险	

6.2.2 风险矩阵法 (LS)

风险矩阵法 (简称 LS)，$R=L×S$，其中 R 是危险性 (也称风险度)，是事故发生的可能性与事件后果的结合；L 是事故发生的可能性；S 是事故后果严重性。R 值越大，说明该系统危险性越大、风险越大。

表 10-45～表 10-47 分别为 L、S、R 的判断准则，表 10-48 为风险矩阵表。

表 10-45 事故发生的可能性 (L) 判断准则

等级	标准
5	在现场没有采取防范、监测、保护、控制措施，或危害的发生不能被发现 (没有监测系统)，或在正常情况下经常发生此类事故或事件
4	危害的发生不容易被发现，现场没有检测系统，也未发生过任何监测，或在现场有控制措施，但未有效执行或控制措施不当，或危害常发生或预期情况下发生
3	没有保护措施 (如没有保护装置、没有个人防护用品等)，或未严格按操作程序执行，或危害的发生容易被发现 (现场有监测系统)，或曾经作过监测，或过去曾经发生类似事故或事件，或在异常情况下发生过类似事故或事件
2	危害一旦发生能及时发现，并定期进行监测，或现场有防范控制措施，并能有效执行，过去偶尔发生事故或事件
1	有充分、有效的防范、控制、监测、保护措施，或员工安全卫生意识相当高，严格执行操作规程。极不可能发生事故或事件

表 10-46 事件后果严重性 (S) 判断准则

等级	法律、法规及其他要求	人员	直接经济损失	停工	公司形象
5	违反法律、法规和标准	死亡	100 万元以上	部分装置 (>2 套) 或设备	重大国际影响
4	潜在违反法规和标准	丧失劳动能力	50 万~100 万元	2 套装置停工、或设备停工	行业内、省内影响
3	不符合上级公司或行业的安全方针、制度、规定等	截肢、骨折、听力丧失、慢性病	10 万~50 万元	1 套装置或设备停工	地区影响
2	不符合公司的安全操作程序、规定	轻微受伤、间歇不舒服	10 万元以下	受影响不大，几乎不停工	公司及周边范围
1	完全符合	无伤亡	无损失	没有停工	形象没有受损

表 10-47 安全风险等级判定准则 (R 值) 及控制措施

风险值	风险等级	应采取的行动/控制措施	实施期限
20~25	重大风险	在采取措施降低危害前，不能继续作业，对改进措施进行评估	立刻
15~16	较大风险	采取紧急措施降风险，建立运行控制程序，定期检查、测量及评估	立即或近期整改

续表

风险值	风险等级	应采取的行动/控制措施	实施期限
9~12	一般风险	可考虑建立目标、建立操作规程，加强培训及沟通	2 年内治理
4~8	低风险	可考虑建立操作规程、作业指导书，但需定期检查	有条件、有经费时治理
1~3	轻微风险	无须采用控制措施，但需保存记录	

表 10-48　风险矩阵表

5	低风险	一般风险	较大风险	重大风险	重大风险
4	低风险	低风险	一般风险	较大风险	重大风险
3	轻微风险	低风险	一般风险	一般风险	较大风险
2	轻微风险	低风险	低风险	低风险	一般风险
1	轻微风险	轻微风险	轻微风险	低风险	低风险
取值	1	2	3	4	5

注　人员伤亡、直接经济损失情况仅供参考，各公司可根据自身风险可接受程度进行相应调整。

6.3　重大危险源辨识

危险化学品重大危险源辨识的依据为国家标准《危险化学品重大危险源辨识》（GB 18218—2018）。危险化学品重大危险源可分为生产单元危险化学品重大危险源和储存单元危险化学品重大危险源。

危险化学品依据其危险特性及其数量进行辨识，危险化学品临界量的确定方法为：

（1）在 GB 18218—2018 的表 1 范围内的危险化学品，其临界量按表 1 确定。

（2）未在表 1 范围内的危险化学品，依据其危险特性，按 GB 18218—2018 的表 2 确定临界量；若一种危险化学品具有多种危险性，按其中最低的临界量确定。

生产单元、储存单元内存在危险化学品的数量等于或超过表 1、表 2 规定的临界量，即被定为重大危险源。单元内存在的危险化学品的数量根据危险化学品种类的多少区分为以下两种情况：

①生产单元、储存单元内存在的危险化学品为单一品种时，该危险化学品的数量即为单元内危险化学品的总量，若等于或超过相应的临界量，则定为重大危险源。

②生产单元、储存单元内存在的危险化学品为多品种时，按下式计算，若满足下式，则定为重大危险源：

$$q_1/Q_1 + q_2/Q_2 + \cdots + q_n/Q_n \geqslant 1$$

式中：q_1、q_2、$\cdots$、q_n——每种危险化学品实际存在量，单位为吨（t）；

Q_1、Q_2、$\cdots$、Q_n——与每种危险化学品相对应的临界量，单位为吨（t）。

危险化学品储罐以及其他容器、设备或仓储区的危险化学品的实际存在量按设计最大量确定。

对于危险化学品混合物，如果混合物与其纯物质属于相同危险类别，则视混合物为纯物质，按混合物整体进行计算。如果混合物与其纯物质不属于相同危险类别，则应按新危险类别考虑其临界量。

表 10-49 为该项目单元内危险化学品的数量及临界量。

表 10-49　单元内危险化学品的数量及临界量

序号	物质名称	类别	临界量/t	生产单元最大储存量/t	储存单元最大储存量/t
1	高锰酸钾	氧化性固体，类别 2	200	0.00135	2.5
2	乙醇	易燃液体，类别 3	500	0.0003945	150
3	过氧化氢	氧化性液体，类别 2	200	0.000565	7.5
4	甲醇	易燃液体，类别 2	500	0.0031672	40
5	二甲苯	易燃液体，类别 3	5000	0.0086	380
6	乙酸乙酯	易燃液体，类别 2	500	0.000451	5
7	叠氮化钠	急性毒性-经口，类别 2	500	0.0001	0.1

则储存单元计算：

$$q\ 储存/Q\ 储存 = 0.00001952 < 1$$

则生产单元计算：

$$q\ 生产/Q\ 生产 = 0.5162 < 1$$

经计算可知，该项目生产和储存单元的危险化学品不构成重大危险源，故不构成危险。

6.4　风险分级管控

依据公司风险辨识管控作业指导书，结合组织设置情况，合理确定各等级风险的管控层级。编制风险分级管控清单（表 10-50），内容包括风险名称、风险位置、风险类别、风险等级、管控主体、管控措施，对清单组织相关部门、岗位人员按程序评审，并由公司主要负责人审定发布。

6.5　风险公示告知

公司通过公示栏公示较大以上安全风险的名称、所处位置、可能导致的事故类型及其后果、管控责任部门和监督举报电话等基本情况（表 10-51）。

公司在重大安全风险区域醒目位置设置安全风险警示牌，标明重大安全风险名称、可能导致的事故类型及其后果、主要管控措施、应急措施、报告方式、管控责任部门和责任人等内容。

公司安全部负责安全风险公告工作，确保落实到位，并及时更新安全风险公告内容。

公司全体员工均有权监督安全生产风险公告的落实与执行、信息更新等工作，有权向风险管控领导小组提出建议和意见（表 10-52）。

表 10-50~表 10-52

6.6　风险管控监督管理

安全生产风险管控是防范生产安全事故发生的科学方法，通过安全风险管理关口前移，把导致事故发生的安全隐患及时消除，构筑事故预防管理的两道防火墙。安全风险管控措施执行到位就不会形成事故隐患，隐患及时发现及时治理就不可能酿成事故，要通过安全生产风险管控监督管理，切实把每一类风险都控制在可接受范围内，把每一个隐患都治理在形成之初，把每一起事故都消灭在萌芽状态。

通过定期检查风险管控措施的执行情况，达到安全风险管控监督目的，公司依据相关国家法律法规、标准和公司管理制度，制定各级、各部门、各岗位安全风险管控检查计划和检查要求。

对检查过程发现的问题及时制定针对性应对措施并按照考核管理制度对相关人员进行责任追究。

7 持续改进

7.1 要求

公司开展安全风险辨识，每年不少于一次。公司于每年第一季度完成安全风险定期报告。

当存在以下情形时，应当及时组织开展针对性的安全风险辨识，确定或者调整安全风险等级，更新安全风险管控清单。

①生产工艺流程、主要设备设施、主要生产物料发生改变的；②有新建、改建、扩建项目的；③行业领域内发生较大以上生产安全事故或者典型生产安全事故，对安全风险有新认知的；④本公司发生生产安全事故的；⑤安全风险目录修订调整涉及本公司的；⑥法律、法规、规章和国家标准、行业标准、地方标准对安全风险辨识管控有新要求的。

将辨识、评价、预防措施制定、排查、治理情况以及公司相关制度、方案、规定、组织架构等进行适宜性、充分性以及有效性评价。

7.2 变更

公司适时、及时针对工艺、设备、人员等重大变更开展危险源辨识、风险评价，更新风险信息与风险管控措施，编制、更新风险管控清单，并保存评审及更新记录（表10-53）。

表 10-53 风险信息变更表

更新时间	风险评估岗位	分析人员	危险、有害因素	控制措施	效果	领导审批意见

7.3 档案管理

报告的较大以上安全风险信息和变更内容，由主要负责人审核、确认，审核、确认情况存入安全风险档案。

安全风险档案包括安全风险管理制度、管控清单、分布图、变更情况、报告确认材料等内容。其中，较大以上安全风险资料应当单独立卷，内容包括安全风险名称、等级、所处位置、管控措施和变更情况等，并存入安全风险档案。

安全风险辨识管控相关任何沟通记录（会议/活动/培训记录、邮件记录等）、重大风险信息更新后对相关人员培训记录等资料也应存入安全风险档案。

8 附件（略）

实务九 生物医药制造企业职业病危害风险分级管控

1 目的

根据企业法律义务和职业健康安全方针，生物医药制造企业需识别危险源的存在并确定其分布和特性；对危险源导致的风险进行分析、评估、分级，对现有控制措施的充分性加以考虑，以及对风险是否可接受予以确定；并通过采用科学、合理方法对危险源所伴随的风险进行定性或定量评价，根据评价结果划分等级；按照风险不同级别、所需管控资源、管控能力、管控措施复杂及难易程度等因素而确定不同管控层级的风险管控方式；并针对风险而采取相应控制方法和手段，将风险降低至可接受程度。企业需将综合风险点名称、危险源名称、类型、所在位置、当前状态以及伴随风险大小、等级、所需管控措施、责任单位、责任人等一系列信息集合成风险分级管控清单。

2 职责和要求

2.1 风险管控方针

坚持"预防为主、防治结合"的方针，对工作场所职业病危害风险实施分级管控。

2.2 风险管控体系

建立以企业主要负责人为组长的职业病危害风险分级管控体系，建设领导小组和组织机构。

（1）领导小组可由分管负责人、各部门负责人、职业卫生管理人员和重要岗位人员等组成，全面负责企业风险分级管控体系建设。

（2）组织机构（办公室）可设在职业卫生管理部门，负责体系实施方案编制、制度建设、体系运行和维护、风险告知、档案管理。

2.3 风险管控责任

强化职业病防治的主体责任，明确主要负责人、分管负责人、职业卫生管理人员、车间（班组）管理人员以及劳动者在职业病危害风险分级管控方面的职责和要求。

（1）主要负责人（领导小组组长）应保证分级管控体系建设所需人力、资金和物资的投入，统筹规划风险分级管控体系建设并实施奖惩，对体系建设的有效性承担最终责任。

（2）分管负责人（领导小组副组长）应对分级管控体系建设统一部署和协调，负责实施方案的制定和相关制度的审核，组织对方案和制度的培训，确定职业卫生管理部门（办公室）并监督其履行职责。

（3）职业卫生管理人员应保证实施方案和相关制度的落实，负责职业病危害风险点清单、重大风险清单、职业病危害风险管控措施清单的编制，组织劳动者的培训。

（4）车间（班组）管理人员以及劳动者应熟知所管理岗位的职业病危害风险和管控措施并严格实施管控。

2.4 实施方案与考核办法

制定职业病危害风险分级管控体系建设的实施方案和考核办法，保证体系有效运行。

2.4.1 实施方案

实施方案应明确体系建设的目标、工作任务、建设步骤和实施流程

2.4.2 考核办法

考核办法应明确考核内容和奖惩措施。

（1）考评方式及项目：采取定期考评方式，一年至少一次。

（2）考评内容与组织：

①车间组织对岗位的考核：内容主要包括对岗位的职业病危害风险点、风险控制措施、风险管控层级和重大风险的掌握情况，作业岗位风险点确认和管控措施的实施等情况。

②企业分管负责人组织企业评价组对车间考核：内容主要包括对车间所辖区域内职业病危害风险点确定、风险点和重大风险清单、风险控制措施、风险管控层级的掌握及运行情况，以及风险告知、全员培训的写实性、规范性及有效性等。

③企业分管负责人组织企业评价组对职业卫生管理部门和相关部门的考核：内容主要包括对公司风险分级管控体系建设组织机构与人员、职业病危害识别与风险评价、风险告知、重大风险的掌握情况，以及风险分级管控体系建设的组织机构及人员设置、体系文件编制、责任考核、风险点及重大风险清单编制、风险分级管控措施清单编制及运行、风险告知、体系评审及更新、信息系统应用、全员培训等规范性及执行情况等。

④企业负责人组织企业评价组对分管负责人考核：内容主要包括对公司的风险点清单、风险告知重大风险、全员培训的掌握情况，以及体系文件编制、责任考核、重大风险、评审及更新、全员培训组织情况等。

（3）考评等级与奖惩：考核结果分为优秀、良好、及格、不及格 4 个等级。考核结果纳入各单位的经济责任制，与奖金收入挂钩，并作为年度评先树优的依据之一。

2.5 培训计划

应制订培训计划和保障培训开展的工作措施，对企业负责人、职业卫生管理人员和接触职业病危害的劳动者等实施全员培训。

2.6 基础管控措施

应落实职业病危害风险基础管控措施，提高企业职业卫生管理水平。

（1）应根据本单位接触职业病危害因素的种类，制定实施职业病危害防治目标、计划和方案。

（2）按照建设项目防护设施"三同时"监督管理办法的要求进行职业病危害预评价、职业病防护设施设计和职业病危害控制效果评价。

（3）及时并如实申报职业病危害项目，并通过与劳动者签订劳动合同、公告、培训等方式对劳动者进行职业病危害告知。

（4）对工作场所每年至少进行一次职业病危害因素检测，每三年至少进行一次职业病危害现状评价。

（5）按照 GBZ 188—2014 的要求对接触职业病危害的劳动者实施职业健康监护。

（6）建立、健全职业卫生管理制度和岗位操作规程，岗位操作规程包括但不限于接触药物粉尘、硫酸、氨、甲醇、丙酮、盐酸、氢氧化钠的作业岗位。

（7）应建立、健全职业卫生档案及其管理制度。

（8）建立接触硫酸、氨、甲醇、丙酮、盐酸、氢氧化钠的作业岗位应急救援预案，每年至少进行一次演练。

2.7 现场管控措施

应对职业病危害风险点采取有效的现场管控措施，降低职业病危害风险。

（1）职业病危害风险点应设置有效的防护设施，可能发生急性职业损伤的风险点应设置应急救援设施，防护设施和应急救援设施的设置应符合 GB/T 50087—2013、GBZ 1—2010、GBZ/T 194—2007、GBZ/T 205—2007 的规定。

（2）应为接触职业病危害的劳动者提供符合防护要求的个体防护用品，个体防护用品按 GB/T 11651—2008、GB/T 18664—2012、GB/T 29510—2013 和 GBZ/T 195—2007 的要求选用和配备。

（3）对产生职业病危害的工作场所、设备、原料及产品应在其醒目位置设置警示标识，警示标识设置应符合 GBZ 158—2003、GBZ/T 203—2007 的要求。

3 工作程序和内容

3.1 职业病危害因素识别与分析

3.1.1 医药制造的主要生产工艺

医药生产分为原料药生产和剂型药生产两大类。原料药生产按照生产方式方法不同，分为发酵提取、化学品合成、生物和天然物质萃取、生物制剂原料药等。剂型药生产根据药物剂型不同，分为片剂、胶囊剂、注射剂、软膏剂、口服液剂、气体制剂等。典型医药制造企业生产工艺流程图见图 10-12。

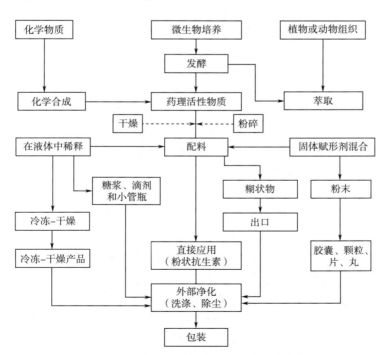

图 10-12 典型医药制造企业生产工艺流程

3.1.2 职业危害因素识别

（1）发酵提取生产（以发酵提取青霉素为例）可能产生的职业病危害因素为：

配料过程中逸散的氢氧化钠、氨；

消毒、发酵过程中发酵罐及空气配管产生的高温，发酵罐及搅拌电机产生的噪声；

过滤过程中鼓风和过滤设备产生的噪声、高温；

青霉素 G 滤液萃取、脱色、钾盐结晶、洗涤、溶解、转化过程中逸散的活性炭粉尘、醋酸丁酯、乙酸乙酯、丁醇；

干燥过程中产生的药物粉尘、高温、噪声；

溶媒回收过程中逸散的醋酸丁酯、乙酸乙酯。

（2）化学品合成生产（以美洛西林生产为例）可能产生的职业病危害因素为：

合成过程中逸散的氢氧化钠；

萃取过程中逸散的乙酸乙酯；

结晶、离心过程中逸散的盐酸；

干燥过程中干燥设备产生的高温、药物粉尘；

包装过程中包装设备产生的药物粉尘；

溶媒回收中蒸馏设备产生的高温，回收过程中逸散的乙酸乙酯；

配料、萃取、溶媒回收、结晶、离心、干燥过程中设备产生的噪声。

（3）生物和天然物萃取生产可能产生的职业病危害因素为：

粉尘；乙醇、丙酮、氯仿、乙醚和石油醚等；强酸或碱；噪声。

（4）生物制剂原料药生产可能产生的职业病危害因素为：

生物制剂蛋白等；

清洗消毒过程中逸散的消毒剂苯酚；

工艺废水处理过程中逸散的硫酸、氢氧化钠、氨、硫化氢；

风机、水泵产生的噪声。

（5）片剂药生产过程中可能产生的职业病危害因素为：

粉碎、筛分、称量配制、混合、造粒、干燥、整粒、总混、压片等过程中逸散的药物粉尘；

粉碎机、振动筛、干燥机、压片机、制粒机等设备运转产生的噪声。

（6）胶囊剂生产过程中可能产生的职业病危害因素为：

原辅料预处理、配料、制粒、干燥、整粒、总混、胶囊充填、铝塑包装、制粒机等工序逸散的药物粉尘；

干燥机、包装机等设备运转产生的噪声。

（7）软膏剂生产过程中可能产生的职业病危害因素为：

药物处理、配制、搅拌、灌装、包装等工序逸散的药物粉尘；

搅拌机、灌装机、包装机等设备运转产生的噪声。

（8）注射剂生产过程中可能产生的职业病危害因素为：

洗瓶等工序逸散的氢氧化钠和设备运转产生的噪声；

胶塞清洗工序逸散的盐酸，设备运转产生的噪声。

（9）口服液剂生产过程中可能产生的职业病危害因素为：

洗瓶、灌封、灭菌、装盒等工序设备运转产生的噪声。

（10）公辅岗位生产过程中可能产生的职业病危害因素为：

空压机运转产生的噪声；

氨冷岗位逸散的氨，制冷机运转产生的噪声；

分析化验岗位盐酸、硫酸、甲醇等；

危化品仓储岗位丙酮、甲醇、二氯甲烷、三乙胺、乙酸乙酯等；

检维修过程中密闭空间作业可能产生窒息，电气焊作业时产生的电焊烟尘、锰及其化合物、一氧化碳、氮氧化物、臭氧、紫外辐射。

3.2 风险点确定

3.2.1 风险点确定原则

将接触职业病危害因素的作业岗位及其工作范围内存在职业病危害的设施、部位、场所或区域总和确定为职业病危害风险点。

3.2.2 风险点清单

通过工程分析和职业卫生调查分析作业岗位的工作内容、工作方式、工作区域、接触的职业病危害因素种类、可能发生的职业病或职业病健康损伤，据此划分风险点并并编制职业病危害风险点清单，参见附表 A。

3.3 职业病危害风险评价

3.3.1 评价方法

（1）作业岗位职业病危害作业分级。

①接触生产性粉尘作业。参照 GBZ/T 229.1—2010 的规定，生产性粉尘作业分级指数按式（10-3）计算：

$$G = W_M \times W_B \times W_L \qquad (10-3)$$

式中：G——分级指数；

W_M——粉尘中游离二氧化硅含量的权重数；

W_B——工作场所空气中粉尘职业接触比值的权重数；

W_L——劳动者体力劳动强度的权重数。

粉尘中游离二氧化硅含量（M）的分级和权重数 W_M 取值见表 10-54。

表 10-54 游离二氧化硅含量的分级和取值

游离二氧化硅含量（M）/%	权重数（W_M）	游离二氧化硅含量（M）/%	权重数（W_M）
$M<10$	1	$50<M\leq80$	4
$10\leq M\leq50$	2	$M>80$	6

注 石棉及石棉纤维、木粉尘为确定人类致癌物粉尘，W_M 取值列入 $M>80$% 一类。

工作场所空气中粉尘的职业接触比值的权重数 W_B 直接取粉尘的职业接触比值 B，B=粉尘浓度实测值÷接触限值。

劳动者体力劳动强度分级见表 10-55，权重数 W_L 取值见表 10-56。

表 10-55 常见职业体力劳动强度分级

体力劳动强度分级	职业描述
Ⅰ（轻劳动）	坐姿：手工作业或腿的轻度活动（正常情况下，如打字、缝纫、脚踏开关等）；立姿：操作仪器，控制、查看设备，上臂用力为主的装配工作
Ⅱ（中等劳动）	手和臂持续动作（如锯木头等）；臂和腿的工作（如卡车、拖拉机或建筑设备等运输操作）；臂和躯干的工作（如锻造、风动工具操作、粉刷、间断搬运中等重物、除草、锄田、摘水果和蔬菜等）
Ⅲ（重劳动）	臂和躯干负荷工作（如搬重物、铲、锤锻、锯刨或凿硬木、割草、挖掘等）
Ⅳ（极重劳动）	大强度的挖掘、搬运，快到极限节律的极强活动

表 10-56 体力劳动强度分级权重数取值

体力劳动强度级别	权重数（W_L）	体力劳动强度级别	权重数（W_L）
Ⅰ（轻）	1.0	Ⅲ（重）	2.0
Ⅱ（中）	1.5	Ⅳ（极重）	2.5

根据分级指数（G），将生产性粉尘作业分为四个级别，见表 10-57。

表 10-57 生产性粉尘作业分级

分级指数（G）	作业分级	分级指数（G）	作业分级
≤1	相对无害	$6<G\leq16$	中度危害
$1<G\leq6$	轻度危害	$G>16$	重度危害

②接触化学物作业。参照 GBZ/T 229.2—2010 的规定，接触化学物作业分级指数按式（10-4）计算：

$$G = W_D \times W_B \times W_L \tag{10-4}$$

式中：G——分级指数；

W_D——化学物危害程度的权重数；

W_B——工作场所化学物职业接触比值的权重数；

W_L——劳动者体力劳动强度的权重数。

其中，劳动者体力劳动强度的权重数 W_L 取值见表 10-56，化学物的危害程度由其危害指数（THI）决定，危害程度的权重数 W_D 取值见表 10-58。

表 10-58 化学毒物的危害指数分级和权重数取值

化学毒物危害指数（THI）	权重数（W_D）	化学毒物危害指数（THI）	权重数（W_D）
THI<35	1	50≤THI<65	4
35≤THI<50	2	THI≥65	8

注 《高毒物品目录》列入的化学物及剧毒化学品，其危害程度级别权重系数按 8 计算。

工作场所化学物职业接触比值的权重数 W_B 直接取化学物的职业接触比值 B，$B=$ 化学物浓度实测值÷接触限值。

根据分级指数（G），将接触化学物作业分为四个级别，见表 10-59。

表 10-59　接触化学物作业分级

分级指数（G）	作业分级	分级指数（G）	作业分级
$G \leqslant 1$	相对无害	$6 < G \leqslant 24$	中度危害
$1 < G \leqslant 6$	轻度危害	$G > 24$	重度危害

③接触高温作业。根据劳动者体力劳动强度、接触高温作业时间和 WBGT 测量结果按照 GBZ/T 229.3—2010 的规定将高温作业分为轻度危害（Ⅰ级）、中度危害（Ⅱ级）、重度危害（Ⅲ级）和极度危害（Ⅳ级）。

④接触噪声作业。接触稳态噪声和非稳态连续噪声作业依据 8 小时等效声级（$L_{EX,8h}$）或 40 小时等效声级（$L_{EX,w}$）测量结果、接触脉冲噪声作业依据声压级峰值（L_{peak}）和工作日内的脉冲次数（n）测量结果，按照 GBZ/T 229.4—2012 的规定将噪声作业分为轻度危害、中度危害、重度危害和极度危害。

⑤接触电离辐射作业。密封源和射线装置产生的电离辐射，根据作业工人接触的年有效剂量（E），参照 GB 18871—2002 规定的职业照射剂量限值分为四个级别，见表 10-60。年有效剂量（E）的测量参照 GBZ 128—2019。

表 10-60　电离辐射作业分级

年有效剂量（E）	作业分级	年有效剂量（E）	作业分级
$\leqslant 1/10$ 剂量限值	轻度危害	$\leqslant 1/2$ 剂量限值	重度危害
$\leqslant 3/10$ 剂量限值	中度危害	$\leqslant$ 剂量限值	极度危害

（2）作业岗位职业病危害风险分级。作业岗位职业病危害风险按式（10-5）计算：

$$T = \sum_{i=1}^{n} C_i \times P \times M \times S \qquad (10-5)$$

式中：T——风险值；

　　　n——职业病危害因素类别序号，i-n 对应的取值（1~n）；

　　　C_i——各类职业病危害作业级别的权重数；

　　　M——职业病危害防控措施权重数；

　　　S——职业病或职业健康损伤发生结果的权重数；

　　　P——各作业岗位劳动定员的权重数。

各类职业病危害作业级别的权重数 C_i 取值见表 10-61。

· 225 ·

表 10-61　职业病危害作业级别权重数取值

权重数 （C_i）	化学物作业等级 （G）	粉尘作业等级 （G）	噪声作业等级 （G）	高温作业等级 （G）	电离辐射作业等级 （G）
1	相对无害	相对无害	轻度危害	轻度危害	轻度危害
2	轻度危害	轻度危害	中度危害	中度危害	中度危害
4	中度危害	中度危害	重度危害	重度危害	重度危害
8	重度危害	重度危害	极度危害	极度危害	极度危害

作业岗位劳动定员的权重数 P 取值见表 10-62。

表 10-62　作业岗位劳动定员权重数取值

劳动定员（人）	权重数（P）	劳动定员（人）	权重数（P）
≤4	1	13~16	4
5~8	2	>16	5
9~12	3		

职业病危害防控措施的权重数 M 取值见表 10-63。

表 10-63　职业病危害防控措施权重数取值

防控措施	权重数（M）
工程技术、个体防护和管理措施完善	1.0
个体防护或管理措施缺失	1.5
工程技术措施部分缺失	2.0
工程技术措施全部缺失	2.5
全部防控措施缺失	3.0

职业病或职业健康损伤发生结果的权重数 S 取值见表 10-64。

表 10-64　职业病或职业健康损伤的发生结果权重数取值

职业病或职业健康损伤发生结果	权重数（S）
无职业病或职业健康损伤	0.5
有职业健康损伤发生	1.0
有 2 例以下慢性职业病发生	2.0
有急性职业病发生或 3 例以上慢性职业病发生	4.0
职业病导致死亡	8.0

根据风险值（T），将作业岗位职业病危害风险分为 4 个级别，见表 10-65。

表 10-65 作业岗位职业病危害风险分级

风险值（T）	风险分级	风险值（T）	风险分级
$T \leqslant 1$	低风险	$8 < T \leqslant 32$	较大风险
$1 < T \leqslant 8$	一般风险	$T > 32$	重大风险

3.3.2 风险级别划分

根据作业岗位职业病危害风险分级结果，将风险分为重大风险、较大风险、一般风险、低风险四个级别，分别以"红、橙、黄、蓝"色标注。

3.3.3 重大风险的确定原则

将以下存在严重职业病危害的作业岗位确定为重大风险：

（1）职业病危害风险分级的风险值（T）大于 32 的作业岗位。

（2）存在矽尘或石棉粉尘的作业岗位。

（3）存在"致癌""致畸"等有害物质或者可能导致急性职业性中毒的作业岗位。

（4）存在放射性危害的作业岗位。

（5）存在密闭空间作业的岗位。

3.3.4 重大风险清单

在每一轮风险点确定和风险分级后，编制重大风险清单，其内容应包含风险点名称、类型、危险源及其存在的区域位置、可能发生的事故类型及后果、主要风险控制措施、管控层级、责任单位、责任人等信息，参见附表 B。

3.4 职业病危害风险管控

3.4.1 风险管控措施

职业病危害风险管控措施分为工程技术措施、个体防护措施、应急处置措施、现场管理措施、培训教育措施。应根据职业病危害因素的来源、时空分布、接触方式、接触水平进行分级管控，见附表 C。

3.4.2 风险管控层级

（1）遵循风险级别越高管控层级越高的原则，上一级负责管控的风险，下一级应同时负责管控，同时上一级应对下一级风险管控措施落实情况进行监督。

（2）按照"谁主管、谁负责"的原则，重大风险由公司级管控，较大风险由部门级管控，一般风险由车间级管控，低风险由班组级管控，岗位员工应对本岗位风险实施管控。

（3）各企业可结合本单位实际机构设置情况，对风险分级管控层级进行增加或合并。

3.4.3 风险管控措施清单

在每一轮职业病危害因素辨识和风险分级后，编制包括全部风险点各类风险信息的风险分级管控措施清单。

3.5 职业病危害风险告知

在醒目位置和重点区域设置职业病危害风险公告栏，制作职业病危害风险告知卡。公告栏应公示企业"红、橙、黄、蓝"四色职业病危害风险空间分布图，告知卡可参照

DB37/T 2973—2017 中附录 E 制作。

4　文件管理

用人单位完整记录并保存风险分级管控体系建设的过程资料，并分类建档管理。内容至少应包括风险分级管控制度、风险分级报告、风险点清单、重大风险清单和风险管控措施清单等。

5　持续改进

用人单位应结合年度职业病危害因素检测每年至少对风险分级管控体系进行一次系统性评审或更新。

医药制造企业职业病危害风险管控

实务十　生物医药企业职业病隐患排查治理

1　目的

企业组织职业卫生管理人员、工程技术人员、岗位员工以及其他相关人员依据国家法律法规、标准和企业职业卫生管理制度，采取一定的方式和方法，对照风险分级管控措施的有效落实情况，查找本单位职业病隐患，并消除或控制职业病隐患。

2　基本概念

职业病隐患是指企业违反职业卫生法律、法规、规章、标准、规范和管理制度的规定，在职业病危害现场管理和职业卫生管理方面存在的可能导致职工健康损伤或职业病发生的缺陷。各类职业病隐患及其处置措施信息的集合汇成职业病隐患清单。

职业病隐患分为基础管理类隐患和现场管理类隐患。基础管理类隐患是指在机构设置、管理人员配备、职业卫生制度制定、职业病危害因素检测、职业健康监护、职业卫生"三同时"、职业病危害申报、职业病危害事故预案及演练、职业卫生档案等职业卫生管理方面存在的可能导致职工健康损伤或职业病发生的缺陷，一般可通过查阅资料的方法获得。现场管理类隐患指在生产作业现场存在的可能导致职工健康损伤或职业病发生的缺陷，例如作业场所职业病危害因素的浓度（强度）、防护措施、应急管理、辅助用室、警示标识等，需要通过对作业现场进行实地检查和职业病危害因素检测获得。

隐患分为一般隐患和重大隐患。一般隐患指危害整改难度较小，发现后能够立即整改消除的隐患。重大隐患指危害整改难度较大，需要全部或者局部停产停业，并经过一定时间整改治理方能消除的隐患，或者因某种原因致使生产经营单位自身难以消除的隐患。

3　规范性引用文件

（1）《中华人民共和国职业病防治法》（主席令〔2016〕第 48 号）。

（2）《工作场所职业卫生监督管理规定》（国家安监总局令〔2012〕第 47 号）。

（3）GBZ/T 224—2010《职业卫生名词术语》。

（4）GB 230—2010《职业性接触毒物危害分级》。

（5）GBZ/T 189.10—2007《工作场所物理因素测量　第 10 部分：体力劳动强度分级》。

（6）GBZ/T 229.1—2010《工作场所职业病危害作业分级　第一部分：生产性粉尘》。

（7）GBZ/T 229.2—2010《工作场所职业病危害作业分级　第二部分：化学物》。

（8）GBZ/T 229.3—2010《工作场所职业病危害作业分级　第三部分：高温》。

（9）GBZ/T 229.4—2012《工作场所职业病危害作业分级　第四部分：噪声》。

（10）AQ/T 4255—2015《制药企业职业病危害防治技术规范》。

（11）DB37/T 2883—2016《生产安全事故隐患排查治理体系通则》。

4　职责要求

4.1　职责

企业应当建立健全职业病隐患排查治理制度，完善管理机制，落实从主要负责人到每位从业人员的防控责任。

企业主要负责人对本单位职业病隐患排查治理工作全面负责，各分管负责人和职业卫生管理人员对分管业务范围内的职业病隐患排查治理工作负责。企业主要负责人保证职业病隐患治理资金投入，及时掌握重大隐患治理情况，治理重大隐患前督促有关部门制定有效的防范措施。企业分管负责人负责督促、检查企业隐患排查治理制度落实情况，定期召开会议研究解决隐患排查治理工作中出现的问题，及时向主要负责人报告重大情况，对本单位无力解决的重大隐患，及时向上级有关部门提出报告。企业职业卫生管理人员负责企业职业病隐患排查治理的具体工作，定期对作业场所进行职业卫生检查，及时发现隐患并报相关部门组织治理。车间主任、班组长、岗位操作工等其他人员应对职责范围内的职业病隐患排查治理具体工作负责。

企业职业卫生管理部门在接到有可能发生职业病事故信息时，应当及时向各单位发出预警通知。发生职业病或职业健康损伤可能危及从业人员健康和生命时，应当及时采取撤离人员、停止作业、加强监测等措施。

企业各专业职能和行政管理部门负责本专业（单位）系统内职业卫生检查及隐患的排查、评估、整改的评审评价工作；负责职业病隐患的原因分析、倒查和统计上报工作。

4.2　基本要求

（1）制订实施方案：企业应建立职业病隐患排查治理体系实施方案，明确体系建设的目标、任务、工作进度、实施流程等。

（2）制订排查计划：企业应根据生产运行特点，制订职业病隐患排查计划，明确检查的目的、内容、要求，并编制《职业病隐患排查表》。

（3）建立职业病隐患排查治理制度、培训教育制度：企业应建立职业病隐患排查治理制度，保障各项排查治理工作的落实；完善培训教育制度，应包括制定培训计划和保障培训开展的工作措施，对企业负责人、职业卫生管理人员和接触职业病危害的劳动者等实施全员培训。

（4）制定体系运行的考核办法，考核办法应明确考核内容及奖惩措施，见案例。

 案例

企业职业病隐患排查治理体系建设考核办法

1　目的

为了保证企业职业病隐患排查治理体系的有效运行，进一步明确隐患排查治理体系运行流程和责任分工，对职业病排查治理体系运行情况进行督查考核，制定本办法。

2 考核对象

本办法适用于企业职业病隐患排查治理体系建设所涉及的部门、车间、岗位的管理人员和操作人员。

3 考核依据

《＊＊＊＊＊＊＊企业风险分级管控体系实施指南》。

4 考评方式

采取定期考评方式，一年至少一次。

5 考评组织与内容

（1）车间组织对岗位的考核：内容主要包括对岗位隐患排查治理体系的知晓情况、岗位隐患排查记录的规范、完整性等进行考核。

（2）企业分管负责人组织企业评价组对车间考核：内容主要包括对车间隐患排查治理体系的知晓情况、隐患排查计划与落实情况、车间级隐患排查记录、台账的规范、完整性、一般事故隐患、重大事故隐患治理、全员培训及培训教育档案的建立、完善等。

（3）企业分管负责人组织企业评价组对职业卫生管理部门和相关部门的考核：内容主要包括对公司职业病隐患排查治理体系建设组织机构与人员、职业病隐患排查周期、方式、治理的知晓情况、职业病隐患排查体系建设的组织机构及人员设置、体系文件编制、责任考核、隐患排查清单编制、隐患排查实施、一般事故隐患治理、重大事故隐患治理、体系评审及更新、信息系统应用、全员培训等规范性及执行情况等。

（4）企业负责人组织企业评价组对分管负责人考核：内容主要包括对公司的风险点清单、风险告知重大风险、全员培训的掌握情况，以及体系文件编制、责任考核、重大风险、评审及更新、全员培训组织情况等。

6 考评等级

考核结果分为优秀、良好、及格、不及格4个等级。考核结果纳入各单位的经济责任制，与奖金收入挂钩，并作为年度评先树优的依据。

5 职业病隐患分类和分级

5.1 职业病隐患分类

5.1.1 基础管理类隐患

主要指在职业卫生管理方面存在的可能导致职工健康损伤或职业病发生的缺陷，一般可通过查阅资料的方法获取。下列内容中存在的缺陷应列为基础管理类隐患：

（1）职业病防治责任体系。

（2）职业卫生管理机构及人员。

（3）职业卫生管理制度和操作规程。

（4）职业卫生教育培训。

（5）职业卫生管理档案。

（6）职业病危害申报。

（7）职业卫生应急救援预案及演练。

（8）职业健康监护。

（9）职业病危害因素定期检测。

（10）职业病危害告知。

（11）职业卫生投入。

（12）外委作业管理。

5.1.2 现场管理类隐患

主要指在生产作业现场存在的可能导致职工健康损伤或职业病发生的缺陷，需要通过对作业现场进行实地检查和职业病危害因素检测获取。包括以下内容：

（1）作业岗位职业病危害因素浓度（强度）超标的原因。

（2）总体布局和设备布局不合理。

（3）职业病危害防护设施及其维护缺失或无效。

（4）个体防护用品配备及管理缺失或无效。

（5）应急救援设施和用品及其维护缺失或无效。

（6）职业病危害警示标识设置缺失或不规范。

5.2 职业病隐患分级

（1）一般隐患是指危害和整改难度较小，发现后能够立即整改消除的隐患。一般包括：

①作业岗位粉尘（滑石粉尘、活性炭粉尘、药物粉尘、其他粉尘等）、一般化学物质（丙酮、乙酸乙酯、苯酚、氨、酸碱等）作业分级为中度危害以下（包含中度）的超标原因；

②作业岗位噪声和高温作业分级为重度危害以下（包含重度）的超标原因；

③基础管理类隐患；

④个体防护用品配备不全或管理不规范；

⑤职业病危害警示标识设置不全或不规范；

⑥现场应急用品（风向标、喷淋洗眼、空呼器、报警仪）等配置不全或不规范；

⑦职业病危害防护设施维护无效致使无法正常运行。

（2）重大隐患是指危害和整改难度较大，需要全部或者局部停产停业，并经过一定时间整改治理方能消除的隐患，或者因某种原因致使用人单位自身难以消除的隐患。一般包括：

①作业岗位粉尘（滑石粉尘、活性炭粉尘、药物粉尘、其他粉尘等）、一般化学物质（丙酮、乙酸乙酯、苯酚、氨、酸碱等）作业分级为重度危害的超标原因；

②高毒物品目录中的化学物质浓度超标的原因；

③噪声和高温作业分级为极度危害的超标原因；

④作业场所电离辐射强度超标原因；

⑤总体布局和设备布局不合理；

⑥职业病危害防护设施不符合或者失效；

⑦应急救援设施和用品不符合或者无效。

6　工作程序和内容

6.1　职业病隐患排查项目清单编制

6.1.1　现场管理隐患排查清单

现场管理类隐患排查目的是检查工作场所中职业病危害因素管控措施落实的完整性和有效性，清单编制内容至少应包括：风险点信息、排查内容和标准、排查方法、排查周期、组织级别等，参见表11-1。

6.1.2　基础管理隐患排查清单

基础管理类隐患排查目的是检查企业职业卫生基础管理与相关职业卫生法律、法规、规章、标准、规范和管理制度、操作规程等规定的符合性，清单编制内容至少应包括：基础管理项目名称、排查内容和标准、排查方法、排查周期、组织级别等，参见表11-2。

表 11-1、表 11-2

6.2　职业病隐患排查

6.2.1　职业病隐患排查类型

排查类型可包括日常检查、专项检查和综合检查。

6.2.2　职业病隐患排查组织级别和频次

（1）班组或岗位人员每天至少一次对现场工程技术措施和应急处置措施进行日常检查。

（2）车间管理人员（车间主任或职业卫生管理人员）至少每周一次对现场工程技术措施、应急处置措施及个体防护措施进行日常检查。

（3）车间管理人员（车间主任或职业卫生管理人员）至少每月一次对现场管理措施、教育培训措施进行专项检查。

（4）职业卫生管理部门至少每半年一次对基础管理类措施进行专项检查。

（5）企业至少每年组织一次进行全面的综合检查。

6.2.3　职业病隐患排查结果记录和上报

各相关层级的组织部门和单位对照确定的隐患排查表进行隐患排查，对排查出的问题进行记录，现场管理类隐患宜留影像记录，与文字记录一并存档。

一般隐患应及时分析原因，并上报组织部门；重大隐患应及时上报公司主要负责人及职业卫生管理部门。

6.3　职业病隐患治理

6.3.1　隐患治理流程

（1）通报隐患信息：将隐患名称、不符合状况、隐患等级、治理期限及治理建议等信息进行通报。

（2）下发隐患整改通知：对于排查出的隐患，组织部门立即下达隐患整改通知至隐患所在位置责任部门或者责任人员进行整改。不能立即整改或者超出整改能力范围的按照程序上报，由上级责任部门下发隐患整改通知。

（3）实施隐患治理：隐患存在单位在实施隐患治理前应对隐患形成的原因进行分析，对隐患治理措施和应急措施或预案进行论证，估算整改资金并按规定时限落实整改。

（4）治理情况反馈：隐患存在单位在规定的期限内将治理完成情况反馈至隐患整改通

知下发部门验收，未能及时整改完成的应说明原因与整改通知制发部门协同解决。

（5）验收：隐患排查组织部门应当对隐患整改效果组织验收并出具验收意见。

6.3.2 一般职业病隐患治理

根据一般隐患排查的结果，完善职业卫生管理体系；加强防护设施的维护管理，保证其有效运行；作业场所规范设置警示标识和告知卡；督促作业工人佩戴符合要求的个体防护用品；按照规定为作业工人进行职业健康检查。

6.3.3 重大职业病隐患治理

应针对重大隐患产生的原因，采取尘毒、物理性有害因素等职业卫生工程治理措施；对易造成氨、硫化氢、一氧化碳急性中毒和酸碱灼伤的作业场所强化应急管理；劳动者必须使用个人防护用品，使劳动者实际接触水平达到职业卫生标准的要求；对噪声、高温等严重超标的作业岗位可采取减少作业时间来减轻其健康危害；严格按照规定为作业工人进行职业健康检查，及时发现相关健康损伤。

6.4 职业病隐患的验收

职业病隐患治理完成后，企业应组织本单位工程、技术、设备、安全、环保、职业卫生等部门和生产、维护、施工、安装单位进行考核验收并编制验收报告。

对于验收合格的隐患治理项目，企业应制定相应的规程，并转入正常的维护管理。

6.5 隐患排查治理台账

用人单位职业病隐患经排查、治理和验收后应形成隐患排查治理台账。

7 文件管理和持续改进

7.1 文件管理

企业应完整保存体现隐患排查和治理全过程的记录资料，并分类建档管理。至少应包括：

（1）隐患排查治理制度。

（2）隐患排查项目清单。

（3）隐患排查治理台账。

7.2 职业病隐患倒查

凡是检查发现的职业病隐患，都必须从隐患产生的内部条件、外部因素，实行倒查。在查明原因，积极整改的同时，制订出相应的防范措施，从源头上进行治理，防范同类隐患再次发生。

职业病隐患倒查要从下而上，按工段（班组）、车间（科室）、分厂或公司（专业部门）三级管理权限，逐级进行倒查。属上级原因的，由上级继续倒查，追根溯源。

实务十一 受限空间作业风险管控

1 目的

为了防止在受限空间内作业时发生缺氧、窒息、中毒、爆炸等危害，以免导致人员伤亡事故。

2　基本原则

企业建立并不断完善动火、受限空间等特殊作业许可管理制度，建立特殊业的安全作业许可程序和作业现场安全控制方法。

（1）尽可能不进入受限空间作业，只有在没有可替代的方法时才考虑进入受限空间作业。

（2）履行受限空间作业许可程序，办理进入受限空间作业许可票证。

（3）开展工作安全分析，按照作业步骤辨识危险有害因素，评估潜在风险，采取风险控制措施。

（4）进入受限空间作业应按照制订的施工方案进行，制定专门的应急救援预案，各类救援物资应配备到位。

（5）在进入受限空间前，与进入受限空间作业相关的人员都应接受培训。

（6）进入受限空间作业时，应将相关的作业许可证、施工方案、救援预案、连续检测记录等文件存放在现场。

3　基本要求

3.1　基础管理环节

3.1.1　辨识受限空间并建立健全管理台账

存在受限空间作业的单位应根据受限空间的定义，辨识本单位存在的受限空间及其安全风险，确定受限空间数量、位置、名称、主要危险有害因素、可能导致的事故及后果、防护要求、作业主体等情况，建立受限空间管理台账并及时更新（表11-3）。

表11-3　受限空间管理台账

1	有限空间作业安全责任制度	7	有限空间辨识清单
2	有限空间作业审批制度	8	有限空间管理台账
3	有限空间作业现场安全管理制度	9	有限空间作业票
4	人员安全培训教育制度	10	安全培训记录
5	有限空间作业应急管理制度	11	有限空间专项应急预案
6	有限空间作业安全操作规程	12	有限空间应急装备、物资

3.1.2　设置安全警示标志或安全告知牌

对辨识出的受限空间作业场所，应在显著位置设置安全警示标志或安全告知牌，以提醒人员增强风险防控意识并采取相应的防护措施。

3.1.3　开展相关人员受限空间作业安全专项培训

单位应对受限空间作业分管负责人、安全管理人员、作业现场负责人、监护人员、作业人员、应急救援人员进行专项安全培训。参加培训的人员应在培训记录上签字确认，单位应妥善保存培训相关材料。

培训内容主要包括：

（1）受限空间作业安全基础知识。

（2）受限空间作业危险有害因素和安全防范措施。

（3）受限空间作业安全操作规程。

（4）安全防护设备、个体防护用品及应急救援装备的正确使用。

（5）紧急情况下的应急处置措施等。

3.1.4 配置受限空间作业安全防护设备设施

为确保受限空间作业安全，单位应根据受限空间作业环境和作业内容，配备气体检测设备、呼吸防护用品、坠落防护用品、其他个体防护用品和通风设备、照明设备、通信设备以及应急救援装备等。

单位应加强设备设施的管理和维护保养，并指定专人建立设备台账，负责维护、保养和定期检验、检定和校准等工作，确保其处于完好状态，发现设备设施影响安全使用时，应及时修复或更换。

3.1.5 制定应急救援预案并定期演练

企业应根据受限空间作业的特点，辨识可能的安全风险，明确救援工作分工及职责、现场处置程序等，按照《生产安全事故应急预案管理办法》（应急管理部令第 2 号）和《生产经营单位生产安全事故应急预案编制导则》（GB/T 29639—2020），制定科学、合理、可行、有效的受限空间作业安全事故专项应急预案或现场处置方案，定期组织培训，确保受限空间作业现场负责人、监护人员、作业人员以及应急救援人员掌握应急预案内容。受限空间作业安全事故专项应急预案应每年至少组织 1 次演练，现场处置方案应至少每半年组织 1 次演练。

3.1.6 加强受限空间发包作业管理

将受限空间作业发包的，承包单位应具备相应的安全生产条件，即应满足受限空间作业安全所需的安全生产责任制、安全生产规章制度、安全操作规程、安全防护设备、应急救援装备、人员资质和应急处置能力等方面的要求。

发包单位对发包作业安全承担主体责任。发包单位应与承包单位签订安全生产管理协议，明确双方的安全管理职责，或在合同中明确约定各自的安全生产管理职责。发包单位应对承包单位的作业方案和实施的作业进行审批，对承包单位的安全生产工作统一协调、管理，定期进行安全检查，发现安全问题的，应当及时督促整改。

承包单位对其承包的受限空间作业安全承担直接责任，应严格按照受限空间作业安全要求开展作业。

3.2 作业环节

3.2.1 隔离

对于受限空间作业，安全隔绝（能量隔离）是重中之重的一项工作。

（1）应事先编制隔离清单，隔离相关能源和物料的外部来源。

（2）与其相连的附属管道应断开或盲板隔离，相关设备应在机械上和电气上被隔离并挂牌。

（3）应按清单内容逐项核查隔离措施，并作为许可证的附件。

要点：与受限空间连通的可能危及安全作业的管道应采用插入盲板或拆除一段管道进行隔绝；与受限空间连通的可能危及安全作业的孔、洞应进行严密的封堵；受限空间内的用电设备应停止运行并有效切断电源，在电源开关处上锁并加挂警示牌。

3.2.2　清洗置换

受限空间进入前，应根据受限空间盛装（过）的物料特性，对受限空间进行清洗或置换。清理、清洗的方式常见如下：

清空；清扫（如冲洗、洗涤等）；中和危害物；置换。

最常用的方式：蒸汽吹扫和氮气置换。

标准：

（1）氧含量为18%~21%，在富氧环境下不应大于23.5%。

（2）有毒气体（物质）浓度应符合 GBZ 2.1—2019 的规定。

（3）可燃气体浓度要求同动火分析合格标准。

作业前应根据受限空间内可能存在的气体种类进行有针对性检测，但应至少检测氧气、可燃气体、硫化氢和一氧化碳。

3.2.3　通风

（1）可自然通风，必要时应采取强制通风，严禁向受限空间通纯氧。

（2）狭长型受限空间可以使用风机将空气送入受限空间内部。纵深型受限空间可由底部吹入新鲜空气，使污染物从顶部排出。为防止废气抽回受限空间内，应将进气口设置在远离污染源的地方，而且风机应背离出气口处。

（3）为排出比重小的污染物，需使用风机及风管。一边开口处下部放风机，鼓入新鲜空气。另一边开口处，通风管位于受限空间上部使污染物从顶部排出。为排出比重大的污染物，需使用风机及风管。一边开口处通风管伸入受限空间下部用于排出沉积在下部的污染物，另一边开口处上部则放风机，鼓入新鲜空气。

3.2.4　分析检测

绝对不可凭感觉判断受限空间内部是否安全！

对受限空间内的气体浓度进行严格监测，监测要求如下：

（1）作业前 30min 内，应对受限空间进行气体分析，分析合格后方可进入，如现场条件不允许，时间可适当放宽，但不应超过 60min。

（2）监测点应有代表性，容积较大的受限空间，应对上、中、下各部位进行监测分析。

（3）分析仪器应在校验有效期内，使用前应保证其处于正常工作状态。

（4）监测人员深入或探入受限空间监测时应采取个体防护措施。

（5）作业中应定时监测，至少每 2h 监测一次，如监测分析结果有明显变化，应立即停止作业，撤离人员，对现场进行处理，并分析合格后方可恢复作业。

（6）对可能释放有害物质的受限空间，应连续监测，情况异常时应立即停止作业，撤离人员，对现场进行处理，并分析合格后方可恢复作业。

（7）涂刷具有挥发性溶剂的涂料时，应做连续分析，并采取强制通风措施。

（8）作业中断时间超过 60min 时，应重新进行分析。

3.2.5　照明及用电安全要求

（1）受限空间照明电压应小于或等于 36V，在潮湿容器、狭小容器内作业电压应小于或等于 12V。

（2）在潮湿容器中，作业人员应站在绝缘板上，同时保证金属容器接地可靠。

3.2.6 作业监护要求

（1）在受限空间外应设有专人监护，作业期间监护人员不应离开。

（2）在风险较大的受限空间作业时，应增设监护人员，并随时与受限空间内作业人员保持联络。

3.2.7 采取的防护措施

（1）缺氧或有毒的受限空间经清洗或置换仍达不到要求的，应佩戴隔绝式呼吸器，必要时应拴带救生绳。

（2）易燃易爆的受限空间经清洗或置换仍达不到要求的，应穿防静电工作服及防静电工作鞋，使用防爆型低压灯具及防爆工具。

（3）酸碱等腐蚀性介质的受限空间，应穿戴防酸碱防护服、防护鞋、防护手套等防腐蚀护品。

（4）有噪声产生的受限空间，应佩戴耳塞或耳罩等防噪声护具。

（5）有粉尘产生的受限空间，应佩戴防尘口罩、眼罩等防尘护具。

（6）高温的受限空间，进入时应穿戴高温防护用品，必要时采取通风、隔热、佩戴通信设备等防护措施。

（7）低温的受限空间，进入时应穿戴低温防护用品，必要时采取供暖、佩戴通信设备等措施。

3.2.8 应满足的其他要求

（1）受限空间外应设置安全警示标志，备有空气呼吸器（氧气呼吸器）、消防器材和清水等相应的应急用品。

（2）受限空间出入口应保持畅通。

（3）作业前后应清点作业人员和作业工器具。

（4）作业人员不应携带与作业无关的物品进入受限空间；作业中不应抛掷材料、工器具等物品；在有毒、缺氧环境下不应摘下防护面具；不应向受限空间充氧气或富氧空气；离开受限空间时应将气割（焊）工器具带出。

（5）难度大、劳动强度大、时间长的受限空间作业应采取轮换作业方式。

（6）作业结束后，受限空间所在单位和作业单位共同检查受限空间内外，确认无问题后方可封闭受限空间。

（7）最长作业时限不应超过 24h，特殊情况超过时限的应办理作业延期手续。

4 受限空间作业许可管理程序

4.1 明确受限空间作业许可管理流程

一个完整的流程应该包含作业申请、作业审批、作业实施和作业关闭这四个基本步骤（图 11-1）。

4.2 明确受限空间作业各环节责人的职责，达到"责任明确""责权相当"

（1）属地负责人：对所属受限空间作业过程的安全负责；参与作业过程风险分析和安全措施的制定；检查、确认作业许可手续，对手续不完备的作业及时制止；监督落实作业人员的安全交底工作。

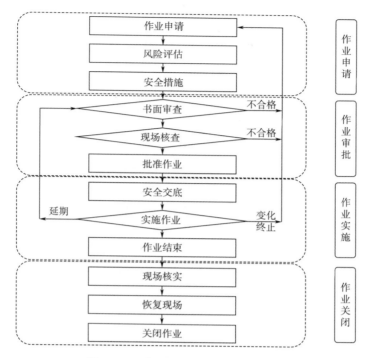

图 11-1 受限空间作业许可管理流程

（2）作业负责人：负责办理作业许可证，对受限空间作业负全面责任；受限空间作业前详细了解作业内容和受限空间特点及周边环境情况；参与作业过程风险分析和安全措施的制定；落实作业人员的安全交底工作。

（3）作业审批人：受限空间作业各级审批人员是安全措施落实情况的最终确认人，对自己的批准签字负责；审查作业许可证办理是否符合要求；到现场了解受限空间特点及周边情况，确认安全措施的落实情况。

（4）作业人员：做到持证作业，确认作业活动与作业许可证审批的作业相符；参与作业过程风险分析，接受安全交底；遵守安全操作规程，正确使用受限空间作业安全防护设备与个体防护用品；应逐项确认安全措施的落实情况，安全措施不落实应停止作业；出现异常时立即中断作业，撤离受限空间。

（5）监护人：接受安全交底；检查安全措施的落实情况，发现落实不到位或措施不完善时，有权下达暂停或终止作业的指令；持续对受限空间作业进行监护；确保和作业人员进行有效的信息沟通，出现异常情况时，发出撤离警告并协助人员撤离受限空间；警告并劝离未经许可试图进入受限空间作业区域的人。

作业期间，企业和作业单位均应设监护人，企业监护人应由具有生产/作业实践经验的人员担任，并经专项培训考试合格，佩戴明显标识，持培训合格证上岗。

4.3 受限空间作业许可证的办理

进入受限空间作业前要制定详细的作业方案，并且填报表11-4《有限空间作业审批表》、表11-5《有限空间作业检查表》，经所在单位安全部门审核和单位负责人批准后方可实施作业。

表 11-4 有限空间作业审批表

工作内容			作业地点：	
作业单位：				
作业负责人：			安全监护人：	
作业人员：				
作业时间：___月___日___时___分___至___月___日___时				
1	安全措施		主要内容	签字
2	作业人员安全交底			
3	氧气浓度			
4	有害气体检测			
5	个人防护用品使用			
6	照明措施			
7	应急器材配备			
8	现场监护			
9	其他补充措施			
作业安全条件及现场确认 作业负责人：				年 月 日
审批部审核意见： 审核人：				年 月 日

表 11-5 有限空间作业检查表

检查项	行业标准	检查结果
文件审核	开工前，施工单位须编报专项作业安全管控方案。内容包括：人员安排及岗位职责、安全施工操作规程、施工安全管理措施、安全防护管理措施、应急救援保护措施等	
	作业或者监护人员应根据规定，持有效上岗作业证	
	每日开工作业前须进行岗前安全培训，严禁教育培训不合格上岗作业	
	施工单位须严格实行作业审批制度，进出施工现场人员须进行登记，未经许可严禁擅自进入有限作业空间	

续表

检查项	行业标准	检查结果
人员防护及监护	施工单位必须根据作业实际需要为施工人员配备符合国家标准、有效的个人防护用品	
	作业人员使用的工具必须确保安全可靠	
	严禁无防护、监护措施作业	
	监护人员数量应能够进行危急情况处理	
	施工单位现场应配备应急救援设备。一旦发生紧急情况，应立即启动应急救预案	
	夜间作业，地面作业人员应穿戴高可视警示服	
安全警示标志	施工现场需进行隔离	
	在显著位置设置安全标志和警示标识，内容至少包括：严禁无关人员进入有限空间、作业场所危险因素、安全操作注意事项、急救措施，并应明确标识应急负责人及联系方式	
	夜间实施作业，应在作业区域周边显著位置设置警示灯	
安全操作	作业人员班前不得喝酒，在禁止吸烟的区域不得吸烟，不应疲劳作业，不得在作业面上睡觉	
	"先通风，再检测、后作业"。严禁使用纯氧进行通风换气	
	进入有限空间作业前，检测有限空间可能存在的危险因素。未经检测或检测不合格严禁进入有限空间	
	实施检测时，检测人员应处于安全环境	
	做好检测记录，包括检测时间、地点、气体种类和检测浓度等	
	夜间作业需加装夜间示警照明设备	

4.4　安全交底

安全交底的环节要注意。目的是要确保参与作业的所有人员对作业过程中存在的危险有害因素充分认识，掌握应急处置的措施。

一个原则：作业开始前完成。有些企业做得比较好，提前一天，召集所有作业人员，对施工方案（内）进行讲解，在此基础上完成 JSA，实现交底。作业开始前，通过作业前安全喊话或者召开工具箱会议等形式，针对作业许可证上的安全措施再进行交底。

交底的基本内容：

（1）作业内容、作业方案、作业的安全操作规程。

（2）受限空间作业的危险有害因素和安全防范措施。

（3）如何正确使用检测仪器、劳动防护用品。

（4）紧急情况下的应急处置措施。

4.5 作业的实施

在确认作业环境、作业程序、安全防护设备和个体防护用品等符合要求后，作业现场负责人方可许可作业人员进入受限空间作业。

注意事项：

（1）作业人员使用踏步、安全梯进入受限空间的，作业前应检查其牢固性和安全性，确保进出安全。

（2）作业人员应严格执行作业方案，正确使用安全防护设备和个体防护用品，作业过程中与监护人员保持有效的信息沟通。

（3）传递物料时应稳妥、可靠，防止滑脱；起吊物料所用绳索、吊桶等必须牢固、可靠，避免吊物时突然损坏、物料掉落。

（4）应通过轮换作业等方式合理安排工作时间，避免人员长时间在受限空间工作。

作业期间发生下列情况之一时，作业人员应立即中断作业，撤离受限空间：

①作业人员出现身体不适；

②安全防护设备或个体防护用品失效；

③气体检测报警仪报警；

④监护人员或作业现场负责人下达撤离命令；

⑤其他可能危及安全的情况。

4.6 作业的关闭

（1）《受限空间作业安全许可证》一式三份：作业人员、监护人员和属地（安全）管理部门各持一份。作业完成后，作业人员与监护人认真检查现场有无隐患，将《受限空间作业安全许可证》签字关闭，交安全管理部门存档。

（2）受限空间作业因故取消，《受限空间作业安全许可证》由原审批人签批，并告知各相关方。

（3）《受限空间作业安全许可证》应编号，交由安全管理部门存档，保存期为一年。

作业人员应将全部设备和工具带离受限空间，清点人员和设备，确保受限空间内无人员和设备遗留后，关闭进出口，解除本次作业前采取的隔离、封闭措施，恢复现场环境后安全撤离作业现场。

5 受限空间作业应急救援

通过对近年来有限空间作业事故进行分析发现：盲目施救问题非常突出，近80%的事故由于盲目施救导致伤亡人数增多，在有限空间作业事故致死人员中超过50%的为救援人员。因此，必须杜绝盲目施救，避免伤亡扩大。

一旦发生受限空间作业事故，要及时采取应急救援措施（图11-2）。

（1）作业人员在还具有自主意识的情况下，应采取积极主动的自救措施。作业人员可使用隔绝式紧急逃生呼吸器等救援逃生设备，提高自救成功效率。

（2）如果作业人员自救逃生失败，救援人员应根据实际情况采取非进入式救援或进入式救援方式。

若现场具备自主救援条件，应根据实际情况采取非进入式或进入式救援，并确保救援人员人身安全；若现场不具备自主救援条件，应及时拨打119和120，依靠专业救援力量

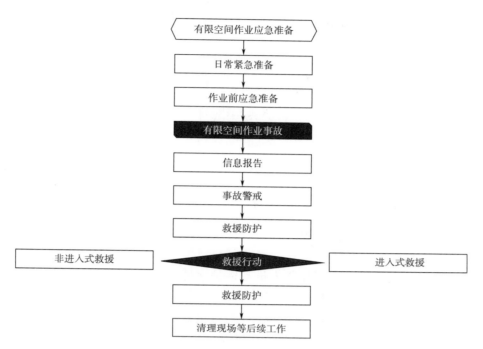

图 11-2　有限空间作业事故安全救援基本流程

开展救援工作，决不允许强行施救。

受困人员脱离有限空间后，应迅速被转移至安全、空气新鲜处，进行正确、有效的现场救护，以挽救人员生命，减轻伤害。

实务十二　企业特种设备安全监察

1　目的

依法使用、检验、检测特种设备，实现预防事故、保障安全、促进社会经济安全发展。

2　锅炉

2.1　锅炉的定义

锅炉，是指利用各种燃料、电或者其他能源，将所盛装的液体加热到一定的参数，并通过对外输出介质的形式提供热能的设备，其范围规定为设计正常水位容积大于或等于30L，且额定蒸汽压力大于或等于0.1MPa（表压）的承压蒸汽锅炉；出口水压大于或等于0.1MPa（表压），且额定功率大于或等于0.1MW的承压热水锅炉；额定功率大于或等于0.1MW的有机热载体锅炉。

2.2　锅炉分类

锅炉按照《特种设备目录》分类见表11-6。

表 11-6 锅炉分类

代码	种类	类别	品种
1100		承压蒸汽锅炉	
1200		承压热水锅炉	
1300		有机热载体锅炉	
1310			有机热载体气相炉
1320			有机热载体液相炉

2.3 锅炉现场安全监督检查（表 11-7）

2.4 锅炉现场检查中常见问题示例

（1）锅炉未注册登记。

（2）未配备持证的锅炉运行操作人员和锅炉水处理作业人员，以及特种设备安全管理员证（具有额定工作压力大于或等于 2.5MPa 的锅炉，使用单位需配备专职的特种设备安全管理员）。

表 11-7

（3）无锅炉内部检查报告，无外部检查报告。

（4）安全阀超期未检。

（5）压力表超期未检。

（6）液位计无最高最低水位标识。

（7）锅炉无水质检验报告。

（8）无锅炉运行记录或锅炉运行记录填写不规范。

3 压力容器

3.1 压力容器定义

压力容器，是指盛装气体或者液体，承载一定压力的密闭设备，其范围规定为最高工作压力大于或等于 0.1MPa（表压）的气体、液化气体和最高工作温度高于或等于标准沸点的液体、容积大于或等于 30L 且内直径（非圆形截面指截面内边界最大几何尺寸）大于或等于 150mm 的固定式容器和移动式容器；盛装公称工作压力大于或等于 0.2MPa（表压），且压力与容积的乘积大于或等于 1.0MPa·L 的气体、液化气体和标准沸点等于或低于 60℃ 液体的气瓶；氧舱。

3.2 压力容器分类

压力容器按照《特种设备目录》分类见表 11-8。

表 11-8 压力容器分类

代码	种类	类别	品　　　种
2100		固定式压力容器	
2110			超高压容器

续表

代码	种类	类别	品　种
2130			第三类压力容器
2150			第二类压力容器
2170			第一类压力容器
2200	移动式压力容器		
2210			铁路罐车
2220			汽车罐车
2230			长管拖车
2240			罐式集装箱
2250			管束式集装箱
2300		气瓶	
2310			无缝气瓶
2320			焊接气瓶
23T0			特种气瓶（内装填料气瓶、纤维缠绕气瓶、低温绝热气瓶）
2400		氧舱	
2410			医用氧舱
2420			高气压舱

3.3　压力容器现场安全监督检查（表 11-9）

3.4　压力容器现场检查中常见问题示例

（1）未见作业人员证件（快开门式压力容器操作、移动式压力容器充装、氧舱维护保养需要特种设备作业证，其余压力容器不需要特种设备作业证）。

表 11-9

（2）压力容器未办理使用登记；压力容器未在检验有效期内。

（3）安全阀未在检验有效期内；安全阀铅封损坏；安全阀泄漏；压力表未在检验有效期内；压力表铅封损坏。

（4）没有进行压力容器的定期自行检查，无年度检查记录。

4　气瓶

4.1　气瓶（移动式压力容器）定义

气瓶属于移动式的可重复重装的压力容器，因它在使用上存在一些特殊问题，所以要保证安全使用，除了要求它符合压力容器的一般要求外，还有一些特殊要求。为了区别起见，一般把容积不超过 1000L（常用的为 35 ~ 60L），用于储存和运输永久气体、液化气体、溶解气体或吸附气体的瓶式金属或非金属密闭容器叫作气瓶。

4.2 气瓶（移动式压力容器）分类（表 11-10）

表 11-10 气瓶（移动式压力容器）分类

代码	种类	类别	品 种
2200		移动式压力容器	
2210			铁路罐车
2220			汽车罐车
2230			长管拖车
2240			罐式集装箱
2250			管束式集装箱
2300		气瓶	
2310			无缝气瓶
2320			焊接气瓶
23T0			特种气瓶（内装填料气瓶、纤维缠绕气瓶、低温绝热气瓶）

4.3 气瓶现场安全监督检查（表 11-11）

表 11-11 气瓶现场安全监督检查表

检查项目	检查项目编号	检查内容	主要依据	检查方法
许可资格	1	许可证是否在有效期内，发生变更是否按规定及时办理变更手续	《特种设备安全法》 第四十九条 移动式压力容器、气瓶充装单位，应当经特种设备安全监督管理的部门许可，方可从事充装活动 《气瓶安全监察规定》 第十八条 气瓶充装单位发生变更、产权变更、充装地变更等情况，应当在变更后 30 日内向发证机关申报。充装单位需要变更充装范围，应当在变更前向发证机关申报，由发证机关进行必要的检查，方可办理变更手续 第二十三条 气瓶充装单位应当向省级质监部门特种设备安全监察机构提出充装许可书面申请。经审查，确认符合条件者，由省级质监部门颁发《气瓶充装许可证》。未取得《气瓶充装许可证》的，不得从事气瓶充装工作	抽查充装许可证，查看许可期限是否在有效期内，实际地址、营业执照等与许可证是否一致，发生变化是否办理变更
	2	是否超范围充装	《气瓶充装许可规则》 第十七条 气瓶充装单位应当在批准的充装范围内从事气瓶充装工作，不得超范围充装	抽查许可证和气瓶，查看充装的气瓶与许可证发证范围是否一致

检查项目	检查项目编号	检查内容	主要依据	检查方法
作业人员	3	现场作业人员是否有有效证件	《特种设备安全法》 第十四条　特种设备安全管理人员、检测人员和作业人员应当按照国家有关规定取得相应资格，方可从事相关工作 《气瓶安全监察规定》 第二十八条　气瓶充装单位负责人和气瓶充装人员应当经地（市）级或者地（市）级以上质监部门考核，取得特种设备作业人员证书 《移动式压力容器安全技术监察规程》 5.6　作业人员 移动式压力容器的安全管理人员和操作人员应当持有相应的特种设备作业人员证	1. 抽查作业人员档案，查看是否按规定配备作业人员、安全管理人员 2. 抽查在岗作业人员证件，查看是否持证上岗，证件是否在有效期内，作业项目是否与实际作业项目一致，有无雇（聘）用单位盖章或法定代表人（授权人）的签字盖章
质量安全管理	4	是否有充装活动记录	《特种设备安全法》 第四十九条　移动式压力容器、气瓶充装单位，应当建立充装前后的检查、记录制度 《气瓶安全技术监察规程》 6.4.5　充装前后检查与记录 气瓶充装单位应当按照相应标准的规定，在气瓶充装前和充装后，由取得气瓶充装作业人员证书的人员对气瓶逐只进行检查，并做好检查记录和充装记录，检查记录和充装记录保存时间不少于12个月 车用气瓶的充装单位应当采用信息化手段对气瓶充装进行控制和记录 《移动式压力容器安全技术监察规程》 6.5.1　装卸记录 （1）移动式压力容器装卸作业结束后，充装单位或者卸载单位应当填写充装记录、卸载记录，并且将与充装单位有关的信息及时写入移动式压力容器的电子记录卡，装卸记录的内容必须真实有效 （2）充装记录、卸载记录内容至少包括本规程6.4.1至6.4.4的项目，并且由相应的称重人员、检查人员签字，装卸记录至少保存1年	抽查充装记录，查看记录是否建立

续表

检查项目	检查项目编号	检查内容	主要依据	检查方法
设备条件	5	所使用的压力容器、压力管道等特种设备是否办理使用登记，并有有效的定期检验报告	《特种设备安全法》 第三十三条 特种设备使用单位应当在特种设备投入使用前或投入使用后三十日内，向负责特种设备安全监督管理的部门办理使用登记，取得使用登记证书。登记标志应当置于该特种设备的显著位置 《特种设备安全法》 第四十条 特种设备使用单位应当按照安全技术规范的要求，在检验合格有效期届满前一个月向特种设备检验机构提出定期检验要求。未经定期检验或者检验不合格的特种设备，不得继续使用	抽查使用的特种设备的使用登记证和检验报告，查看是否办理使用登记，定期检验报告是否在有效期内
充装气瓶要求	6	抽查是否对自有产权气瓶办理使用登记	《特种设备安全法》 第四十九条 气瓶充装单位应当向气体使用者提供符合安全技术规范要求的气瓶，对气体使用者进行气瓶安全使用指导，并按照安全技术规范的要求办理气瓶使用登记，及时申报定期检验 车用气瓶：以车辆为单位办理使用登记证；其他气瓶：按批办理使用登记	抽查气瓶档案、使用登记证，查看自有产权气瓶是否办理使用登记
	7	抽查已充气气瓶上标志、漆色是否符合规定	《气瓶安全技术监察规程》 6.4.1 涂敷标志气瓶的充装单位负责在自有产权或者托管的气瓶瓶体上涂敷充装站标志，并负责对气瓶进行日常维护保养，按照原标志涂敷气瓶颜色和色环标志 《气瓶安全技术监察规程》附件 B《气瓶颜色标志》（GB 7144—2016）	抽查气瓶，查看标志和漆色是否符合相应要求
	8	抽查是否充装超期未检、超过使用年限以及使用过的非重复充装气瓶	《特种设备安全法》 第四十九条 禁止对不符合安全技术规范要求的移动式压力容器和气瓶进行充装 《气瓶安全技术监察规程》 6.3 固定充装制度 严禁充装超期未检气瓶、改装气瓶、翻新气瓶和报废气瓶	抽查气瓶，查看其检验标志是否超期，使用年限是否超期，是否重复充装一次性使用的气瓶

4.4 气瓶现场检查中常见问题示例

（1）充装许可证的许可期限不在有效期内、充装的气瓶与许可证发证范围不一致。

（2）安全管理人员和操作人员无相应的特种设备作业人员证。

（3）特种设备作业人员证与实际作业项目不一致，无雇（聘）用单位盖章或法定代表人（授权人）的签字盖章。

（4）充装记录不完善，缺少充装日期、充装人员和检查人员的签字等事项。

（5）充装现场存在给非自有产权瓶充装的情况（通过气瓶注册登记标签可确认气瓶产权）。

（6）气瓶检验标志已超期，使用年限已超期（通过气瓶注册登记标签、金属检验标志环或者瓶身检验钢印可确认气瓶检验期限，使用年限可通过气瓶注册登记标签或者气瓶制造钢印判断）。

（7）气瓶缺少警示标签、充装合格标签。

5 压力管道

5.1 压力管道定义

压力管道是指利用一定的压力，用于输送气体或者液体的管状设备，其范围规定为最高工作压力大于或等于 0.1MPa（表压），介质为气体、液化气体、蒸汽或者可燃、易爆、有毒、有腐蚀性、最高工作温度高于或等于标准沸点的液体，且公称直径大于或等于 50mm 的管道。公称直径小于 150mm，且其最高工作压力小于 1.6MPa（表压）的输送无毒、不可燃、无腐蚀性气体的管道和设备本体所属管道除外。其中，石油天然气管道的安全监督管理还应按照《安全生产法》《石油天然气管道保护法》等法律法规实施。

5.2 压力管道分类

压力管道按照《特种设备目录》分类见表 11-12。

表 11-12 压力管道分类

代码	种类	类别	品 种
8100		长输管道	
8110			输油管道
8120			输气管道
8200		公用管道	
8210			燃气管道
8220			热力管道
8300		工业管道	
8310			工艺管道
8320			动力管道
8330			制冷管道
7000	压力管道元件		
7100		压力管道管子	
7110			无缝钢管

续表

代码	种类	类别	品　种
7120			焊接钢管
7130			有色金属管
7140			球墨铸铁管
7150			复合管
71F0			非金属材料管
7200		压力管道管件	
7210			非焊接管件（无缝管件）
7220			焊接管件（有缝管件）
7230			锻制管件
7270			复合管件
72F0			非金属管件
7300		压力管道阀门	
7320			金属阀门
73F0			非金属阀门
73T0			特种阀门
7400		压力管道法兰	
7410			钢制锻造法兰口
7420			非金属法兰
7500		补偿器	
7510			金属波纹膨胀节
7530			旋转补偿器
75F0			非金属膨胀节
7700		压力管道密封元件	
7710			金属密封元件
77F0			非金属密封元件
7T00		压力管道特种元件	
7T10			防腐管道元件
7TZ0			元件组合装置

5.3　压力管道现场安全监督检查（表11-13）

5.4　现场检查中常见问题示例

（1）现场作业人员无《特种设备作业人员证》、证件不在有效期限内。

表11-13

（2）压力管道未登记。

（3）压力管道未定期检验。

（4）安全阀到期未校验。

（5）未进行年度检查或年度检查报告不全。

（6）压力表未定期校验。

6　场（厂）内专用机动车

6.1　场（厂）内专用机动车辆定义

根据《特种设备目录》，场（厂）内专用机动车辆是指除道路交通、农用车辆以外仅在工厂厂区、旅游景区、游乐场所等特定区域使用的专用机动车辆，包括机动工业车辆和非公路用旅游观光车辆。

（1）机动工业车辆指叉车。叉车，是指通过门架和货叉将载荷起升到一定高度进行堆垛作业的自行式车辆，包括平衡重式叉车、前移式叉车、侧面式叉车、插腿式叉车、托盘堆垛车和三向堆操车。

注：判定是否是纳入特种设备管理的叉车，首先看使用区域是否满足三区要求（工厂厂区、旅游景区、游乐场所）。其次叉车应有门架和货叉，且是"自行式车辆"即由动力驱动而非人力。

（2）非公路用旅游观光车辆，包括观光车和观光列车。观光车，是指具有4个以上（含4个）车轮的非轨道无架线的非封闭型自行式乘用车辆，包括蓄电池观光车和内燃观光车。

注：判定是否是纳入特种设备管理的观光车，还应同时符合以下条件：

①最大运行速度不得大于30km/h；

②额定载客人数（含驾驶人员）大于或等于6人，但不得大于23人；

③最大行驶坡度不得大于10%（坡长小于20m的短坡除外）。

观光列车，是指具有8个以上（含8个）车轮的非轨道无架线的，由一个牵引车与一节或者多节车厢组合的非封闭型自行式乘用车辆，包括蓄电池观光列车和内燃观光列车。

注：判定是否是纳入特种设备管理的观光列车，还应同时符合以下条件：

①最大运行速度不得大于20km/h；

②额定载客人数（含驾驶人员和安全员）不得大于72人，并且牵引车头座位数小于或等于2个，车厢总节数不得大于3节，每节车厢座位数为20~35个（含20个和35个）；

③最大行驶坡度不得大于4%（坡长小于20m的短坡除外）。

6.2　现场安全监督检查（表11-14）

6.3　现场检查中常见问题示例

（1）现场作业人员没有有效证件或证件已过期。

（2）检验合格标志未张贴或张贴的是过期合格标志。

（3）车辆的照明系统（大灯、转向灯、制动灯）缺失或损坏。

（4）叉车倒车镜缺失或损坏。

（5）设备的日常使用状况、维修保养、定期检查没有记录。

（6）未悬挂场车车牌。

表 11-14　场（厂）内专用机动车现场安全监督检查表

检查项目	检查项目编号	检查内容	主要依据	检查方法
作业人员	1	现场作业人员是否按规定具有有效证件	《特种设备安全法》 第十四条　特种设备安全管理人员、检测人员和作业人员应当按照国家有关规定取得相应资格，方可从事相关工作	1. 抽查作业人员档案，查看是否按规定配备作业人员、安全管理人员 2. 抽查在岗作业人员证件，查看是否持证上岗，证件是否在有效期内，作业项目是否与实际作业项目一致，有无雇（聘）用单位盖章或法定代表人（授权人）的签字盖章
使用登记及警示标志	2	是否有安全检验合格标志，并按规定固定在显著位置，是否在检验有效期内	《特种设备安全法》 第四十条　特种设备使用单位应当按照安全技术规范的要求，在检验合格有效期届满前一个月向特种设备检验机构提出定期检验要求 特种设备检验机构接到定期检验要求后，应当按照安全技术规范的要求及时进行安全性能检验。特种设备使用单位应当将定期检验标志置于该特种设备的显著位置 未经定期检验或者检验不合格的特种设备，不得继续使用 《厂内机动车辆监督检验规程》 第三条　在用厂内机动车辆应当按照本规程规定的内容，每年进行一次定期检验	抽查安全检验合格标志，查看是否在检验有效期内，检验合格标志是否固定在车辆显著位置
	3	是否设置安全警示标志	《特种设备安全法》 第十七条　特种设备的使用应当具有规定的安全距离、安全防护措施	抽查装载运输易燃易爆、剧毒等危险品的车辆或行驶于危险场所的车辆，查看车身是否喷有禁止烟火等标志

续表

检查项目	检查项目编号	检查内容	主要依据	检查方法
安全装置	4	车辆的照明系统是否正常	《厂内机动车辆监督检验规程》 3.4　车辆安装的灯具，其灯泡要有保护装置，安装要牢靠，不得因车辆动而松脱、损坏、失去作用或改变光照方向；所有灯光开关安装牢固，开启、关闭自如，不得因车辆震动而自行开启或关闭	抽查车辆照明系统，外观检查车辆的转向灯、制动灯是否正常
	5	车辆的行、驻车制动系统是否有效	《特种设备安全法》 第四十二条　特种设备出现故障或者发生异常情况，特种设备使用单位应当对其进行全面检查，消除事故隐患，方可继续使用 《厂内机动车辆监督检验规程》 7.1　车辆必须设置行车制动和驻车制动装置，且功能有效，驻车制动器必须是机械式 《厂内机动车辆监督检验规程》 7.2　各式行车制动器，均应能达到规定的有效制动效能	抽查车辆，由作业人员现场操作，查看观察车辆的行车制动、驻车制动是否有效
	6	倒车镜是否完好	《特种设备安全法》 第四十二条　特种设备出现故障或者发生异常情况，特种设备使用单位应当对其进行全面检查，消除事故隐患，方可继续使用 《场（厂）内专用机动车辆安全技术监察规程》 2.2.5.1　场车应当设置能够发出清晰声响的警示装置和后视镜	抽查车辆倒车镜，查看有驾驶室的车辆是否设置倒车镜，并且安装牢固
运行情况	7	抽查检修记录是否及时填写	《特种设备安全法》 第三十九条　特种设备使用单位应当对其使用的特种设备进行经常性维护保养和定期自行检查，并做出记录 特种设备使用单位应当对其使用的特种设备的安全附件、安全保护装置进行定期校验、检修，并做出记录	抽查检修记录，查看是否及时填写，内容是否真实并且有相关人员签字

实务十三　EHS 管理体系内部审核

1　目的

检查本公司环境、职业健康安全管理体系的符合性及适宜性，以确保环境、职业健康安全管理体系持续有效地运行。

2　审核范围

与 GB/T 24001—2016、GB/T 45001—2020 标准有关的要素及部门。

3　审核依据

（1）ISO 14001—2015、ISO 45001—2018 标准；

（2）环境、职业健康安全管理体系文件的有效版本，包括环境、职业健康安全管理手册、程序文件和其他作业文件；

（3）标准等法律法规。

4　内部审核

环境职业健康安全（EHS）管理体系内部审核检查表，见表 12-1。

表 12-1　环境职业健康安全（EHS）管理体系内部审核检查表
（GB/T 24001—2016、GB/T 45001—2020）

项　目		审核内容	审核发现及结果	判定
章节	条款			
组织及其背景	理解组织及其背景	（1）组织应确定与其目标和战略方向相关并影响其实现环境职业健康安全管理体系预期结果的各种外部和内部因素		
		（2）组织应对这些内部和外部因素的相关信息进行监视和评审		
	理解相关方的需求和期望	（1）相关方的需求有哪些，如何满足相关方的需求和期望		
		（2）组织应对这些相关方及其要求的相关信息进行监视和评审		
	EHS 管理体系范围	（1）确定的环境职业健康安全管理体系的范围，公司管理体系的范围		
		（2）组织的环境职业健康安全管理体系范围应作为形成文件的信息加以保持。该范围应描述所覆盖的产品和服务类型，若组织认为其 EHS 管理体系的应用范围不适用本标准的某些要求，应说明理由		

项　目		审核内容	审核发现及结果	判定
章节	条款			
组织及其背景	EHS 管理体系及其过程	确定的过程有哪些，形成了哪些文化的流程，是否确定了过程的输入、输出、目标风险		
领导作用	领导作用和承诺	（1）总则：最高管理者应证实其对 EHS 管理体系的领导作用和承诺，如对 EHS 管理体系的有效性承担责任；确保制定 EHS 管理方针和管理目标，与组织环境和战略方向相一致；确保 EHS 要求融入与组织的业务过程；促进使用过程方法和基于风险的思维；确保获得 EHS 所需的资源；沟通有效的管理和符合 EHS 管理体系要求的重要性；确保实现 EHS 管理体系的预期结果；促使、指导和支持员工努力提高 EHS 管理体系的有效性；推动改进；支持其他管理者履行其相关领域的职责		
		（2）以顾客为关注焦点：最高管理者应证实其以顾客为关注焦点的领导作用和承诺，如确定、理解并持续满足顾客要求以及适用的法律法规要求；确定和应对能够影响产品、服务符合性以及增强顾客满意能力的风险和机遇；始终致力于增强顾客满意		
	方针	（1）制定管理方针：最高管理者应制定、实施和保持管理方针，管理方针应：适应组织的宗旨和环境并支持其战略方向；为制定管理目标提供框架；包括满足适用要求的承诺；包括持续改进 EHS 管理体系的承诺		
		（2）沟通管理方针：管理方针应：作为形成文件的信息，可获得并保持；在组织内得到沟通、理解和应用；适宜时，可向有关相关方提供		
	其他	职责与权限		
		工作人员的参与和协商		
策划	应对风险和机遇的措施 环境因素识别/职业健康安全危险源辨识和风险评价	（1）策划 EHS 管理体系，组织应考虑到"组织及背景"所描述的因素和所提及的要求，确定需要应对的风险和机遇，以便：确保 EHS 管理体系能够实现其预期结果；增强有利影响；避免或减少不利影响；实现改进		
		（2）组织应策划：①应对这些风险和机遇的措施；②如何在 EHS 管理体系过程中整合并实施这些措施；③评价这些措施的有效性 应对风险和机遇的措施应与其对于产品和服务符合性的潜在影响相适应		
		评价环境因素识别的充分性、重要环境因素的充分性和合理性 评价危险源及重要危险源辨识与评价的充分性、合理性		

续表

项　　目		审核内容	审核发现及结果	判定
章节	条款			
策划	其他	合规性义务/法律法规和其他要求 评价合规性义务的确定是否充分，查阅合规性义务清单		
		措施的策划		
	管理目标及其实现的策划	（1）组织应对 EHS 管理体系所需的相关职能、层次和过程设定管理目标。查阅管理目标的制定与实施情况		
		（2）策划如何实现管理目标时，组织应确定：采取的措施；需要的资源；由谁负责；何时完成；如何评价结果		
	变更的策划	管理体系变更是否进行批准，变更的资源、职责以及完整是否保持		
支持	资源	（1）总则：基础设施的配置情况		
		（2）人员：组织应确定并提供所需要的人员，以有效实施 EHS 管理体系并运行和控制其过程		
		（3）基础设施：组织应确定、提供和维护过程运行所需的基础设施，以获得合格产品和服务		
		（4）过程运行环境：组织应确定、提供并维护过程运行所需要的环境，以获得合格产品和服务。现场环境应清洁整齐，室内照明较好，人流、物流、信息流畅通		
		（5）监视和测量资源：计量器具的配置，是否满足测量任务的需要		
		（6）组织的知识：组织应确定运行过程所需的知识，以获得合格产品和服务。这些知识应予以保持，并在需要范围内可得到。为应对不断变化的需求和发展趋势，组织应考虑现有的知识，确定如何获取更多必要的知识，并进行更新。重要岗位人员需要相关知识，是否识别		
	能力	查阅培训计划、有效性评价的实施证据 查阅与管理体系重要的岗位人员的能力评价实施的证据		
	意识	询问与管理体系有关重要岗位人员：管理方针；相关的管理目标；它们对 EHS 管理体系有效性的贡献，包括改进绩效的益处；不符合 EHS 管理体系要求的后果		

续表

项 目		审核内容	审核发现及结果	判定
章节	条款			
支持	沟通	组织应确定与EHS管理体系相关的内部和外部沟通，查阅沟通的实施证据		
	形成文件的信息	形成了哪些文件，是否有文件清单、发放记录，文件编号是否便于检索和唯一性 外来文件是否识别，如何贯彻 更改是否得到在批准，是否有对作废文件的控制 是否有记录清单		
运行	策划/环境运行策划 总则 消除危险源和职业健康安全风险 变更管理	产品实现的运行的策划：查阅产品标准、工艺文件、产品的检验标准及检验规范 环境、职业健康安全管理体系运行建立了哪些运行文件：查阅实施情况 相关方直接影响的控制情况：是否签订了环境、安全协议。分别查以下控制情况：废水；废气；噪声；固废；能源消耗		
	采购	采购过程控制关注采购方是否符合职业健康安全的要求，施加影响		
	产品和服务的要求	（1）顾客沟通：与顾客沟通的内容应包括：提供有关产品和服务的信息；处理问询、合同或订单，包括变更；获取有关产品和服务的顾客反馈，包括顾客抱怨；处置或控制顾客财产；关系重大时，制定有关应急措施的特定要求		
		（2）与产品和服务有关的要求的确定：在确定向顾客提供的产品和服务的要求时，组织应确保产品和服务的要求得到规定，包括：适用的法律法规要求；组织认为的必要要求；对其所提供的产品和服务，能够满足组织声称的要求		
		（3）与产品和服务有关的要求的评审：组织应确保有能力满足向顾客提供的产品和服务的要求。在承诺向顾客提供产品和服务之前，组织应对如下各项要求进行评审：顾客规定的要求，包括对交付及交付后活动的要求；顾客虽然没有明示，但规定的用途或已知的预期用途所必需的要求；组织规定的要求；适用于产品和服务的法律法规要求；与先前表述存在差异的合同或订单要求。若与先前合同或订单的要求存在差异，组织应确保有关事项已得到解决。若顾客没有提供形成文件的要求，组织在接受顾客要求前应对顾客要求进行确认		

项　目		审核内容	审核发现及结果	判定
章节	条款			
运行	产品和服务的要求	（4）产品和服务要求的更改：若产品和服务要求发生更改，组织应确保相关的形成文件的信息得到修改，并确保相关人员知道已更改的要求 查阅合同更改的实施证据，包括合同更改的传递证据		
		环境、安全应急准备与响应： 查阅应急准备预案及培训的实施记录 查阅应急物资的配备清单 查阅应急准备相应的演习记录，包括应急预案的可行性验证的记录		
绩效评价	监视、测量、分析和评价	（1）总则：组织应确定：需要监视和测量的对象；确保有效结果所需要的监视、测量、分析和评价方法；实施监视和测量的时机；分析和评价监视和测量结果的时机。组织应评价 EHS 管理体系的绩效和有效性。组织应保留适当的形成文件的信息，作为结果的证据 查阅确定的监视和测量的内容有哪些		
		（2）顾客满意：应监视顾客对其需求和期望获得满足的程度的感受。组织应确定这些信息的获取、监视和评审方法 查阅满意度调查的实施证据		
		（3）分析与评价：应分析和评价通过监视和测量获得的适宜数据和信息。应利用分析结果评价：产品和服务的符合性；顾客满意程度；EHS 管理体系的绩效和有效性；策划是否得到有效实施；针对风险和机遇所采取措施的有效性；外部供方的绩效；EHS 管理体系改进的需求 查阅分析报告，查阅合规性评价报告		
	内部审核	（1）组织应按照策划的时间间隔进行内部审核，以提供有关 EHS 管理体系的下列信息：①是否符合：组织自身的 EHS 管理体系要求，本标准的要求；②是否得到有效的实施和保持		
		（2）组织应：依据有关过程的重要性、对组织产生影响的变化和以往的审核结果，策划、制定、实施和保持审核方案，审核方案包括频次、方法、职责、策划要求和报告；规定每次审核的审核准则和范围；选择可确保审核过程客观公正的审核员实施审核；确保相关管理部门获得审核结果报告；及时采取适当的纠正和纠正措施；保留作为实施审核方案以及审核结果的证据的形成文件的信息		

项 目		审核内容	审核发现及结果	判定
章节	条款			
绩效评价	管理评审	（1）总则：最高管理者应按照策划的时间间隔对组织的 EHS 管理体系进行评审，以确保其持续的保持适宜性、充分性和有效性，并与组织的战略方向一致		
		（2）管理评审输入：策划和实施管理评审时应考虑下列内容：以往管理评审所采取措施的实施情况；与 EHS 管理体系相关的内外部因素的变化；有关 EHS 管理体系绩效和有效性的信息，包括下列趋势性信息：①顾客满意和相关方的反馈；②管理目标的实现程度；③过程绩效以及产品和服务的符合性；④不合格以及纠正措施；⑤监视和测量结果；⑥审核结果；⑦外部供方的绩效；⑧资源的充分性；⑨应对风险和机遇所采取措施的有效性；⑩改进的机会		
		（3）管理评审输出：管理评审的输出应包括与下列事项相关的决定和措施：①改进的机会；②EHS 管理体系所需的变更；③资源需求 查阅管理评审实施的证据，包括计划、部门总结、评审报告、改进措施、实施情况验证的证据等		
持续改进	总则	组织应确定并选择改进机会，采取必要措施，满足顾客要求和增强顾客满意。这应包括：改进产品和服务以满足要求并关注未来的需求和期望；纠正、预防或减少不利影响；改进 EHS 管理体系的绩效和有效性		
	不合格和纠正措施	（1）若出现不合格，包括投诉所引起的不合格，组织应：对不合格做出应对，适用时：①采取措施予以控制和纠正；②处置产生的后果 通过下列活动，评价是否需要采取措施，以消除产生不合格的原因，避免其再次发生或者在其他场合发生：①评审和分析不合格；②确定不合格的原因；③确定是否存在或可能发生类似的不合格 实施所需的措施；①评审所采取的纠正措施的有效性；需要时，更新策划期间确定的风险和机遇；②需要时，变更 EHS 管理体系。纠正措施应与所产生的不合格的影响相适应		
		（2）组织应保留形成文件的信息，作为下列事项的证据：合格的性质以及随后所采取的措施；纠正措施的结果		
	持续改进原则	组织应持续改进 EHS 管理体系的适宜性、充分性和有效性。作为持续改进的一部分，组织应考虑数据分析和评价的结果以及管理评审的输出以确定是否存在需要应对的需求和机会		

5 审核报告（表12-2）

表12-2 内部管理体系审核报告

受审部门	管理层、综合管理部、交通运输部、财务部		
审核成员	组长；组员	审核日期	
审核目的	检查本公司环境、职业健康安全管理体系的符合性及适宜性，以确保环境、职业健康安全管理体系持续有效地运行		
审核范围	与 GB/T 24001—2016、GB/T 45001—2020 标准有关的要素及部门		
审核依据	（1）GB/T 24001—2016、GB/T 45001—2020 标准 （2）环境、职业健康安全管理体系文件的有效版本，包括环境、职业健康安全管理手册、程序文件和其他作业文件 （3）标准等法律法规		
审核结果及综合评价：			

编制：   审核：

实务十四 安全生产标准化创建和复评

1 目的

安全生产标准化是指企业通过建立安全生产责任制，制定安全管理制度和操作规程，排查治理隐患和监控重大危险源，建立预防机制，规范生产行为，使各生产环节符合有关安全生产法律法规和标准规范的要求，人、机、物、环处于良好的生产状态，并持续改进，不断加强企业安全生产规范化建设。

开展安全生产标准化建设工作是国家法规政策的客观要求，落实企业安全生产主体责任的必要途径，强化企业安全生产基础工作的长效制度，政府分类指导、分级监管的重要依据和有效防范事故发生的重要手段，指导企业完善提高自身安全生产管理水平的重要方式和方法，安全生产工作从粗放式管理向精细化管理转变的必然选择。

开展安全生产标准化的作用包括帮助企业消除大量存在的安全生产隐患，有助于提升企业的本质安全水平；遏制各类安全生产事故的发生，降低事故发生的概率；企业安全文化意识及氛围大幅提升；企业安全生产的规范化、制度化管理得到改进，生产效率明显提高。

2　安全生产标准化创建流程

2.1　组织成立

企业成立标准化领导小组，由企业主要负责人担任领导小组组长，所有相关的职能部门的主要负责人作为成员，确保安全生产标准化建设组织保障。

制定本企业安全生产标准化建设目标，明确工作任务、责任分解、完成时限、资金准备、阶段验收等要求。

根据目标来制定推进方案，分解落实达标建设责任，确保各部门在安全生产标准化建设过程中任务分工明确，顺利完成各阶段工作目标。

2.2　全员培训

首先要解决企业领导层对安全生产标准化建设工作重要性的认识，加强其对安全生产标准化工作的理解，从而使企业领导层重视该项工作，加大推动力度，监督检查执行进度。

其次要解决执行部门、人员操作的问题，培训评定标准的具体条款要求是什么，本部门、本岗位、相关人员应该做哪些工作，如何将安全生产标准化建设和企业日常安全管理工作相结合。

同时，要加大安全生产标准化工作的宣传力度，充分利用企业内部资源广泛宣传安全生产标准化的相关文件和知识，加强全员参与度，解决安全生产标准化建设的思想认识和关键问题。

2.3　对标检查

企业对照《评定标准》，对安全管理文件进行梳理，对现场设备设施状况进行现状摸底，做到人员、设备、设施、岗位和场所的全覆盖，不留死角。企业结合所发现的问题，定责任部门、定措施、定时间、定资金，及时进行整改并验证整改效果。

邀请专家指导企业标准化文件编制人员，按照《评定标准》的要求，对企业现有的规章制度、操作规程以及所有安全生产文件进行修改和完善，使之达到和符合标准的要求。

根据制修订后的安全管理文件，企业要在日常工作中进行实际运行。根据运行情况，对照《评定标准》的条款，按照有关程序，将发现的问题及时进行整改及完善。

专家随时与企业保持联系，了解企业安全管理文件的修订、标准化体系运行、标准化自评，以及不合格项的整改情况等，以确认是否可按照计划进行评审。

2.4　隐患整改

企业应始终将隐患排查治理贯穿于标准化建设之中，将《评定标准》中未达标项视同隐患认真整改。

（1）要全员参与对标，建立隐患（未达标项）台账，落实整改责任，切实消除隐患，按期达标。

（2）要在评审达标基础上，紧紧盯住剩余未达标项即隐患的整改，实现达标后的持续改进。

（3）建立企业内部排查治理机制，定期开展隐患排查治理，并按照要求及时上报，确保每一班组、每一岗位创建达标，做到"全员参与对标、全覆盖排查隐患，零容忍治理隐患"。

2.5 评审申请

自评结果及整改符合达标评级条件时，企业自评组长编制《评审申请》，完成评审申请工作。

2.6 现场评审

评审机构收到企业的评审申请后，组建评审小组，邀请属地安全监管部门派员参加，依照《评定标准》，经过召开首次会议、现场评审、内部会议及沟通、末次会议等程序进行，打出评审得分，得出评审结论。

企业对评审不符合项中列举的全部问题，形成整改计划，及时进行整改，评审机构对不符合项进行书面验证。企业应配合评审单位上报有关评审材料。

2.7 审查抽查

评审组织单位收到"企业安全生产标准化评审报告"及附件后，组织安全生产标准化专家进行复核，并对整改情况进行现场抽查。

2.8 公告及颁发牌匾和证书

经公告的企业，由区安全生产监督管理局颁发达标安全生产标准化证书和牌匾。

3 安全标准化创建或复评过程中实施要点和常见不足

3.1 目标、组织机构和职责

实施要点：年度安全生产目标和工作计划、按规设置专或兼职安管人员、建立完善安全生产责任制落实考核、责任书签订状况等。

复评常见不足：

（1）年度目标指标适用性不高或无更新或无持续改进体现。

（2）目标和工作计划未以文本文件或电子文件形式发布。

（3）人员变动未及时更新发布调整，未对其职责权限培训。

（4）委托管理无相关协议。

（5）责任制不全或与实际不符。

（6）无定期安全会议记录或未对会议缺失问题形成闭环。

3.2 安全生产投入

实施要点：安全生产投入制度、安全费用台账。另外，工伤保险缴纳情况与工伤事故理赔情况。

复评常见不足：

（1）年度使用计划提取计算不准确。

（2）相关资金投入费用无票据或使用证明。

（3）工伤保险缴纳人数不符、工伤理赔资料不全。

3.3 法律法规和安全管理制度

实施要点：法律法规清单、安全规章制度、安全操作规程、培训和考核、执行的相关记录等。

复评常见不足：

（1）法律法规未及时识别、更新、传达或适用符合性不强。

（2）法律法规及其相关标准要求未及时转化成管理制度。

（3）管理规章/操作规程无定期有效性、适用性评估、修订、发布、培训、考核。

3.4　教育培训

实施要点：年度培训计划、三项岗位人员合格持证、"四新"和转离岗培训、相关方培训等。

复评常见不足：

（1）无年度培训计划或流于形式未落实或未进行效果评估。

（2）各级人员培训档案及人员变动后持证情况不全。

（3）施工关方无入场培训或无培训记录。

3.5　生产设备设施

实施要点：建筑物防雷、安全区/危险区/厂房布局功能划分及安全设置、消防设备设施配置、主要设备设施档案、重要设施配置可靠安全设备、特种设备管理、专用设备考评等。

复评常见不足：

（1）设备设施无检维修计划，检维护台账资料不全。

（2）安全设备台账不规范。

（3）特种设备/仪器仪表检测检验检定资料不全。

（4）未建立专用设备考核标准或标准不满足法规要求。

3.6　作业安全

实施要点：生产现场作业环境管理、危险作业安全管理、三违管理、劳保用品采购发放使用管理、安全警示标识管理以及相关方管理等。

复评常见不足：

（1）危险作业审批不规范，许可证不符要求。

（2）劳保用品采购无资质，发放标准不符或定期发放无领用记录。

（3）未对相关方定期进行风险评估或签订的安全协议不规范。

3.7　隐患排查和治理

实施要点：隐患排查范围、排查登记建档、隐患统计分析上报。

本要素复评常见不足：

（1）各类检查表排查范围不全且或有检查内容针对性不强。

（2）隐患台账未分级或未形成闭环。

（3）隐患统计分析流于形式或与上报不符。

3.8　危险源管理

实施要点：危险源辨识分级管理、危险源监控以及重大危险源备案。

复评常见不足：

（1）危险源辨识、评估分级不准确、控制措施无针对性或当生产现场和生产过程、环境发生变化时未及时更新。

（2）监控与管理内容缺项（制度、资金、措施、培训、监测、警示、检查、应急）。

（3）重大危险源评价标准不准确。

3.9 职业卫生

实施要点：职业危害申报、作业场所职业危害检测并公示、岗前岗中离岗体检、职业健康防护设备设施等。

复评常见不足：

（1）未及时更新员工职业健康档案（告知、培训、职业体检、相关警示等）。

（2）职业危害申报一成不变。

（3）职业健康管理台账不全面。

3.10 应急救援、事故管理

实施要点：应急预案、处置方案的编制，演练；应急装备物资配备、管理；事故"四不放过"落实记录；事故警示教育等。

复评常见不足：

（1）应急预案未定期评审、修订、更新。

（2）未定期实施演练活动（计划、方案、内容、图文记录）。

（3）应急设施、器材、装备等维护保养资料不全。

（4）事故管理制度对于不同等级事故的不同的报告、调查和处理要求有误区。

（5）事故回顾、统计、分析、警示教育等记录不全。

3.11 绩效评定和持续改进

实施要点：每年一次自评，主要负责人负责，形成文件，企业发生死亡事故后应重新进行评定；依据自评结果和所反映的趋势，修改完善安全生产目标、指标、规章制度、操作规程等。

复评常见不足：

（1）缺少年度自评及成文签发通报。

（2）未能体现自评结论与相关环节的持续改进。